大国医经典医案赏析系列（第二辑）

费绳甫经典医案赏析

总主编 吴少祯 李家庚

主 编 李成年 杨云松

U0207051

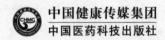

中国健康传媒集团

中国医药科技出版社

内容提要

费绳甫（1851～1914 年），字承祖。费绳甫继承家业，为费氏十二世，在费氏行医生涯中，其声誉仅次于其祖伯父费伯雄，为孟河医派的中坚力量。

本书精选费氏医案 200 余则，并在每一则病案的后面用赏析的方式对该案例的证候表现、用药特点、治疗思路等进行解析。可读性强，能启迪后学，为当今中医临床提供参考和借鉴。

图书在版编目（CIP）数据

费绳甫经典医案赏析 / 李成年，杨云松主编. —北京：中国医药科技出版社，2019.7

（大国医经典医案赏析系列. 第二辑）

ISBN 978-7-5214-1103-4

Ⅰ. ①费… Ⅱ. ①李… ②杨… Ⅲ. ①医案-汇编-中国-近代 Ⅳ. ①R249.5

中国版本图书馆 CIP 数据核字（2019）第 068227 号

美术编辑 陈君杞
版式设计 易维鑫

出版	**中国健康传媒集团** | 中国医药科技出版社
地址	北京市海淀区文慧园北路甲 22 号
邮编	100082
电话	发行：010-62227427 邮购：010-62236938
网址	www.cmstp.com
规格	710×1000mm ¹⁄₁₆
印张	20½
字数	288 千字
版次	2019 年 7 月第 1 版
印次	2019 年 7 月第 1 次印刷
印刷	三河市万龙印装有限公司
经销	全国各地新华书店
书号	ISBN 978-7-5214-1103-4
定价	**48.00 元**

获取新书信息、投稿、为图书纠错，请扫码联系我们。

版权所有 盗版必究

举报电话：010-62228771

本社图书如存在印装质量问题请与本社联系调换

《大国医经典医案赏析系列（第二辑）》
编 委 会

总主编 吴少祯　李家庚

编　委（按姓氏笔画排序）

于　雷　王　敏　刘　林　刘松林

李云海　李禾薇　李成年　李超霞

杨云松　吴晓川　何丽清　陈　雨

张志峰　张芳芳　张智华　范志霞

岳滢滢　金芬芳　陶春晖　常　地

蒋跃文　储开博　曾江琴　谢静文

樊　讯

秘　书　陶春晖（兼）

《费绳甫经典医案赏析》
编 委 会

主　编　李成年　杨云松

副主编　熊　斌　王　玲　秦　燕

编　委（按姓氏笔画排序）

　　　　王　玲　刘　琼　刘广宇　李成年

　　　　杨云松　秦　燕　曾　妮　熊　斌

编者的话

费绳甫（1851～1914 年），字承祖。费绳甫继承家业，为费氏十二世，在费氏行医生涯中，其声誉仅次于其祖伯父费伯雄，亦为孟河医派的中坚力量。费氏原籍江西鄱北，因战乱几经迁徙，最后定居于江苏省武进县孟河镇。

九世祖云庵公与镇江名医王九峰先生为莫逆之交，常常一起相互切磋医技。而且云庵公常济困扶危，美德彰著，乡里称颂至今。

其十世祖伯父伯雄公亦是家学渊源，先儒后医。悬壶执业不久，即以擅长治疗疑难杂症而著名，登门求治者甚众，名噪大江南北。道光年间（1821～1851 年）曾两度应召入宫廷治病。先后治疗皇太后肺痈和道光皇帝失音证，均取得显效。为此获赐匾额和联幅，称道其"是活国手"。至咸丰（1851～1861 年）时，费氏医名大振，远近求医者慕名而至，门前时常舟楫相接，孟河水乡小镇此时也以医药业发达而成为一个繁盛地区。费氏博学通儒，医术精湛，人称其以名士为名医，蔚然为医界重望。

其祖伯父费伯雄先生几十年行医生涯积累了丰富的临证经验，平素治学颇多心得，乃着手著书立说。他认为医学发展至今芜杂已极，必须执简驭繁救弊纠偏，以使后学者一归醇正。所著医书，尤于杂病最详，略于伤寒，最初著有《医醇》（24 卷），兵燹后失散颇多，现所存者仅《医醇义》4 卷、《医方论》4 卷，后撮其要义，辑成《医醇賸义》（4 卷），总结了他一生治疗杂病的学术经验。其余有《食鉴本草》（1 册）、《医方论》（4 卷）、《怪疾奇方》（10 卷）和《留云山馆文诗钞》等。费伯雄对医德也非常重视，曾说："欲救人而学医者可，欲谋利而学医者不可，我若有疾，望医之救我者何如，我之父母妻子有疾，望医之相救者何如，易地以观，则利心自淡矣。"

费绳甫能秉承家学，博览群书，自幼随其祖伯父费伯雄习医，不仅在医德上继承了其祖伯父费伯雄，在医疗技术方面进行了传承，而且在临证中也常常有独到之处；治病时常能兼取李杲、朱震亨二家之长，治疗虚劳力主清润平稳，养胃阴则主气味甘淡，独树一帜，成为宗派，有"近代一大宗"之称。求诊者日以百计，到了中年迁移到上海。一生精于临床实践，切病以见证、病源、气候、体质为四要素，以善治危、大、奇、急诸病享有盛名，因忙于诊务，平时无暇著述，到晚年于诊余之暇，口授其经验，再由其子孙后人整理成《临证便览》一卷，其子孙视为不传之秘。解放后，由其子婿徐相任、朱祖贻二人再将《临证便览》中

1

有关医案摘取若干，与费伯雄医案一起，以《费伯雄费绳甫医案》为名，由上海科技出版社出版。1986 年，由江苏科技出版社出版的《孟河四家医集》，也完整保存了《临证便览》内容，只是增加了部分医案和医论。《临证便览》基本代表了费绳甫的学术思想，有较高的学术价值。因此，可以说费氏子孙辈皆伟其业。

《费绳甫经典医案赏析》编写分工：在李成年副教授的亲自指导下，杨云松、熊斌、王玲等老师参与了本书的编写工作，在前期由研究生秦燕、刘广宇和学生曾妮对原文进行了编译、排版和校对工作；李成年、杨云松、熊斌、王玲、刘琼等老师认真仔细地对原文进行阅读和理解，再结合中医的基本理论和基本知识及临床体会，利用自己的业余时间进行认真编写，都花费了大量的时间和精力；最后由李成年、杨云松、熊斌老师等负责审稿；李成年和杨云松老师负责定稿。本书可供临床中医师及学习研究中医者参考。

由于编者水平有限，不当或错误之处在所难免，恳请广大读者批评指正。

编　者

2018 年 12 月

目　录

内　科

1

妇 科

内科

一、伤 寒

案1 太阳中风，兼犯肺经

安徽孙唯斋，患发热、头痛、项强，自汗、恶风，咳嗽苔白，脉浮缓。此太阳风伤卫，而兼犯手太阴肺经也。

桂枝一钱五分　甘草五分　生姜二片　川厚朴一钱　苦杏仁三钱

一剂汗出而愈。

【赏析】

本案证候群可以分成三组：其一，"发热、头痛、项强、自汗、恶风、脉浮缓"，符合张仲景《伤寒论》所论"太阳病，发热，汗出，恶风，脉缓者，名为中风"之太阳中风，也即清代倡言"三纲鼎立"诸家所论之"风伤卫"；其二，"咳嗽"，肺主气、司呼吸，风邪犯肺，肺失宣肃，故可出现咳嗽；其三，"苔白"，提示患者体内原有痰浊湿滞，而非本次单纯外感风邪，单纯外感苔当薄白而非白。从上诉对症候的分解不难看出，患者基本病机为太阳中风，同时伤及了手太阴肺，而兼湿邪。

费绳甫对本案的治疗本仲景法桂枝汤解肌，同时入厚朴、杏子以宽胸降气止咳，取仲景"喘家作，桂枝汤加厚朴杏子佳"意。而在用桂枝汤时，却去掉了白芍和大枣，这是什么缘故呢？费氏尝言某些临床医生用桂枝汤的误区："不问其有无湿痰及其他实邪，亦必兼以芍、枣而不去"，清楚的告诉我们在临床中用桂枝汤不能执古不化，当有湿痰、湿邪时，白芍、大枣这些会导致助湿的药物便当去掉，留桂枝汤解肌祛风意，而不被芍、枣掣肘。本案患者苔白兼湿邪，故而芍、枣当去无疑。费氏审证准确，用药得当，故一剂汗出而愈。

案 2 太阳伤寒，兼夹里热

江阴石少梅，患发热，头痛，项强，腰痛，恶寒，无汗，烦躁苔白，脉来浮紧。此本有里热，为外来之风寒所束，营卫不通，里热无从外泄也。非发汗以通其营卫不可。

麻黄一钱　桂枝一钱五分　杏仁三钱　甘草五分　石膏三钱

一剂即汗出，热退，躁止而安，余之用伤寒法而不泥伤寒方，类如此云。

【赏析】

症分两组：其一，"发热、头痛、项强、腰痛、恶寒、无汗、脉浮紧"，与张仲景《伤寒论》所论太阳伤寒之"头痛发热，身疼，腰痛，骨节疼痛，恶风，无汗而喘""或已发热，或未发热，必恶寒，体痛，呕逆，脉阴阳俱紧"症候群同，仅无"呕逆"，为太阳伤寒无疑，因风寒外束，营卫不通故见诸症；其二，"烦躁、苔白"，烦躁示有里热，因寒束不能宣泄故而烦躁，苔白示热尚不甚且体有湿浊。综合病情分析，本案为典型之太阳伤寒兼夹里热病证，治疗当外散风寒，内泄里热。

选方若按仲景《伤寒论》所述："太阳中风，脉浮紧，发热恶寒，身疼痛，不汗出而烦躁者，大青龙汤主之"，以大青龙汤不无不可，从费氏所用药物来看确乎是大青龙汤化裁而成，以大青龙汤去姜、枣而成方。为什么去姜、枣？费氏说："余之用伤寒法而不泥伤寒方"。此言何意？说明费氏确实用了伤寒的立法，以大青龙汤之麻黄、桂枝、杏仁疏散外在风寒，以石膏清泄里热，但又不全方照搬；患者并无呕逆则生姜可去；患者苔白还当防有湿浊为患则大枣需去，而不能仅担心发汗伤津、里热伤津而谨守大枣不去。守法而不泥方，更切合临床实际，故"一剂即汗出，热退、躁止而安"，效如桴鼓，甚妙！

案 3 太阳伤寒

上海王君佐才，恶寒发热，头项强痛，牵及腰背，无汗苔白，脉来浮紧，太阳经寒伤营证也。

麻黄一钱　桂枝一钱　酒炒羌活一钱　苦杏仁三钱　甘草一钱　生姜三片

一啜而病悉退。

【赏析】

患者"恶寒发热、头项强痛、牵及腰背、无汗、脉来浮紧",是典型的太阳伤寒、营阴郁滞、太阳经脉不利之症;"苔白"提示患者体有湿浊。

本案据仲景《伤寒论》:"太阳病,头痛发热,身疼,腰痛,骨节疼痛,恶风,无汗而喘者,麻黄汤主之"意,当用麻黄汤疏散风寒。费氏确乎以麻黄汤为主方,以麻黄汤之麻黄、桂枝、杏仁、甘草疏散风寒,同时以羌活疏风散寒、胜湿止痛,针对太阳经脉不利之"头项强痛、牵及腰背",以生姜加强疏风散寒之力又温化湿浊,加羌活、生姜意在祛湿且散寒邪。费氏立方既抓主症、主病机,又不忘次症,故获"一啜而病悉退"之良效。

案 4　太阳伤寒,头痛

广东郭君道斋,发热无汗,头痛如劈,至于如厕仆地,呼号不已。急延余诊,脉来浮弦而紧,亦太阳经寒伤营证也。先以藁本、川芎、羌活、防风各三钱,浓煎,纳面巾浸令透,即起绞干,乘热敷其头。巾仅两易,而痛顿止。更与酒炒羌活一钱五分、防风三钱、荆芥三钱、甘草八分,煎汤饮之,一剂即汗出热退,其病若失。其尊人仁山曰,病来甚急,而势甚险,先生治之,药甚轻而效甚速,能不令人倾倒?余曰,此本麻黄汤证,麻黄之效诚速,而执事未必敢用。以此等轻药重投代之,执事不疑,而效亦未尝不速也。

【赏析】

患者"发热、无汗、头痛、脉浮紧"为太阳伤寒见症,而其"头痛如劈,至于如厕仆地,呼号不已"、"脉弦"示本案重在寒伤头痛。

本案基本病变为太阳伤寒,可否以麻黄汤加减?诚然可也。即如费氏所云:"此本麻黄汤证"。但其并未用麻黄汤,何因?"伤寒门中,风伤卫必须用桂枝,近人多畏其热而不敢用;寒伤营必须用麻黄,近人更畏其发而不敢用。"考虑到:"麻黄之效诚速,而执事未必敢用"。故"不敢服麻黄,而用轻药重投以为代者"。费氏临证因人、因势制宜之变通颇有深意。为了达到麻黄汤一样的治疗效果,费氏根据病患具体情况采用了内外治结合的方案。

①外治 既然麻黄汤效速不用,祛寒邪外出则选力稍逊麻黄一类,又兼病情集中在头部,故取"藁本、川芎、羌活、防风"既散寒解表、又祛风止痛,且藁本善达巅顶以发散太阳风寒,川芎上行头目为治疗头痛之要药,四药合用,既针对太阳伤寒之基本病变,又重点关注头痛之主症,配伍精妙。而在用药途径上,费氏采用了外用的方式,"浓煎,纳面巾浸令透,即起绞干,乘热敷其头",直达病所,"巾仅两易,而痛顿止"。诚所谓"良工不废外治"。

②内服 内服药由"羌活、防风、荆芥、甘草"组成,主要着意于太阳伤寒,以羌活、防风、荆芥祛风散寒、解表止痛,甘草调和药性又且顾护脾胃。与外用药相辅相成。

本案内外治结合既抓主要矛盾,又不忘治疗病情重点,且从患者情势出发,用仲景意、舍仲景方,仍获良效,值得临证学习借鉴。

案5 外感风寒,内有寒湿

常州杨君廷选之夫人,发热头痛,恶寒无汗,呕吐泄泻,胸腹痛不可忍,舌苔白润,脉浮弦而缓。此内有寒湿,而外感风寒也。风寒非温散不解,其治在经。寒湿非温燥不化,其治在腑。乃参用麻桂平胃法。

酒炒羌活一钱 防风一钱五分 荆芥一钱五分 苏梗一钱五分 焦茅术一钱五分 川厚朴一钱 赤茯苓三钱 陈皮一钱 甘草五分 生姜三片

一剂,表里之症悉退而愈。

【赏析】

观病患脉症,分属两端:一者,"发热头痛、恶寒无汗、脉浮",为太阳伤寒见症;二者,"呕吐泄泻,胸腹痛不可忍,舌苔白润,脉弦而缓",为太阴寒湿见症,寒湿滞于太阴,致脾胃气机受阻、升降失常,故胸腹痛不可忍,气机上逆而为呕吐,湿浊下注肠道则为泄泻,苔白润、脉缓主湿困太阴,脉弦主痛。

风寒感于外，寒湿蕴于内，非温散不足以祛风寒，非温燥不足以化寒湿。太阳伤寒用麻黄汤、桂枝汤法发散风寒是为正法，但此案病患兼见呕吐、泄泻之症，吐、下易耗津液、伤正气，用麻黄汤、桂枝汤力猛之剂确为不当，故费氏根据病情权衡，用麻桂法，选酒炒羌活、防风、荆芥、赤茯苓以发散风寒，解表祛湿，此用时方荆防败毒散意，对本案存在正气不足之风寒外感确为的当；以焦茅术、川厚朴、陈皮、甘草即平胃散燥湿运脾，行气和胃；以生姜、苏梗助发散风寒，又且和胃。立方以荆防败毒散合平胃散加减，既温散外寒，又燥化寒湿，紧扣病机，故效如桴鼓，"一剂，表里之症悉退而愈"。

案 6 伤寒误治，中阳阻遏

上海吴君仲祥之妻，患伤寒，先恶寒而后发热无汗，苔白头痛。医用寒凉药即胸脘闭塞，呼吸之气难以出入，势濒于危。急延余诊，右手脉已不应指，左寸关尚浮弦。风寒已伤营卫，加以寒凉过抑，引邪入里，伤及中阳，气道不通。向来阴虚痰重，不胜麻、桂。

防风二钱　荆芥一钱五分　苏梗二钱　葱白二钱　半夏一钱五分　橘红一钱　杏仁三钱
厚朴一钱　甘草五分

一剂，胸脘即舒，气道流通，再剂，汗出、热退而愈。

【赏析】

本案为伤寒误治案。观患病之初所见"恶寒、发热、无汗、头痛"当属伤寒，治当辛温发汗，用麻、桂法是为正治。惜前医审证不当，误用寒凉，致伤中阳，阳气被遏不能外达，致气闭胸脘，气道不通，导致出现了"呼吸之气难以出入"的危险见症。

针对寒遏中阳、气道不通的基本病理特点，当以温通发散，宣畅气道立法，麻黄、桂枝法当可用，然因患者"向来阴虚痰重"，麻、桂发汗力猛易耗阴津不切合患者体质，故用麻、桂辛温发汗法，而选发汗力缓的荆防达表汤加减治疗。方中以防风、荆芥、苏梗、葱白解表散寒，以半夏、橘红、杏仁、厚朴、甘草宽胸理气、化痰利肺。诸药合用既发散风寒，又理气道、化湿痰，且顾及素体阴虚不大发汗以防伤阴，紧扣病机又因体制宜，故"一剂，胸脘即舒，气道流通，再剂，汗出、热退而愈"，临床显效。

案7 伤寒误治，真寒假热

郭君（广东郭映堂）住南市杨家渡，其少君鋈益，年十三岁，丁未七月十五日，发热头痛，大便泄泻，八九日不退。驯至口渴引饮，神识乍清乍昏，谵语无伦，入夜尤甚，始就治于余。诊其脉，仅浮弦，并不洪数。苔白滑润，满布至尖，舌并不绛。且病逾一候，尚点汗未得，断为外感风寒，失于温散所致。然风寒着人，人身中温暖之阳气，本有化邪为热之能力，且已发热至八九日，乃外显热象而内实未化者，必前手误用栀、豉、银、翘寒凉治法，遏抑其邪，邪不得越所致。凡寒邪所至之地，皆阳气不到之处。阳气不得行于营卫之间，而但周旋进退于脏腑之中，则是阴反在外，阳反在内，人身之有阳气，犹天之有日光。阳为阴掩，犹之日为云遮，其光不显。故神识乍清乍昏也，谵语无伦，入夜尤甚者，夜则营卫行于阴，阴盛则阳愈受梏，不与阴和，反与阴争也。渴而引饮者，凉药助其湿痰，湿痰碍其运行，浊饮不去，则津液不生也。病因于寒，邪不在里，但用辛温之剂，使遏抑之风寒外达，内停之痰湿渐消，则一切假热之症，皆能自退。

防风二钱　荆芥一钱五分　苏梗二钱　苍术一钱　厚朴一钱　半夏一钱五分　广皮一钱　茯苓二钱　甘草五分　葱白（为引）二钱

两剂而泄泻即止，头痛口渴，神昏谵语皆减。惟汗出不畅，热退未清耳。前方加桂枝一钱，羌活一钱，生姜三片，又两剂而得畅汗，热退尽，神识清，谵语止，白苔化，风寒湿痰一律肃清。改用生津益气善后而愈。此病下手，本当即用姜、桂，则凉药遏抑之寒邪，易于外解。以神昏谵语，且兼口渴，举世莫不以为然，虽用药者独具真知灼见，自信不谬，能保病家之不疑而他图乎！惟先用轻淡之品，使稍见功效，而后加重，则病家之心安，而吾辈救人之志遂矣。粗工不察，以为热证，治以寒凉，转遏转深，转深转郁，待郁久化热，则弄假成真，逼入心包。温之则劫阴，凉之则增遏，即用开达，亦多不及矣。余故尝曰，治病必先辨证，辨证须辨兼症。徐洄溪谓有一症不具，即须审慎者，固难为"见病治病、知常不知变者"道也。

【赏析】

本案乃伤寒误治所致的真寒假热案。本案的难点在于疾病的辨证。得病已八九日，病逾一候（伤寒七日一候），病不痊愈反见他症，病情已不是单纯伤寒。据患者症状表现，可分三类：一者，"发热，头痛，口渴引饮，神识乍清乍昏，谵语无伦，入夜尤甚"，大有热甚之貌；二者，"大便泄泻，苔白滑润，满布至尖"，示有湿浊；三者，"苔白滑润，满布至尖，舌并不绛，脉浮弦而不洪数"，则示病非如症所见之真有热。加之"病逾一候，尚点汗未得"，故费氏据病情断为"外感风寒，失于温散所致"。原本伤寒，法当以麻桂温散，然前医却以"栀、豉、银、翘"等寒凉之药施，致寒凉遏抑其邪，邪不得越，寒郁于内，逼阳于外，势成外热内寒、真寒假热，加之患者素有湿痰而兼湿浊为患，故成刻下见症。

针对本案真寒假热兼有湿浊之机理，发散郁闭之寒兼化湿浊是为正治。故以荆防败毒散合《局方》平胃散加减化裁施治，既温散风寒，又化湿浊，紧扣病机以治。方中防风、荆芥、苏梗、葱白温散风寒，苍术、厚朴、半夏、广皮、茯苓理气化湿痰。用药得当，故两剂而泄泻即止，头痛口渴，神昏谵语皆减。惟汗出不畅，热退未清。故在前方基础上加桂枝、羌活、生姜加强发散风寒之力，故又两剂而得畅汗，热退尽，神识清，谵语止，白苔化，风寒湿痰一律肃清。因泄泻伤津，症见口干津伤之症，故以生津益气善后。

费氏本案辨证准确，明辨本症、兼症，紧扣病机治分主次、分段施治，故能挽将危之势，使患者痊愈。

案8 阳明腑实，热盛神昏

孟河金奎官，发热，有汗不解，脘痞作痛，神昏谵语，时常痉厥，口干苔黄，中心灰黑厚腻。医皆束手无策，请余诊之，脉来沉实而滑，此阳明内热，非急下存阴，不能挽救。

酒炒大黄五钱　芒硝三钱　枳实一钱　厚朴一钱

一剂，大便畅行二次，热退神清，痉厥皆止。以粳米熬粥，缓缓与服。约两日即知饥而瘥。

【赏析】

本案为阳明腑实，热盛神昏之重证。阳明热盛，故见"发热，有汗不解，苔黄，中心灰黑"；阳明腑实内结，故"脘痞作痛，苔中心灰黑厚腻，脉来沉实而滑"；阳明热盛，内扰心神，故"神昏谵语，时常痉厥"；热盛津伤，故"口干"。

患者阳明里热结实，内扰心神，又且已有津伤，恐成亡阴重证，故费氏处承气汤急下以存阴，方中大黄、芒硝泻热、利大便，枳实、厚朴破气消痞满，共奏通下腑实之功。阳明里热随腑实而去，故热退神清。嗣后，因有津伤，以粳米熬粥，复津液，且养胃气。

本案若不以承气汤急下，热盛竭阴将致成亡阴之状，阴亡阳无所附亦亡。如果出现这样的危急情况，费氏指出："亡阴之病缓，亡阳之病急。凡外感症中阴阳俱病者，当先救阳而后救阴，一定不易之法也。仲圣用干姜甘草汤救阳，阳回而复用芍药甘草汤救阴，金科玉律，后贤弗能出其范围。"可以取法仲景，先以干姜甘草汤救阳，阳回再用芍药甘草汤救阴。

案9 太阴直中，暑湿内伏

初诊：上海水果行吴君顺昌，大便水泄，肢冷如冰，头眩心悸，人事昏沉，舌苔后半节黄，前半节白。余诊其脉，迟缓细弦，断为暑湿内伏，外来暴寒直中太阴，脾土无砥柱之权，真阳有式微之危。苟先清暑湿，用寒凉之品，必致阳气更伤，转从外越，暑湿未去而阳先亡矣。治宜先用温药，祛其寒邪。俟寒去阳回，然后可以清内伏之暑湿。

别直参一钱　云茯苓三钱　白术一钱　甘草五分　干姜一钱五分　苏梗一钱

二诊：一剂，即肢温泄止，变为发热口干，周身赤疹满布。是中阳复辟，寒邪已解，暑湿外达，而胃津受铄。

牛蒡一钱五分　薄荷一钱　蝉蜕一钱　桑叶一钱五分　银花三钱　甘草三分　天花粉三钱　茯苓皮三钱　通草一钱　冬瓜子四钱　竹叶三钱

三诊：三剂而汗出热退，赤疹皆消，内伏之暑湿尽从外解。惟是气为寒伤，液被热劫，神倦心悸，口干不寐，所见皆不足之症。

别直参一钱　大麦冬三钱　杭白芍一钱五分　粉甘草三分　川石斛三钱　龙眼肉五枚

服四剂，霍然而愈。

受病有轻重相同，而治法不同者，其浅深异也。受病有浅深相同，而用药不同者，其轻重异也。

【赏析】

从本案病情分析，患者当是夏月暴寒直中太阴，而成中阳虚、暑湿内伏之候。初诊"大便水泄，肢冷如冰，舌苔前半节白，脉迟缓弦"，为寒邪直中太阴、中阳式微失于温煦、脾土无力运化水湿之征；"头眩心悸，人事昏沉"，为有暑湿内伏、升降失常、湿浊蒙蔽心神之象；"脉缓细"示有湿浊，"舌苔后半节黄"示有暑热。

本案寒热错杂，既有外来之寒邪，又有内伏之暑湿，寒当温化，暑当清解，治疗上实相抵牾。但费氏考虑到："苟先清暑湿，用寒凉之品，必致阳气更伤，转从外越，暑湿未去而阳先亡矣。"故"治宜先用温药，祛其寒邪。俟寒去阳回，然后可以清内伏之暑湿"。故先以理中丸加减以复中阳。方中别直参、白术、甘草、干姜温中祛寒，补气健脾，大便水泄加云茯苓渗湿利水，辅以苏梗理气宽中。

二诊"肢温泄止"示寒邪解、中阳复，"发热，周身赤疹满布"示暑湿之邪外达，"口干"示有胃津损伤。寒去阳回，暑湿外现，当以清泄暑湿、透疹外达立法，同时，养阴生津防津液进一步耗伤。方以牛蒡子、薄荷、蝉蜕、桑叶、银花、甘草疏散风热、解毒透疹；茯苓皮、通草、冬瓜子利水化湿；天花粉、竹叶清热养阴生津。

三诊"汗出热退，赤疹皆消"，说明"内伏之暑湿尽从外解"。但因寒伤阳气，暑伤气阴，寒与暑湿之邪去后，患者出现"神倦心悸，口干不寐"气阴不足之症。治当益气养阴以善后，以生脉饮加减。方中别直参（即高丽参）、粉甘草益气，别直参、大麦冬、杭白芍、川石斛养阴止渴生津，别直参、大麦冬、龙眼肉宁神益智。

本案费氏根据病情的轻重缓急，先祛寒邪，再祛暑湿，后期补益气阴，治疗环环相扣，处治得宜，故获良效。

案10 少阴寒中，暑湿内伏

初诊：南京邓小斋，骤患泄泻无度，肢冷如冰，头重不举，人事昏沉，舌苔前半节白，后半节黄，脉来沉细弦缓，势将不支。余谛审断为暑湿内伏，尚未发动，而外来暴寒，直中少阴，坎中一点真阳，转瞬即将失守，所幸头面无汗，阳虽欲越而根未离，尚可挽回。治法当先祛寒回阳，使少阴安固，真阳归窟，再看伏邪发动情形，而进清理，斯两不相妨，而危倾可定。

制附子二钱 炮姜炭二钱 粉甘草一钱 别直参一钱 荆芥穗一钱

二诊：一剂知，二剂即泄止肢温，神气清爽，一变而为壮热无汗，恶热，苔黄口干，周身红疹。此寒去阳回，正气用事，伏邪得鼓动之力，而尽发于外也。看似变症加病，而前乃邪胜正，此乃正胜邪，静躁不同，虚实迥殊。

薄荷叶一钱 冬桑叶一钱 牛蒡子一钱五分 净蝉蜕一钱 净银花三钱 冬瓜子四钱 甘草五分 竹叶三钱

三诊：三剂而疹消热退，外症肃清。惟口干不止，心悸不寐，伏邪已去，而胃阴受伤，法宜益胃。

麦门冬三钱 大玉竹三钱 川石斛三钱 西洋参二钱 杭白芍一钱五分 粉甘草五分

甘酸濡润之品，连服六剂而愈。此则与吴顺昌之症浅深相同，而轻重不同也。

【赏析】

本案与案九可合看以分析费氏诊治思维模式。本案与案九皆有"泄泻，肢冷如冰，人事昏沉，舌苔前半节白、后半节黄，脉来沉细弦缓"；所异者本案"泄泻无度，且头重不举，脉沉而非迟"，较案九泄泻更严重，且"势将不支"，病情危殆，寒邪非在中焦太阴脾，而是直中下焦少阴肾之危重证。故费氏诊为"暑湿内伏，尚未发动，而外来暴寒，直中少阴"的少阴寒中、暑湿内伏之证。

暴寒直中少阴，致"坎中一点真阳，转瞬即将失守"，故治疗同案九仍依病情缓急分步施治。治法："先祛寒回阳，使少阴安固，真阳归窟，再看伏邪发动情形，而进清理"。

初诊以四逆汤加减救垂危之真阳，方中制附子、炮姜炭救阳，别直参益气阴，荆芥穗疏风透疹，粉甘草调和诸药，诸药合用，效专力宏，故"一剂知，二剂即泄止肢温"，使少阴寒去而阳回。寒去，邪有出路，伏邪得以尽发于外而见"壮热无汗，恶热，苔黄口干，周身红疹"。故二诊专事祛暑湿邪气，以清解暑热，利湿透疹，方以薄荷叶、冬桑叶、净银花轻清宣透暑热，冬瓜子、竹叶清利湿热，牛蒡子、净蝉蜕透疹外达。暑邪伤阴，致口干不止，心悸不寐，伏邪虽去，而胃阴受伤，故以麦门冬、大玉竹、川石斛、西洋参、杭白芍、粉甘草养阴生津。

此案同案九处理思路一样，分祛寒邪、清利暑湿、养阴生津三步走，紧扣病机，处理得宜，获效显著。

案 11　太阳、少阴两感，内传厥阴

常州旧仆闻金兆童，时病发热神昏，肢厥不语。自丙子年除月初，迄明年元宵。幼科百方治之而无效，请治于余。余奇其神昏发厥之症，而能延至四十日之久也。视之，倦卧向里，略无躁扰之象，按脉浮弦豁大而空。乃太阳、少阴两感之症，日久传入厥阴，外热里寒，寒极似热，热为假象，寒是真情，幸其头面无汗，有汗则早已亡阳而不可救矣。

制熟附子三钱　炮姜炭三钱　上肉桂一钱　党参三钱　白术一钱　炙甘草五分

拟杯即厥回神醒，口开能言。其父狂喜，走告以状。余曰：未也，趋再饮之，不尔将复厥。其父半信半疑，奔而视之，果又厥矣。急煎第二剂饮之，乃复醒，不再厥。正气既回，托邪有权，汗出热亦随退。以食养为调理，月余而康。

【赏析】

本案为太阳、少阴两感，内传厥阴，真寒假热之证。本案患儿病四十余日，诸药无效，而见"发热神昏，肢厥不语，倦卧向里，略无躁扰之象，按脉浮弦豁大而空"。"脉浮"在表太阳之征、"神昏、倦卧"少阴之征、"肢厥"厥阴之征，乃因太阳、少阴两感，日久传入厥阴。虽外见"发热"而内"略无躁扰之象"，且"倦卧向里"，而"脉豁大而空"，显非真热，而是真寒假热之证。

治当急救真阳，以四逆汤加减化裁治之。方中制熟附子、炮姜炭、肉桂回阳救逆，党参、白术、炙甘草益气补中，诸药合用，脾肾同治，以回真阳。

本证病情危重，处理不当，极易亡阳，所幸头面无汗，救治得法，而获良效。然毕竟病久真阳亏，故用药上费氏认为当稳固疗效以防复厥。

案 12　邪退正虚，复感新邪

广东林君子钦，患感冒甫解，忽又受寒，壮热恶寒，脉盛而神气大惫不能支。盖前此邪退正虚，未及善后进补，复感新邪，邪气虽实，而正气已虚。凡泄邪必须散发，而欲宣布发散之药力，则全赖正气。今正气如此之虚，复何所恃以为宣布发散药力之具？然则徒散既虑其正脱，纯补亦惧其邪锢，仲圣桂枝加人参法，一面散邪，即于散药之中，一面补正，此其治矣。

桂枝一钱　别直参一钱　杭白芍一钱　甘草一钱　生姜二片　大枣二枚

一剂，得汗热退，精神复振，不烦调理而愈。

【赏析】

患者经过费绳甫的治疗刚刚缓解，正处邪气渐退和正气虚弱，再加上未能及时进行善后进补，体质刚刚恢复之际，突然又感受风寒之邪的侵入，形成了"邪退正虚，复感新邪"之证，而此时邪气盛实，同时正气虚羸。临床症状则分为了两组：其一，"壮热恶寒，脉盛"，示邪气盛；其二："神气大惫不能支"，示正气虚。

针对风寒感于外，正气虚于内的情况，此时欲泄邪必须散发，而欲宣布发散之药力，则全赖正气，这里费氏选用了"桂枝加人参汤"，用桂枝汤疏散外邪，调和营卫，同时又用人参来扶助正气，达到祛邪而不伤正、且有利于有效祛邪外出的目的。方中桂枝、生姜味辛有辛温解表之力，桂枝配白芍能调和营卫、疏散风寒，大枣、甘草合用既能强健脾胃、又能助桂枝、生姜加强疏散风寒之力，另外又用别直参益气扶正、以增强祛除风寒邪气之力。

二、感　冒

案1　老年感冒，误汗伤阴

苏州王颂卿，六十五岁，感冒，因发散太过，津液受伤，咯痰难出，口干舌燥，头热目干，大便燥结，饮食少进。余诊其脉细弦，肺胃阴伤，余邪留恋，倘再泄邪，势必阴涸阳越。古法于邪少虚多，不外养正。令津液内充，自能托邪外泄。

北沙参四钱　大麦冬三钱　大玉竹三钱　川石斛三钱　天花粉三钱　生甘草四分 大白芍一钱半　川贝母三钱　牡丹皮二钱　甘菊花二钱　甜杏仁三钱　鲜芦根二两

二诊：进两剂，头热退而咯痰爽，舌转润而大便通。惟神倦头眩，纳谷未旺，此津回邪解，阴液尚虚，胃失宣布。

照前方加西洋参一钱半、生枳壳一钱。

连进五剂，遂愈。

【赏析】

此病人因年数已大，加上感冒后发散太过，耗损阴液，津液不足，不能润泽九窍，故出现口干舌燥，眼睛干涩，大便燥结；肺阴不足则咯痰难出；胃阴不足，胃的腐熟功能下降，故饮食少进，甚则会出现纳呆。脉细弦为阴伤邪留之象。此时为虚实夹杂，邪少虚多之候，治以养正为主，令津液内充，即可达到托邪外出之目的。

方中以北沙参、麦冬滋补肺阴；玉竹、石斛、白芍、甘草清胃养阴；川贝、丹皮、杏仁养阴宣肺热；菊花、芦根清肺解表；天花粉则能滋阴化痰排痰，以利排痰顺畅。上药合方共奏滋养肺胃以固本，清热解表以治标之功。此方中笔者认为天花粉一味用之甚为恰当，在临床中也常用于咳痰难出之症，这里的天花粉的功效要比西药里面的必嗽平化痰排痰的效果还显著而稳定。

在二诊中，费氏根据发散太过必伤阳气的特点，则加用了西洋参以补肺胃之气，用以补气固表，用生枳壳来宽胸和胃以纳食，从而达到治愈的目的。

本案诊治中，费氏紧扣肺胃阴伤，以保阴津为首务，因有余邪留恋，在用药上以甘寒、甘凉濡润之品，而不用滋腻呆补恋邪之药；辨证精准，关注细微之处，因脉弦而加白芍、甘草养肝，因纳谷未旺而加枳壳消积滞。正因辨证准确，紧扣病机，关注细微，故能获良效。

案2 老年感冒，误汗伤阴

缉卿生母孔夫人，病感冒。医用发散太过，阴液伤残，心悸不能自持，内热口干，头眩耳鸣，神倦自汗，夜不成寐，每日只饮米汤数匙，其势甚危。延余诊之，脉来弦细，阴液亏损已极，倘汗多气促，即是脱象。

西洋参三钱　麦冬三钱　白芍一钱五分　甘草五分　石斛三钱　浮小麦五钱　红枣五枚

连进三剂，诸恙皆减。照方加大生地三钱。

服十剂而安。

【赏析】

此案与上案有相似之处，都是因为年老患感冒，加之医用发散太过而伤及阴液。不过此案比上一案的病情要重些，因此费老此处用的是"医用发散太过，阴液伤残"之语，就明确点出了此案的病重程度。阴虚太过导致了心血的不足，耗气太过引起心气的虚衰，最后出现心的气阴两虚证，心气虚则心悸不能自持；血虚生内热则出现内热口干；气阴两虚则不能充养头目出现头眩耳鸣、神倦、夜不成寐；气虚不能卫外则自汗；胃阴虚极则不能正常纳食，只能饮米汤度日；脉弦细为气阴两虚、内热炽盛之象。治则为大补元气，填补阴血，以防脱象出现。侍病情稍稳则急清血分之虚热。

因此，用药上，费氏用甘麦大枣汤滋补心阴心血，用西洋参平补心肺之气，用麦冬、白芍和石斛滋补肺胃之阴，另外，白芍配浮小麦有敛汗止汗之功；侍病情稳定后，再守方加生地以补心阴心血兼清心之虚热。诸药合用能益气阴、养心神，共奏补气养血，滋阴清热之效。由于费氏紧扣病机，故三剂而效显。又入生地清热养阴生津，清退虚热，终获痊愈。

在本案中，费氏认为患者"阴液亏损已极，倘汗多气促，即是脱象"，所幸虽自汗尚未致汗多气促之境，病势危但犹可转圜。由此可见费氏辨证之精细，对疾病预后转归成竹在胸。

案3　痰湿内蕴，复感风寒

佚名，初诊，感受风寒，夹素蕴之湿痰，阻塞气机，肺不清肃，胃不宣通。脘闷腹痛，二便不甚通利，呕吐痰水，肢节阴酸，神倦力乏，脉来浮弦。治宜泄邪化痰，肃肺和胃。

老苏梗三钱　冬桑叶一钱五分　酒川连二分　淡吴萸二分　冬瓜子四钱　薄橘红八分　淡竹茹一钱五分　光杏仁三钱　白茯苓三钱　生谷芽四钱　熟谷芽四钱　荷梗一尺

二诊：风邪外解，营卫流行，恶寒发热已退。惟知饥少纳，头晕神倦，胃气未和，宣布无权，调和胃气，不外甘平。脉来细弱。治宜甘平养胃。

人参须五分　北沙参四钱　大白芍一钱五分　粉甘草五分　白茯苓三钱　女贞子三钱　甜川贝三钱　瓜蒌皮三钱　薄橘红八分　冬瓜子四钱　生谷芽四钱　熟谷芽四钱　红枣五枚

【赏析】

该患者因平素痰湿内蕴，复感风寒导致气机阻塞，肺失清肃而出现恶寒发热、肢节阴酸、小便不利；平素脾胃气虚不能运化水湿，继而化生痰湿，胃不宣通而出现脘闷腹痛，小便不利、呕吐痰水，脾胃气虚则神倦乏力；脉浮为表证，弦为痰湿壅盛。所以整体而言，治疗上应该是以泄邪化痰，肃肺和胃为原则去理法整方。

初诊处方为：用苏梗、桑叶、冬瓜仁、橘红和杏仁来宣肺化痰以复肺之肃降之功；黄连、吴茱萸、竹茹、茯苓、甘草清热化痰；谷芽消食化痰；荷梗芳香化湿。从费氏用药可以看出，因患者湿痰重、表证轻，故用药化痰和胃多于祛邪之品，且全方无论是疏表邪之苏梗、还是化湿痰诸药，处处体现对脾胃的重视，揭示了脾为生痰之源在临证处方中的运用。

二诊：通过一诊，表邪已解，惟体内湿未除，困于中焦，加上脾气稍复而胃气不和则出现知饥少纳头晕神倦，脉来细弱为气阴两虚证，治疗上定为甘平养胃。

处方上以人参、北沙参来补气生津；白芍、女贞子滋补肝肾之阴；甘草、茯苓、谷芽、红枣和胃生津；用川贝、瓜蒌皮、橘红和冬瓜子来宣肺化痰以利肺之清肃，从而调整上中二焦而达到治愈的目的。

本案费氏抓病情主次、调和矛盾，分阶段祛外邪、化湿痰、调胃气，以奏邪去胃复之效。

案4 肺络伏风，脾有湿痰

丹阳吴某，肺络伏风，脾有湿痰，呛咳内热，小溲陷溺不爽，白带多下，治宜祛风化痰，兼之分利。

牛蒡子一钱　薄橘红一钱　冬桑叶一钱　薄荷炭一钱五分　苏子霜一钱五分　大杏仁三钱　川贝母一钱五分　制半夏一钱五分　福泽泻一钱五分　统车前三钱　川通草五分　赤茯苓二钱　大丹参二钱　牡丹皮二钱　乌贼骨二钱　佛手五分　荷叶一角

【赏析】

此病案属于风邪沉伏肺络，导致肺之宣发不利，故而出现呛咳不适，内伏之风邪与体内之湿痰相叠加则导致内热不得发越；脾虚不能运化水液聚而化生湿痰，湿痰下注前阴则小便不爽，白带多而润下。其治法为祛风化痰，兼以分利下焦。

方中桑叶、薄荷、苏子、杏仁、川贝母、荷叶以清泄肺中之蕴热、宣发肺中之伏风；另用橘红、半夏、牛蒡子化痰祛湿；更用泽泻、车前草、通草、赤茯苓来分利小便；再用丹参、丹皮以清热活血，以加强清热凉血之力；《伤寒论》绪论中说："见肝之病，当先实脾"，故方中加用了乌贼骨、佛手来疏肝健脾以祛体内之湿痰。

这里值得一提的便是牛蒡子，在我们的《中药学》教材中，表述其功效是清咽利嗓，殊不知它清热祛湿的功效也是比较突出的，最典型的是历史上著名的杂病大家朱震亨在治疗痤疮时，常常使用牛蒡子配陈皮、桃仁和生甘草来辨证治疗。

案5　外感风热

吴仲祥之子德如，发热头痛，口干腹痛。诊脉浮弦急滑，外感风热，内停湿滞。

牛蒡子一钱五分　薄荷叶一钱　香豆豉三钱　冬桑叶一钱　粉甘草五分　神曲四钱淡竹叶三钱　香谷芽四钱

一剂，汗出热退，便通而痊。

【赏析】

病案中发热头痛、口干、脉浮弦急为外感风热之典型的特征，风热之邪上扰清窍则头痛，热邪伤阴则口干，脉浮弦急为风热袭表之象；湿邪内停不能润泽口腔咽喉则口干，湿邪内停胃肠、且阻滞不通则腹痛，脉弦滑则为湿滞内停之象。其治则为宣泄风热、消食祛湿。

方中用牛蒡子、薄荷叶、香豉、桑叶宣泄风热、清热利嗓；神曲、谷芽消食导滞以祛湿之阻滞；牛蒡子配淡竹叶清热以化痰湿。诸药合用，共奏宣泄风热、消食导滞、清热化痰之功，使病的治疗能立竿见影而获痊愈。

案6　外感误治，闭门留寇

徽州曹君物恒，略受外邪，而不自觉。医用补药数剂，遂发热喉痛，口干胁痛。予诊脉浮弦，邪热自气灼营，法当清透。

牛蒡子一钱　薄荷一钱　马勃八分　蒌皮三钱　桑叶一钱五分　连翘一钱五分　丹皮二钱　象贝母三钱　甘草五分　竹叶三钱

连进两剂，汗出热退，喉痛胁疼皆止，邪从汗解。惟津液暗亏，口干便结，不思饮食。夜不成寐，用甘凉益胃而安。

南沙参四钱　麦冬三钱　白芍一钱五分　石斛三钱　天花粉三钱　茯神二钱　生谷芽四钱　生甘草五分

【赏析】

此病案是典型的闭门留寇的案例。患者在感受外邪后，没有典型的临床表现特征；当然医生亦不知其然，使用补药治疗后，在补益体质的同时，也助长了邪气在体内的发展，患者便出现了发热喉痛、口干胁痛、脉浮弦等邪热灼营的症状。因内热炽盛，灼津耗液，故口干便结，胃阴受伤则运化无力故出现不思饮食。前期在治疗上应清热透气为宜，后期的治疗则宜甘凉益胃。

前期方中用牛蒡子、薄荷、马勃、浙贝来清热利咽润嗓；桑叶、连翘、丹皮以清泄内热；用瓜蒌、竹叶、甘草清热化痰。共奏清热透气之功。

后期，费老受叶桂温病后期治疗的影响，以养胃阴为主的思路来治疗该典型病例，故在方中使用了一派甘凉濡润之品，如：南沙参、麦冬、白芍、石斛、天花粉、茯神、生谷芽、生甘草等，这些药物都是叶桂在养胃阴中常用的药品。

案7　风邪外袭，夹湿热食滞

佚名，风邪外袭，夹湿热食滞阻塞胃气，不能下降，胸腹作痛，内热口干，苔黄作吐，脉来浮弦，脉证皆实，必须开泄。治宜祛邪渗湿，兼导滞和胃法。

老苏梗一钱　淡豆豉三钱　黑山栀一钱五分　左金丸三分　陈广皮一钱　制半夏一钱五分　川厚朴一钱　晚蚕砂（包）三钱　赤茯苓三钱　冬瓜子四钱　生谷芽四钱　熟谷芽四钱　佛手柑一钱

【赏析】

此病案为外感风邪，内伤食滞，复加湿热蕴结于内的病案。食滞阻塞胃气，不能下降则胸腹作痛，湿热内阻不能润泽五官则内热口干，湿热阻塞于胃脘，不能下降则胃脘部泛泛作吐，苔黄为内热之象，脉浮为风邪外袭，脉弦为食滞湿阻之象。此象均为实证，所以其治则应为祛邪渗湿，兼以导滞和胃。

方中苏梗、淡豆豉以疏风解表；山栀、晚蚕砂清三焦热；左金丸清热化痰；陈皮、半夏、厚朴、赤茯苓行气化痰；冬瓜仁、佛手行气导滞化痰；生熟谷芽和胃化痰祛湿。诸药合用，共奏祛邪渗湿、导滞和胃之功。

案8　外感风邪，内夹食滞

佚名，初诊，外感风邪，内夹食滞，淆乱清浊，升降失常，大便泄泻。少腹作痛，头眩且胀，口干苔白，脉来弦细。虚体受邪，必以祛邪为先，外解风寒，内消食滞，清浊自分，邪退正安，河间治法，不外乎此。宜泄邪消食，升清降浊。

老苏梗一钱五分　嫩桔梗一钱　粉葛根二钱　生甘草五分　六神曲四钱　江枳壳一钱　赤茯苓二钱　冬瓜子四钱　川通草五分　车前子二钱　川石斛三钱　香连丸一钱　生熟谷芽各四钱　荷叶一角

二诊：进泄邪消食，升清降浊之法，发热已退，邪从外泄。惟内陷肠胃之邪，因体虚气弱，难以外透，夹食滞、耗气、灼营，泄泻转为痢疾，红白俱下，少腹作痛，舌苔白腻，口不作干，脉来弦细。脉症细参，正虚邪陷，非养正透邪，下痢安有止期，症势非可轻视。治宜补散兼行，佐以消导。

嫩桔梗一钱　粉葛根二钱　荆芥穗一钱　吉林参须一钱　赤茯苓二钱　茅苍术一钱　焦山楂三钱　六神曲三钱　大腹皮二钱　陈广皮一钱　青防风一钱　生白术一钱　江枳壳一钱　生甘草五分　荷叶一角

三诊：湿热已化，清升浊降，下痢已止，大便虽溏颇畅。前日用宣散之剂，风邪乘虚而入，遏抑营卫，内热口干，余邪未清，胃失降令，脉来弦滑。治宜清余邪，甘润和胃。

淡豆豉三钱　黑山栀二钱　川石斛三钱　赤茯苓三钱　冬瓜子四钱　生甘草五分　象贝母三钱　广皮白八分　生熟谷芽各四钱　鲜荷梗五寸

【赏析】

初诊患者外感风邪，兼夹饮食内停，阻滞升降出入，因而出现大便泄泻，少腹作痛；清浊不分则头眩，口干苔白；发热、头胀为外感的表现。脉弦为食滞内阻，脉细为脾胃虚弱之象；此案为本虚标实之候。费老认为在本虚标实时，当以祛邪为先，先解外之风寒，继之消食导滞，则清浊自分，邪退自安。具体治法则为泄邪消食，升清降浊。故用苏梗、桔梗解表祛邪；再用神曲、生熟谷芽消食导滞；配以香连丸健脾祛湿；另以枳壳宽胸理气；赤茯苓、冬瓜仁、通草、车前子清热祛湿；荷叶芳香化湿；葛根升清兼以辛凉解表；用石斛滋补胃阴以防伤胃；甘草调和诸药。葛根升清在李杲的升阳药中，也是常用的，笔者在临床中也颇有体会，尤其在治疗颈椎性头晕时使用效果更显。

通过上面治疗后，发热已退，部分外邪已解，但由于患者素体气虚，未能助药祛邪外出，再加上食滞，也导致了部分邪气内陷，耗气灼营，使得原本的泄泻转为痢疾而出现红白俱下，少腹作痛；舌苔白腻，口不作干为食滞之象；脉弦为食滞，脉细为气虚。此时为正虚邪陷，应引起医者的高度重视，而且治疗上只能养正透邪，立法为补散兼行，佐以消导。在上方的基础上去苏梗加荆芥、防风以加强透泄外邪；去掉香连丸，转用四君子汤补中益气以扶正，且用吉林参须突出补气之力；再去掉清热祛湿的冬瓜仁、通草和车前子，再用苍术、陈皮、大腹皮燥湿化痰；在原来的基础上再加用焦山楂加强消食导滞的功效。

经过二诊的治疗，患者体内湿热已化，脾胃功能已渐有恢复，能清升浊降，下痢已止，大便虽溏但也颇畅。但因用了宣散之剂，风邪乘虚而入，遏抑营卫，导致内热口干，此属余邪未清，胃失降令，且脉来弦滑。所以其治法宜清余邪，甘润和胃。所以药用淡豆豉、象贝母、广皮白、冬瓜子清泄余邪；黑山栀清三焦余邪；川石斛、赤茯苓、生甘草、生熟谷芽、鲜荷梗甘润和胃，佐以祛湿。以获全效。

案9 外感风邪，夹食滞

佚名，外感风邪，夹食滞淆乱清浊，发热腹痛，大便泄泻。凡外来之邪，必须开泄，令邪从表解，则食滞自消。脉来浮弦而滑。治宜泄邪导滞，升清降浊。

煨葛根二钱　嫩桔梗一钱　江枳壳一钱　冬桑叶一钱　生甘草五分　赤茯苓三钱　淡豆豉三钱　陈广皮一钱　六神曲三钱　车前子一钱　冬瓜子四钱　焦谷芽四钱　荷叶一角

【赏析】

此病案与案 8 有相似之处，但通过案 8 的曲折治疗，费老也积累了对此类病案治疗的经验，因此，对此案的认识和治疗也比较得心应手。此案也是外感风邪兼食滞，但仅有发热腹痛和大便泄泻两症，而此案的脉浮明显示外感，且弦滑示食滞突出。因此治疗上为泄邪导滞，升清降浊。药用桔梗、桑叶、淡豆豉辛凉解表；葛根解表升清；枳壳、生甘草、赤茯苓、广皮、神曲、荷叶、谷芽健胃消食，升举清阳；车前子、冬瓜子祛湿以降浊。

案 10　温热病治疗后阴虚余热

游桂馨之如夫人，感冒解后，内热心悸。口干头晕，夜不成寐，大便燥结，每日只进米汤数匙，卧床不起，已经月余。延余诊之，此胃阴虚而气不下降，两手脉来皆沉细无力，治必清养胃阴，方能挽救。

北沙参四钱　麦冬三钱　白芍一钱五分　甘草五分　石斛三钱　川贝母二钱　大玉竹二钱　青皮　甘蔗四两　陈皮一钱　鲜芦根二两

连进三剂而病减，再进三剂而愈。

【赏析】

此案例虽言感冒解后，其实应为温热病治疗后的阴虚余热病症，也是类似叶桂所论述的胃阴虚的病症。感冒外解后，因为灼伤胃阴，阴虚生内热，热扰心神则心悸、夜不成寐；胃阴虚不能濡润，在上则口干头晕，在下则大便燥结；胃阴虚不能腐熟水谷，故患者只能每日进米汤数匙；饮食不进，不能生化气血，则卧床不起；阴虚则脉沉细无力。结合叶桂对胃阴不足的治疗的特点，对胃阴虚的治疗应以濡养为主，用药多用甘凉和甘平濡润之品。具体治则应为清养胃阴。所以费老在用药方面用一派甘凉和甘平濡润之药来清养胃阴，如：北沙参、麦冬、白芍、甘草、石斛、川贝母、玉竹、甘蔗、芦根等濡养胃阴、清泄胃中之虚热；加用少量陈皮以防滋腻太过。药切病因，则药到病除矣。

案11　外感风邪，化热灼津，肺失肃降

佚名，外感风邪，化热灼津，肺失肃降之权，是以发热咳嗽，鼻流清涕，饮食少进。凡虚体受邪，必先去邪而后理虚，脉来浮弦而滑。治宜苦辛泄邪。

冬桑叶一钱五分　牛蒡子一钱五分　薄荷叶一钱　甜杏仁三钱　赤茯苓二钱　黑山栀一钱五分　粉甘草五分　薄橘红一钱　川通草五分　鲜竹叶三钱

进三剂而愈。

【赏析】

此病案首先是外感风邪后，在体内化热伤津，导致肺胃阴虚、肺失肃降，故临床上出现发热咳嗽，鼻流清涕；胃阴虚则饮食少进；脉浮为表，弦滑为内热之象。此类疾病的治疗应先去其邪，后再理虚。治宜辛开苦降，祛风逐邪。药用桑叶、牛蒡子、薄荷叶、杏仁、橘红疏风泄热、以利肺之肃降止咳；黑山栀、通草以清泄内热；赤茯苓、甘草、鲜竹叶以清泄胃热、濡养胃阴。

三、风温　春温

案1　肺热下移胃肠

常州顾某，风温时邪，壮热胸闷，上则作恶呕吐，下则腹痛泄泻。治宜清解。

川黄连四分　淡吴萸二分　江枳壳一钱五分　台乌药一钱　川厚朴八分　白蒺藜三钱　细青皮一钱五分　川郁金二钱　藿香梗一钱五分　粉葛根二钱　淡豆豉三钱　净连翘二钱　黑山栀一钱五分　薄荷叶一钱五分　六神曲三钱　佛手五分　淡竹茹八分

【赏析】

本证属风温之肺热下胃移肠证，"温邪上受，首先犯肺"，邪热蕴肺，肺气失宣，故见壮热、胸闷，肺热移胃，胃失和降则恶心呕吐，肺热移肠，则见腹痛泄泻。本证治宜清解肺热。方中黄连清热泻火，善于泻胃中之火；枳壳、乌药行气止痛；厚朴行气平喘；白蒺藜、郁金、佛手清泻肝热，疏肝解郁；藿香清热解表；葛根清热生津止渴；淡豆豉疏风解表；连翘清热解毒，疏散风热；栀子清泻三焦；荷叶清解风热；神曲消食化积；竹茹清胃止呕。

案2　热入气分，邪留肺卫

某，风热留恋气分，肺失清肃之权，发热咳嗽，不思饮食，大便不畅。肺与大肠相表里，脏气不和则腑气不宣，脉来浮弦，治宜生津泄邪，兼肃肺气。

净蝉蜕一钱　大贝母三钱　天花粉三钱　薄荷叶一钱　光杏仁三钱　冬瓜仁三钱　瓜蒌皮三钱　川石斛三钱　生甘草五分　生谷芽四钱　鲜竹茹一钱

【赏析】

风热之邪留恋气分，则见发热，肺气失宣，则见咳嗽，风热之邪日久伤阴，胃中津液不足，则不思饮食。肺与大肠相表里，肺气失宣，则大肠腑气不行，故见大便不畅。脉浮主表，弦主里实。治宜清泻肺热，养阴生津。方中蝉蜕、薄荷疏散风热，使得风热之邪从气分而解；邪热蕴肺，日久炼津成痰，故用贝母清热润肺，化痰止咳；天花粉清热泻火，生津止渴，润燥化痰；冬瓜仁清肺化痰；瓜蒌皮润肺化痰，润肠通便；竹茹清肺化痰；石斛养阴润肺，养胃生津；谷芽消食化积，于养阴药中配伍消食药，可使补而不滞；甘草养胃和中，调和诸药。

案3　痰热结胸

震泽李某，痰滞结胸，漫热咳嗽，烦渴不解，四肢畏寒，症势非轻。治宜疏通和解。

青蒿梗一钱　粉葛根一钱五分　薄荷叶一钱五分　天花粉二钱　川石斛二钱　牡丹皮二钱　化橘红一钱半　半夏曲二钱　江枳壳一钱五分　川厚朴八分　瓜蒌仁三钱　大杏仁三钱　象贝母二钱　车前子二钱　生谷芽三钱　白茅根四钱　荷叶一角

【赏析】

本案乃因痰热结胸所致。热邪蕴肺，肺失宣降，则见发热、咳嗽；热邪伤津，则见烦渴不解；痰气阻结于胸中，胸阳被困，不能温养四肢，故见四肢畏寒。本证治宜疏通和解。方中青蒿、薄荷疏散风热；葛根解表散热，生津止渴；天花粉清热泻火，生津止渴；石斛益胃生津；橘红、半夏化痰止咳；枳壳行气宽胸；厚朴行气平喘；杏仁止咳化痰；贝母润燥化痰；车前子清肺、化痰、止咳；白茅根清肺胃热，生津止渴；谷芽消食化积；荷叶清热解暑；丹皮清热凉血，防止热邪进一步深入血分，先安未受邪之地。

案4　湿热犯肺

佚名，经谓：肺合皮毛，肺有湿热，散布分肉之间，体热咳嗽，肌肤起颗作痒，破碎略有脂水，即易结痂，风、湿、热尽透于外，肺气清肃不行，脉来浮滑。治宜清化湿热，兼肃肺气。

茯苓皮三钱　　地肤子三钱　　冬瓜子四钱　　川石斛三钱　　牛蒡子一钱五分　　象贝母三钱

大杏仁三钱　　冬桑叶一钱五分　　甘菊花二钱　　天花粉三钱　　瓜蒌皮三钱　　黑山栀一钱五分

生谷芽四钱　　生甘草五分

【赏析】

本案证属湿热犯肺。肺合皮毛，湿热蕴肺，失于宣降则见发热、咳嗽。风邪善行而数变，故见皮肤瘙痒。浮脉主表，滑脉主湿邪。本证治宜清热化湿，肃降肺气。方中茯苓皮清热利湿；地肤子清热利湿，祛风止痒，《别录》谓之"去皮肤中热气，散恶疮，疝瘕，强阴，使人润泽"；冬瓜子清热利水渗湿；热邪阻肺，易炼津成痰，湿邪困阻中焦，易产生痰饮，故用牛蒡子疏散风热，宣肺化痰；贝母清热润燥化痰；桑叶、菊花清宣肺热，桑叶兼能润肺；山栀子清泻三焦火热；天花粉、瓜蒌皮润燥化痰，生津止渴；石斛益胃生津；谷芽和中益胃，消食化积，使养阴而不滞胃；甘草调和诸药。

案5　痰浊壅闭

湖南邓某，寒热发呃，牙关紧闭，舌难伸缩，喘咳神昏，症势殊重。姑拟和解开郁，疏通化痰。

青蒿梗一钱五分　　天花粉二钱　　羚羊角八分　　净连翘二钱　　粉葛根二钱　　薄荷炭一钱五分　　薄橘红一钱　　制半夏一钱五分　　川厚朴一钱　　白蒺藜三钱　　川郁金二钱　　细青皮一钱五分　　大杏仁三钱　　象贝母二钱　　车前子二钱　　白茅根四钱　　淡竹茹一钱　　荷叶一角

【赏析】

本案乃因痰浊壅闭所致。温邪犯卫，正邪斗争则见发热，卫气被郁，则见恶寒，肺失宣降则见咳嗽。痰浊闭阻心窍，则见牙关紧闭，舌难伸缩。本病治宜和解开郁，疏通化痰。方中青蒿善于清透伏邪；羚羊角清热解毒，息风止痉；天花粉清热化痰，生津止渴；连翘泻火解毒；葛根清热生津；橘红、半夏为燥湿化痰的常用组合；痰浊阻滞，则气机不畅，故用厚朴疏通气机，气行则痰消；白蒺藜、郁金疏肝解郁；青皮、杏仁化痰止咳平喘；贝母清热化痰；车前子清热利尿；白茅根清泻肺热，生津止渴；竹茹清热化痰；荷叶疏散风热。

案6　肝阳上亢兼痰热阻滞

南京王青记老太太，外感风邪，引动肝阳，夹素蕴之痰热，阻塞胃气，不能下降，昨晚呕吐，头眩脘痛。虚体受邪，必先泄邪而后理虚，但年高气血皆虚，延久难支，脉来细弦。治宜养正清肝，化痰和胃。

吉林参须一钱　北沙参四钱　杭白芍一钱五分　女贞子四钱　甜川贝三钱　酒炒黄连一分　淡吴萸一分　川石斛三钱　左牡蛎四钱　钩藤钩（后入）一钱五分　生谷芽四钱　熟谷芽四钱　炙内金三钱　冬瓜子四钱　霜桑叶一钱五分

【赏析】

本案证属肝阳上亢兼痰热阻滞。患者年事已高，肝肾不足，水不涵木，感受外邪，引动肝阳，则见头眩。痰为百病之长，患者素有痰热阻滞，痰邪阻于中焦，胃失和降，则见呕吐、脘痛，上扰清窍，则见头痛、眩晕。肝肾阴虚则见脉细，肝阳上亢则见脉弦。本证治宜补虚清肝，化痰和胃。方中吉林参、北沙参益气养阴生津；白芍平抑肝阳，柔肝止痛，"白芍药味酸，气微寒，主收脾之阴气，泄肝之阳邪"；女贞子滋补肝肾；川贝母清热化痰；黄连清热泻火；吴茱萸疏肝解郁，止呕；石斛滋阴补肾；牡蛎平肝潜阳；钩藤清肝泻热，平抑肝阳；谷芽疏肝解郁；鸡内金消食和胃；冬瓜子清热化痰；桑叶平抑肝阳，疏散风热。

案7　风热入胃，痰浊阻肺

卓小梅之如夫人，风邪化热，销灼胃津，牙痛作痛，昨已出脓，右颧颊浮肿未消，咽喉红痛，白腐偏右，咳嗽音喑，牙关紧强，舌苔白腻，满布到尖，咯痰难出，饮食难下，胸脘闭塞，着凉夹痰阻肺，清肃无权，已可概见，脉来浮弦数大。脉证细参，来势非轻，拟生津泄邪，兼化痰热法，以望转机，再图进治。

牛蒡子一钱五分　轻马勃八分　净蝉蜕一钱　冬桑叶一钱　川贝母三钱　瓜蒌皮三钱　川石斛三钱　甜杏仁三钱　粉甘草五分　冬瓜子四钱　京玄参一钱　鲜竹茹一钱五分

广皮白五分　人中白五分　生谷芽四钱

服一剂，所吐皆黏痰酸水，动辄盈盆，连服三剂而愈。

【赏析】

本案证属风热入胃，兼有痰浊阻肺。风为阳邪，易化热伤津，热邪入胃，则灼伤胃经。足阳明胃经的循行入上齿龈中，经咽喉，故见牙痛、咽喉肿痛。痰阻于肺，肺气失于宣降，则见咳嗽，热邪伤津，故咯痰难出。脉浮数主风热，弦主痰邪。本病治宜清热化痰，泻火生津。方中牛蒡子、马勃清热解毒，利咽消肿；蝉蜕疏风散热；桑叶疏散风热，润肺止咳；川贝母、瓜蒌皮清热化痰；杏仁止咳平喘；石斛养阴生津；冬瓜子清热化痰；玄参清热凉血，养阴生津；竹茹清热化痰止呕；陈皮化痰止咳；人中白清热解毒；谷芽消食化积；甘草调和诸药。

案8　邪灼伤阴液

广东陈君荫堂，病春温，发热头痛，口渴引饮，咳嗽苔黄，胸腹作痛，食难下咽，小便赤色，夜不成寐。予往诊之，脉极弦细，津液已伤，邪热阻气灼阴，肺金清肃无权，胃气流行失职。治宜生津清热，苦降辛通。

石斛三钱　天花粉三钱　黄连三分　吴萸一分　桑叶一钱五分　蝉蜕一钱　甘草五分
竹茹一钱五分　冬瓜子四钱　生熟谷芽各四钱　光杏仁三钱

进一剂，汗出热退，头痛、腹疼皆止。照前方去蝉蜕，加南沙参四钱，甘蔗二两，连服三剂，苔黄已退，口渴引饮亦止，饮食渐进而痊。

【赏析】

本案乃因邪灼伤阴液所致。邪气初起在卫分，症见发热、头痛，热邪伤津则口渴，邪热犯肺，肺气郁闭，则见咳嗽，胸闷痛。温邪久而入里，胃中津液受损，胃失和降，则见腹痛。热邪下行至膀胱，则见小便赤色。脉弦主邪在里，脉细主津液已伤。本病治宜清热生津，苦降辛通。方中石斛甘寒养阴生津；天花粉清热解毒，润燥化痰；黄连清热泻火；吴茱萸疏肝解郁；桑叶疏风散热，润肺止咳；蝉蜕清热散风；竹茹清热化痰；冬瓜子清热泻火；谷芽消食化积；杏仁化痰止咳平喘；甘草调和诸药。一剂后，汗出热退，加用南沙参、甘蔗养阴生津，益气和胃。

案9 温邪犯肺

江宁马月樵之夫人，发热有汗不解。医误认为伤寒，用桂枝、麻黄、葛根、柴胡等类，病转剧，口渴引饮，大便溏泄。更医误认为暑湿，用香薷、藿香、青蒿、厚朴等类，势转危。咳嗽咯血，间或神昏谵语，乃邀余诊。脉弦数洪大，此温邪犯肺，津液受灼，邪热不从外泄，内蒸包络，幸未传入，尚可设法。

银花三钱 连翘三钱 酒炒黄芩一钱五分 酒炒黄连三分 薄荷一钱 桑叶一钱丹皮二钱 甘草三分 天花粉三钱 石斛三钱 冬瓜子四钱 芦根四两

连进二剂，汗出热退，神识清楚。再进二剂，咳血皆止，大便亦调，惟口干不思饮食，夜寐不甚酣畅。此邪热清而胃阴虚也。

南沙参四钱 麦冬三钱 石斛三钱 白芍一钱五分 甘草三分

连进三剂，眠食俱佳而康。

【赏析】

本案乃因温邪犯肺所致。温邪犯肺，腠理开泄，故见发热，汗出不解。误用麻黄、桂枝、柴胡等辛温发汗之药，进一步损伤津液，则见口渴引饮。气随津脱，过用汗法，损伤中焦脾胃阳气，故见大便溏泻。误用香薷、藿香、厚朴等苦温燥湿之药，津液受灼，故见咳嗽咳血，温邪欲传心包，则见间或神昏谵语。本病治宜清热泻火，养阴生津。方中银花、连翘清热解毒，疏散风热，使得邪热从肺卫而解；黄芩、黄连泻火邪毒；薄荷、桑叶清热解表，润肺止咳；丹皮清热凉血；天花粉清热泻火，生津止渴；石斛养阴益胃；冬瓜子清热生津；芦根清热生津；甘草健脾和中，调和诸药。进两剂后，汗出热退，邪热清而胃阴虚。故用南沙参、麦冬、石斛清热生津，养阴益胃；白芍敛阴生津；甘草益胃和中。

案10   邪热灼津，津伤液耗

处州镇台班馥斋军门之子缉卿，发热，有汗不解。医用发散消导，遂壮热便泄，口渴引饮，苔黄耳聋，头眩肢瘛，势甚可危，乃延余诊。脉来洪大滑数，此邪热灼津，津伤液耗，倘肝风内动，即有痉厥之虞。

石膏八钱　银花三钱　连翘三钱　桑叶一钱　天花粉三钱　石斛三钱　甘草五分　冬瓜子四钱　竹叶三钱　芦根四两

连进二剂，热退泻止，头眩肢瘛皆减。邪热已解，而津液内损，宣布无权，口干耳聋。前方去石膏、银花、连翘，加南沙参四钱，川贝母三钱、麦门冬三钱。服五剂全愈。

【赏析】

本案证属邪热灼津，津伤液耗证。温邪上受，首先犯肺。卫气与邪斗争，则见发热；温热之邪开泄腠理，迫津外出，故见汗出不解。误用辛温发散之法，则热邪更甚，津液受损，则见壮热、口渴。形体官窍缺乏津液濡润则见耳聋、头眩。脉洪大滑数皆为邪热入里，灼伤津液之证。本病治宜清热泻火，养阴生津。方中石膏甘寒，清热泻火；银花、连翘疏散风热，使得温邪从卫分而解；桑叶疏风散热；天花粉清热泻火，生津止渴；石斛养阴生津；冬瓜子清热化痰；竹叶清热泻火，除烦止渴；芦根清热生津；甘草调和诸药。进二剂后，邪热已解，故去石膏、银花、连翘，加用南沙参养阴生津；川贝母清热化痰；麦冬益胃生津，养阴润肺。

案 11　邪热伤津

贵州刘子贞太守，发热咳嗽，痰黄口干，舌苔黄腻，溲赤便结，心烦懊（左心右农），难以名状，已经一候不解，势甚可危。请余诊之，脉来浮、弦、滑、大。此邪热销铄津液，必须生津泄邪，令津液宣布，托邪尽泄于外。

冬桑叶一钱　薄荷叶一钱　银花三钱　连翘一钱五分　山栀一钱五分　香豆豉二钱　象贝母三钱　天花粉三钱　生甘草五分　冬瓜仁四钱　鲜竹茹一钱五分　牛蒡子一钱五分　鲜芦根四两

进一剂，汗出一昼夜不止。病家骇甚，恐汗脱难救，请用止汗之法。余慰之曰：邪热非汗不解，现汗出热退，邪从汗泄，此汗多正是病之出路，断不可止。

且脉息业已安静，决无汗脱之虞。宜进粥以和胃气，候邪尽，汗自止。明日果如所言，汗止而热退尽，心烦懊憹、咳嗽、口干皆止。

石斛三钱　南沙参四钱　川贝母三钱　天花粉三钱　生甘草三分　冬瓜子四钱

二剂而康。

【赏析】

本案乃因邪热伤津所致。温邪犯肺，肺失肃降，则见发热咳嗽；热邪炼津成痰，则见咳吐黄痰，津液灼伤，则见口干。小便色黄，大便秘结皆为邪热内结征象。热扰心神，故见心中懊憹。本病治宜清热泻火，养阴生津。方中桑叶疏散风热，润肺止咳，冬霜桑叶润肺之力更强；银花、连翘具有疏散风热，透邪外出的功效，为温热病邪在卫分的常用组合；薄荷辛凉，解表散热；淡豆豉除烦清热；山栀子清泄三焦火邪；贝母清热化痰；天花粉清热泻火，生津止渴，润燥化痰；冬瓜仁、竹茹清热化痰；牛蒡子、芦根清热解毒，生津止渴，甘草调和诸药。进一剂，邪热从汗而解，汗出热退。此时恐过汗伤津，气随津脱，胃气有损，故宜益胃气，候邪尽。故用石斛益胃生津；南沙参养阴益气；贝母润燥化痰；天花粉、冬瓜子清热化痰，养阴生津；甘草益气和胃。

案12　邪热入营，灼伤津液

镇江严紫澄，发热烦躁，口渴苔黄，彻夜不寐。余诊脉弦数，此邪热灼津。

石斛三钱　花粉三钱　豆豉三钱　山栀一钱五分　银花三钱　连翘一钱五分　甘草五分

薄荷一钱　牛蒡子一钱五分　象贝母三钱　冬瓜子四钱　竹叶三钱　芦根二两

一剂热退，再剂痊安。

【赏析】

本案乃因邪热入营，灼伤津液所致。温邪属阳，首犯肺卫，卫气与邪气斗争则见发热。邪入营分，津液灼伤，则见烦躁，口渴，彻夜不寐。本病治宜清热疏散，养阴生津。方中石斛益胃生津；天花粉清热泻火，生津止渴；银花、连翘清热解毒，疏散风热，"入营尤可透热转气"；淡豆豉解表除烦；山栀子泻火除烦；

薄荷疏散风热；牛蒡子清热解毒；贝母、冬瓜子清热化痰；竹叶泻火除烦；芦根清热生津；甘草调和诸药。

案 13　邪热蕴肺，熏蒸包络

安徽蒯光辅之室，患春温，咳嗽发热，热盛时神昏谵语，口渴引饮，苔黄溺赤，脉来弦数。邪热灼津，从肺熏蒸包络，与邪入包络迥殊，芳香宣窍，万不可投。

黄连三分　黄芩一钱　山栀一钱五分　豆豉三钱　薄荷一钱　蝉蜕一钱　川石斛三钱　生甘草八分　鲜竹茹一钱五分　银花三钱　连翘一钱五分　杏仁三钱

连进两剂，汗出热退，咳止神清。惟心悸头眩，眼花神倦，邪退阴虚已著。

西洋参一钱五分　川石斛三钱　生甘草八分　天花粉三钱　川知母三钱　鲜竹茹一钱　桑叶一钱　生谷芽四钱

连服三剂而愈。

【赏析】

本病证属邪热蕴肺，熏蒸包络证。温邪犯肺，卫气与邪气斗争则见发热，肺气郁闭，则见咳嗽。热盛时，温邪熏蒸心包络，心神受扰，则神昏谵语。温热之邪灼伤津液，则见口渴，下移膀胱则尿赤。脉弦主里有实邪，脉数主热盛。本证治宜疏风散热，生津止渴。方中黄连入胃，黄芩入肺，合用共施清热解毒之效；山栀子清热泻火，直折三焦火邪；淡豆豉清热除烦；薄荷、蝉蜕疏散风热，使温邪从肺卫而解；石斛滋阴生津；竹茹清热化痰；杏仁宣肺止咳；银花、连翘辛凉解表；甘草调和诸药。连进两剂后，汗出热退，邪退阴虚，宜用甘寒之品养阴生津。方中西洋参益气养阴；石斛滋阴生津；天花粉清热解毒，生津止渴；知母清热泻火，滋阴润燥；竹茹清热化痰；桑叶疏散风热，润肺养阴；谷芽消食化积；甘草益胃和中，调和诸药。

案 14 邪热内陷心包

南京沙聚东之弟，发热肢掣，神昏谵语，诊脉弦滑而数。此邪热不从外泄，内陷包络。牛黄丸一钱，开水化服。神识即清，谵语亦止。惟发热口干，络邪已退，邪热仍灼肺津。

牛蒡子一钱五分　薄荷一钱　冬桑叶一钱　净连翘一钱五分　净银花三钱　川贝母三钱　天花粉三钱　鲜竹茹一钱五分　鲜芦根二两

连服二剂，汗出、热退而安。

【赏析】

本案乃因邪热内陷心包所致。"温邪上受，首先犯肺，逆传心包"，心包络为臣使之官，代君受邪，温邪内陷故见发热，神昏谵语。本病治宜先清热解毒，醒神开窍，然后疏散风热，养阴生津。方中牛黄丸清热解毒，开窍醒神。主治邪热内陷心包证。牛黄丸为凉开三宝之一，尤宜用于热闭症见高热、烦躁、谵语、神昏者。方中牛蒡子清热解毒；薄荷疏散风热；桑叶辛凉解表，兼能润养肺阴；连翘、银花清热解毒，疏散风热；贝母清热化痰；天花粉清热解毒，生津止渴；竹茹清热化痰止呕；芦根清热泻火，生津止渴。

案 15 热入营血，邪热内陷心包

苏州王子箴之室，发热神昏，口噤不语，红疹满布，脉来弦大。此邪热不从外泄，内陷包络，非用芳香宣窍，安能通其内闭。用至宝丹一钱，开水化服。汗出热退，神清能言，红疹仍发，口渴引饮。络邪外透，余邪留恋，销铄津液。

冬桑叶一钱　薄荷一钱　蝉蜕一钱　牡丹皮二钱　牛蒡子一钱五分　净银花三钱　天花粉三钱　生甘草五分　冬瓜子四钱　光杏仁三钱　川通草五分　鲜竹茹一钱五分

二剂而安。

【赏析】

本案乃因热入营血，邪热内陷心包所致。"温邪上受，首先犯肺，逆传心包"，

心包络为臣使之官，代君受邪，温邪内陷故见发热，神昏、口噤不语。热入营血，血热妄行，则见红斑满布。本病宜先用至宝丹化浊开窍，清热解毒，后以疏风透疹，清热生津为治则。方中至宝丹为凉开三宝之一，化浊祛痰能力较强，具有清热解毒，化浊开窍的功效。尤用于痰热内陷心包证。服用至宝丹后，汗出热退，仍有红疹，口渴欲饮，此为络邪外透，余邪留恋，津液受损。此时宜辛凉透疹，清热生津。桑叶疏散风热，兼能润肺养阴；冬霜桑叶润肺之力更强；薄荷、蝉蜕辛凉散热，兼能透疹；牡丹皮清热凉血；牛蒡子清热解毒，利咽透疹；银花疏风散热；天花粉清热解毒，生津止渴；冬瓜子、竹茹清热化痰，润燥生津；杏仁止咳平喘；通草清热利尿，甘草益胃和中。

案16　痰热闭肺，逆传心包

常州王禹臣之长女，发热神昏，口噤发厥，来势颇险。诊脉浮、弦、洪、大。邪热从肺逆传心包，用紫雪丹五分，开水化服。热退神清，厥止能言，惟脘满作恶，大便不通。络邪已泄，而阳明邪滞交阻。用黄连（酒炒）三分、竹茹一钱、法半夏一钱五分、瓜蒌仁三钱、苦杏仁三钱。大便畅行，胸脘宽舒，阳明邪滞皆清，而余邪留恋少阳，寒热往来。继进柴胡一钱、酒炒黄芩一钱、法半夏一钱五分、甘草三分、天花粉三钱，寒热即止而愈。

【赏析】

本案乃因痰热闭肺，逆传心包所致。"温邪上受，首先犯肺，逆传心包"，心神受扰，则见神昏、口噤，阴阳之气不相顺接，则见发厥。本病宜先用紫雪丹清热开窍，息风止痉。然后泻热通腑。方中紫雪丹为凉开之剂，具有清热开窍，息风止痉的功效，尤宜用于热闭证兼有热极生风者。服用紫雪丹后，热退神清，仍有腹满、大便不通，此为络邪已解，而阳明邪滞交阻。痰热结于阳明之腑，津液耗伤，腑气不通，故见大便不通。此时治宜清热化痰，润下通便。方中黄连清热解毒；竹茹、半夏清热化痰；瓜蒌仁清化热痰，兼能润肠通便；杏仁止咳化痰，润肠通便。服上剂后，大便畅通，阳明痰热已解，而邪气留恋于少阳，寒热往来。故用柴胡专主少阳，解肌退热；黄芩清热泻火，尤善于清解半表半里之邪；半夏和胃降逆；天花粉清热泻火，生津止渴；甘草益胃和中。

案17　痰热内蕴，风邪外袭

上海丁顺兴之室，病发热鼻衄，作恶呕吐，咳嗽口甜，饮食不进，脉来细弦，势濒于危。痰热内蕴，风邪外袭，肺胃肃降无权，法当表里并解。

荆芥一钱　白茅根三钱　酒炒黄连二分　吴萸一分　象贝母三钱　佩兰叶一钱　川石斛三钱　鲜竹茹一钱　冬瓜子四钱　生熟谷芽各四钱

服二剂，汗出热退，鼻衄止，口甜、呕吐皆减。照前方去荆芥、茅根，加南沙参四钱、甜杏仁三钱、薄橘红五分，连服六剂而安。

【赏析】

本案乃因痰热内蕴，风邪外袭所致。患者外感风邪，营卫失和，卫闭营郁，故出现发热；风邪郁遏化火，迫血妄行，则见鼻衄。痰湿内蕴，阻滞脾胃，使脾气运化功能受到障碍，气机运行不畅，清气不能上升，浊气不能下降，故见作恶呕吐，咳嗽口甜，饮食不进。脉细弦，此乃痰湿内蕴，气血俱虚之象。外感风邪，痰湿内蕴为本案的主要病证，治则宜表里双解。方中荆芥祛风解表；白茅根、酒黄连清热利尿；吴茱萸降逆止呕；佩兰叶芳香化湿，醒脾开胃，配伍象贝母、冬瓜子共奏祛痰除湿之功效；石斛、竹茹益胃生津，滋阴清热；生熟谷芽合用振奋胃气。服用二剂后，外感风邪及热邪已解，治则上应以化痰除湿为重点，遂去荆芥、茅根，加南沙参、甜杏仁、薄橘红共奏祛痰化湿之效。

案18　邪热灼津，津伤热炽

上海王荣生，发热汗出不解，口渴引饮，苔黄溺赤，目赤流泪，余诊其脉弦、滑、洪、数，邪热灼津，津伤热炽。

生石膏八钱　薄荷叶一钱　银花三钱　连翘一钱五分　酒炒黄芩一钱五分　酒炒黄连三分　牛蒡子一钱五分　丹皮二钱　天花粉三钱　象贝母三钱　冬桑叶一钱五分　生甘草五分　竹叶三钱　芦根四两

连进三剂，汗出热退而瘥。

【赏析】

本案乃因邪热灼津，津伤热炽所致。伤寒表证之发热，多能虽汗出热退而病解，今"发热汗出不解"，并伴有口渴引饮，苔黄溺赤，目赤流泪等症状，是邪入少阳更兼阳明里实之征。阳明邪热内盛，迫津外泄，故汗出而热不退。实热内盛，津液耗伤，则见口渴引饮，苔黄溺赤。脉弦、滑、洪、数，皆说明体内热盛，治则宜清热生津。方中石膏、薄荷叶、银花、连翘、竹叶疏散表热；酒炒黄芩、酒炒黄连、牛蒡子、丹皮清解里热；天花粉、象贝母、冬桑叶、芦根共奏清热生津之效；甘草调和诸药。

四、暑温　湿温

案1　暑温自气入营，气分未解，血热已炽

佚名，初诊：风邪化热，自气入营，气分之邪未解，血分之热已炽。日晡潮热，入夜尤甚，早起略退，已达三候。口渴引饮，舌绛苔灰，唇口蠕动，大便溏泄，神倦力乏，颈有白㾦。阴液已虚，邪热内蕴，无从宣泄，诚恐引动肝风，即有痉厥之虞。脉来右关细弦，左寸关沉弱，脉证细参，正不胜邪，邪陷于里。叶天士每用益阴生津，托邪外泄，是危中求安之良法。姑拟甘平培养阴液，兼从营透卫法，以望转机。

洋参一钱　麦冬三钱　川石斛三钱　粉甘草五分　川贝母三钱　天花粉三钱　粉丹皮二钱　冬桑叶一钱五分　鲜竹茹一钱　白茯苓三钱　冬瓜子四钱　生谷芽四钱

二诊：昨进培阴液，兼清营透卫法，邪热向外，日晡潮热至夜达早，较前已减，舌绛较淡，精神略好，惟口干苔灰，鼻涕及痰皆带血，小溲色黄。血分之热未清，气分之邪尚恋，阴液不堪销烁。养正托邪，于津伤邪恋病情，最合机宜，叶氏论之已详。脉来左寸关沉弱之象已转流动，右关仍细弦。病情似有转机，其势尚未出险，宜宗前法进治。

西洋参一钱　玄参一钱　细生地三钱　麦门冬三钱　川石斛三钱　川贝母三钱　天花粉三钱　粉甘草五分　牡丹皮二钱　冬桑叶一钱五分　鲜竹茹一钱　冬瓜子四钱　生谷芽四钱

三诊：血分之热虽解未清，气分之邪虽泄未尽。发热苔灰，较前轻减，尚未退尽。口干舌痛，鼻涕及痰皆带血，小溲色黄，阴液已伤，不能濡润诸经。阴液属有形之质，亏耗甚易，生长则难，必俟默长潜滋，方有康复之望。脉来左寸关已流动，右关仍细弦。血分之热已外达气分，气分之邪亦势欲达表。病情似有转机，其势尚未出险，必得阴液来复，大局方能稳定，宜再益阴生津，清泄邪热。

西洋参一钱　玄参一钱　大生地三钱　麦门冬三钱　川石斛三钱　粉甘草五分　川贝母三钱　天花粉三钱　牡丹皮二钱　冬桑叶一钱　黑山栀一钱五分　鲜竹茹一钱　女贞子三钱　生谷芽四钱　雪梨肉五片

四诊：鼻涕及痰带血已止，入夜发热，虽退未净，苔灰转薄，口干舌痛，向外起泡。血分之热已解，气分之火尚炽，销烁阴液，不敷分布。脉转弦滑，阴虚火盛，虚中有实。叶氏甘凉、益阴、生津，参以微苦清热，半虚半实治法，最为合拍。

西洋参一钱　玄参一钱　麦门冬三钱　大生地三钱　川石斛三钱　粉甘草五分　川贝母三钱　天花粉三钱　冬桑叶一钱　牡丹皮二钱　芦根二尺　茅根三钱　生谷芽四钱　冬瓜子四钱　鲜竹茹一钱　雪梨五片

五诊：发热口干，涕痰带红，舌痛溲黄，睡中呓语大致已退。血分之热已清，再得气分之热完全从表而解；向愈之功，计日可待。

西洋参一钱　玄参一钱　大生地三钱　石斛三钱　川贝母三钱　天花粉三钱　粉甘草五分　冬桑叶一钱　淡竹叶三钱　竹茹一钱　鲜芦根二支　白茅根三钱　荷梗一尺　生谷芽四钱　冬瓜子四钱

六诊：血分之热，外达于气，气分之热，外出于表。舌苔灰舌痛、涕痰带血，转为咳而有痰，腿足软弱，脉象弦滑。肺合皮毛，治在肺经。

西洋参一钱　玄参一钱　麦门冬三钱　大生地三钱　川石斛三钱　粉甘草五分　川贝母三钱　天花粉三钱　净蝉蜕一钱五分　牡丹皮二钱　芦根二支　白茅根三钱　淡竹叶三钱　鲜竹茹一钱　生谷芽四钱　冬瓜子四钱　雪梨肉五片

七诊：阴液未充，余热未清，手足欠暖，脾胃未健。拟生津泄余邪，甘润顾脾胃。

西洋参一钱　麦门冬三钱　甘草五分　天花粉三钱　橘白八分　生谷芽四钱　淡豆豉三钱　云茯苓三钱　川贝母三钱　冬瓜子四钱　淡竹茹一钱　川石斛三钱　杏仁泥三钱

【赏析】

此案所治病证为暑温。邪热由卫分侵入，转气分，入营血分，阴液耗伤。因邪热在阴分，故见日晡潮热，入夜尤甚，早起略退，已达三候。舌绛为热入营血之征兆。阴液耗伤故见口渴引饮。唇口蠕动,阴伤风动之象。脾伤不能运化,湿浊停留,邪热不能外透,故见苔灰,大便溏泄,神倦力乏,颈有白㾦。阴液已虚,邪热无从宣泄,恐引动肝风,有痉厥之虞,此外,正气虚弱不能战胜邪气,邪陷于里,病势危急。心主血,肝藏血,营血耗伤,故见左寸关沉弱。邪热损伤脾阴,脾虚气滞,运化失职,故见脉来右关细弦。此时,唯有养阴生津,扶助正气,托邪外出,才是救治良法。所开方药中以洋参、麦冬、川石斛益气养阴生津,天花粉清热生津,竹茹清胃热,冬桑叶、川贝母清肺化痰,丹皮清血分热,白茯苓、冬瓜子、生谷芽健脾祛湿和胃,促运化。

二诊症见日晡潮热至夜达早,较前已减,舌绛较淡,精神略好,说明前方药对证有效。但是病人口干苔灰,鼻涕及痰皆带血,小溲色黄,说明血分之热未清,气分之邪尚恋未去,阴液消耗。脉象所见左寸关沉弱之象已转流动,右关仍细弦正反映出阴液耗伤严重。因此,治疗大法与初诊一样,仍然采用养阴生津、扶正托邪。故在初诊方药基础上去掉茯苓,恐其伤阴,加生地、玄参,加强西洋参、麦冬、石斛的养阴增液之力。

三诊症见发热苔灰,较前轻减,尚未退尽,口干舌痛,鼻涕及痰皆带血,小溲色黄,脉来左寸关已流动,右关仍细弦,说明二诊治疗对证,邪热有从营血向气分外透的迹象。病情既然出现转机,说明补益阴液的治疗是对的,必等阴液来复,疾病才可治愈。故治疗仍然遵守之前的大法。于二诊方药中去掉冬瓜子,以防伤阴。加黑栀子清气分热,女贞子清血分热,雪梨肉养阴生津。

四诊症见鼻涕及痰带血已止,入夜发热,虽退未净,苔灰转薄,口干舌痛,向外起泡,脉转弦滑,说明血分之热已经解除,气分之火尚炽盛,阴液耗伤。故治疗大法不变,于三诊方中去掉黑栀子、女贞子清气凉血之药,改用芦根、白茅根清热生津。

五诊症见发热口干,涕痰带红,舌痛溲黄,睡中呓语已退,说明气分邪热已减。然暑热多易夹杂湿浊,更何况前几次诊治中已经见脾虚不运之象,为了防止邪热与湿浊相胶结,以致炉烟虽熄,灰中有火未灭,故在前方药中加入淡竹叶、荷梗、冬瓜子清利湿浊。

六诊症见舌苔灰舌痛、涕痰带血,转为咳而有痰,腿足软弱,脉象弦滑,说明邪热大减,阴液来复,只是肺失清肃,故加净蝉蜕一钱五分以祛风化痰,清肃肺气。

七诊病人阴液未充，余热未清，手足欠暖，脾胃之气尚未恢复健运。故在养阴生津泄余邪的同时，加入甘润之药固护脾胃，于原方中加入橘白、淡豆豉、云茯苓健脾祛湿，加杏仁泥肃肺降胃。

案 2　暑热直入阳明，侵犯心营

常州盛揆臣之长子，发热甚重。辛温解表，汗虽出而热不减，辛凉泄邪，汗虽出而热仍不减。终日酣睡，呼之不醒，睡目露睛，夜间自醒，食粥半碗即睡着；至黎明自醒，食粥半碗又睡着。舌绛无苔，脉来弦数。邪热入营，伤液耗气，清营热必兼滋液益气。

犀角尖（磨冲）八分　玄参三钱　鲜生地四钱　牡丹皮二钱　西洋参二钱　吉林参一钱　川石斛四钱　麦门冬三钱　川贝母二钱　粉甘草五分

进两剂，汗出热退而愈。

【赏析】

依据案中所述病状，当是暑温病。暑热之邪侵犯人体，多直入阳明，侵犯心营。阳明经多气多血，正邪相争，故见发热甚重。因邪热不在太阳经之表，故用辛温解表，汗虽出而热不减。邪热不在太阴肺，故用辛凉泄邪，汗虽出而热也不得减。暑热耗伤气液，上扰心神，营阴灼伤，故见终日酣睡，呼之不醒，睡目露睛。夜间自醒，食粥半碗即睡着，至黎明自醒，食粥半碗又睡着，舌绛无苔，脉来弦数，皆说明暑热已经侵犯到营分，阴液大伤。治疗当清营养阴，益气增液。方药以清代医家吴鞠通的清营汤加减，去掉了金银花、连翘、黄连、淡竹叶，丹参，加牡丹皮，以清解营血分热，加西洋参、吉林参、川石斛以增益气养阴之力，加川贝母以清润肺金，加粉甘草益气解毒。

案 3　暑热邪气夹杂湿浊侵犯中焦

宁波穆瑞庭，发热苔白，腹痛泄泻，延余往诊。脉来细数，外邪夹湿，清浊混淆。

葛根三钱　桔梗一钱　厚朴一钱　枳壳一钱　神曲三钱　赤茯苓三钱　泽泻一钱五分
通草一钱　冬瓜子四钱　焦谷芽四钱　鲜荷叶一角

一剂而愈。

【赏析】

据案中所述，所患病证当是暑热邪气夹杂湿浊侵犯中焦脾胃所致。暑邪为阳邪，易耗气阴，故症见发热，脉来细数。苔白，而不是黄燥，邪热在太阴脾。邪热与湿浊胶结，气机不畅通，脾不升清，故见腹痛泄泻。治疗之法为清透暑热，健脾理气祛湿，方中用葛根解肌透热，同时升举清阳；桔梗、枳壳一升一降以调节中焦气机；厚朴理气除满；赤茯苓、泽泻、通草、冬瓜子、焦谷芽、鲜荷叶健脾除湿。

案4　暑热夹湿浊之邪逼迫于中焦

上海顾长寿，发热口渴，大便泄泻，脉浮弦。邪热夹湿，淆乱清浊，升降失常。

飞滑石三钱　薄荷叶一钱　淡豆豉三钱　茯苓皮三钱　冬瓜子四钱　生甘草五分
冬桑叶一钱五分　生谷芽四钱　熟谷芽四钱　通草一钱　荷叶一角　鲜芦根二两

两剂而愈。

【赏析】

此暑热夹湿浊之邪逼迫于中焦脾胃，气机升降失常，清浊混乱。暑热充斥，耗伤阴液，故见发热口渴。中焦清浊相混，故见大便泄泻。脉浮说明邪热在表，脉弦一则提示有腹痛之症，一则提示有气机郁滞。治疗当清热透表，理气泄浊。方中用薄荷叶、桑叶、鲜芦根清热透表；飞滑石、淡豆豉、通草、生甘草清热于内，茯苓皮、冬瓜子、生谷芽、熟谷芽、荷叶升清泄浊。诸药合用，使邪热从表里分解，湿浊从二便排泄，清阳得升。

案5　上中二焦湿温病

常州顾君咏诠，患湿温病，发热咳嗽，胸膈痞闷，头痛呕吐，舌苔中黄边白，口渴腹痛，大便泄泻色黄，每日数十行，小溲色赤，势极危险。余诊脉弦细，风邪外袭，湿热内蒸，兼停食滞，肺胃肃降无权，大肠传导失职。当用表里双解。

苏叶八分　黄连一分　桔梗一钱　枳壳一钱　桑叶一钱　神曲四钱　甘草五分　连皮苓四钱　冬瓜子四钱　焦谷芽四钱　竹茹一钱　川通草一钱　川石斛三钱

煎服一剂，呕吐腹痛、大便泄泻已止，食滞已消。外邪湿热虽解未尽，发热咳嗽，头痛口渴，苔黄仍然。前方去苏叶、黄连、桔梗、神曲，加蝉蜕一钱、薄荷一钱、象贝母三钱、橘红一钱。接服一剂，发热即退，咳嗽、头痛皆止。改用甘凉、生津调理而康。

【赏析】

根据案中描述所患病证为湿温病，病位　涉及上中二焦。胸膈为肺所主，温邪侵犯，导致肺失清肃，胸膈气机不利，故见发热、口渴、咳嗽，胸膈痞闷。头痛，舌苔中黄边白，说明表有邪。呕吐，腹痛，大便泄泻色黄，每日数十行，说明温邪侵犯中焦脾胃，升降失常，清浊混乱。小溲色赤，此心火下行所致。诊脉弦细，一则说明热结伤阴，一则说明气机郁滞。案中对病机分析为，风邪外袭，湿热内蒸，兼停食滞，肺胃肃降无权，大肠传导失职。此表里受病，故用表里双解。苏叶、桑叶以清解其表，黄连、竹茹、甘草、通草清泄其里，桔梗、枳壳恢复中焦脾胃气机升降，神曲、连皮苓、冬瓜子、焦谷芽祛湿泄浊，川石斛增液养阴。

案6　湿热充斥三焦1

通州万选青，患湿温，发热，有汗不解，口干苔黄，脘闷心烦，作恶呕吐，大便泄泻，小溲不利，身重头胀。余诊其脉细弦，此湿热充斥三焦。治宜分消。

酒炒黄芩一钱　酒炒黄连二分　豆豉三钱　茯苓皮三钱　冬瓜子四钱　川通草一钱　大腹皮一钱五分　桑叶一钱　薄橘红一钱　鲜竹茹一钱

二剂而愈。

【赏析】

据案中描述，所患病证为湿温，湿热充斥三焦。发热，有汗不解，头胀，心烦，湿热充斥于上焦。湿热作乱，肺卫失宣，故见发热，有汗不得从表解。邪热侵犯，心神不宁，故见心烦。湿热上冲，清空受扰，故见头胀不适；口干、苔黄，脘闷，作恶呕吐，大便泄泻，身重，此为湿热充斥中焦。邪热伤胃阴，故见口干；苔黄也说明邪热已入胃。湿热扰乱中焦，升降失常，清浊相混，故见呕吐，泄泻。湿热侵犯下焦膀胱水腑，气化失职，津液不得出，故见小溲不利。脉细弦，说明有阴伤气滞。对湿温的治疗，大法是分消湿热，使湿浊与热邪不相胶结，则病可痊愈。方中用桑叶、豆豉、酒炒黄芩以清透上焦邪热，酒炒黄连、鲜竹茹清泻中焦胃热，川通草以清利下焦邪热，茯苓皮、冬瓜子、大腹皮、薄橘红理气祛湿泄浊。需要说明一点，此为湿温，用寒凉之药当防止凉遏气机，不利于邪热外透，这就是为什么方药中黄芩、黄连需要酒炒的缘由。

案7　湿温在上焦心肺

南京蒋星阶之第八子，发热咳嗽，神呆如痴，医用清络不效。余诊其脉细弦，此热邪夹湿，熏蒸包络，神明无主，非包络正病。

酒炒木通一钱五分　　飞滑石三钱　　黑山栀一钱半　　连翘一钱五分　　豆豉三钱　　杏仁三钱　橘红一钱　　半夏一钱五分　　象贝二钱　　蒌皮三钱　　冬瓜子四钱　　竹叶三钱　　灯心三尺

连服三剂，热退咳止，神识清爽而安。

【赏析】

此为湿温，病位在上焦心肺。热邪夹湿，熏蒸心包络，心包络为心之宫墙，常常代心受邪，心神被邪所扰，神明无主，故见神呆如痴。湿热侵犯肺脏，肺失清肃，故见咳嗽、发热。热邪耗伤阴液，湿邪困阻气机，故见脉弦细。治疗当采用宣上导下之法。黑山栀、连翘、豆豉清透上焦邪热，竹叶、灯心、酒炒木通、飞滑石清心火，利小便，杏仁、橘红、半夏、象贝、蒌皮、冬瓜子化痰肃肺、清热止咳。

案8　湿热充斥三焦2

南通州陈君浩源，发热甚壮，口渴引饮，舌苔黄腻，便泻溲赤。颐颊高肿作痛，外科用药敷之顿消，而下走肾囊，肿大如斗，热痛难忍，将成囊痈。予诊脉浮、弦、洪、数，邪热夹湿，散布三焦，法当清解。

豆豉三钱　牛蒡子一钱五分　桔梗一钱　甘草八分　薄荷一钱　黄芩一钱　银花三钱
连翘二钱　茯苓皮三钱　冬瓜子四钱　川通草五分　生谷芽四钱　鲜竹叶三钱

服二剂，汗出热退，肾囊肿大热痛皆减，照前方去牛蒡、薄荷，加桑叶一钱、川楝子二钱、陈橘核钱半。服二剂，肾囊肿大热痛皆消，口渴苔黄，便泻溲赤俱退，惟不思饮食。此邪解湿化，而胃气未和也。改用甘凉养胃。

南沙参四钱　麦冬三钱　石斛三钱　甘草五分　生谷芽四钱　冬瓜子四钱　陈皮白
八分　红枣五钱

连服三剂，胃开健饭而愈。

【赏析】

据案中描述，此案病证为湿温，湿热充斥三焦。湿热充斥上焦，故见发热甚壮，颐颊高肿作痛，口渴引饮；湿热充斥中焦，故见便泻；湿热充斥下焦，故见小溲赤热，肾囊肿大如斗，热痛难忍，日久湿热化毒，气血结聚，将成囊痈。脉浮说明热在表，脉弦主痛主气机郁滞，脉洪、数说明邪热充斥于里。舌苔黄腻为湿热之征兆。治疗当用清解之法。方中豆豉、牛蒡子、桔梗、甘草、薄荷、银花、连翘、黄芩清热透表，解毒消肿；茯苓皮、冬瓜子、谷芽祛湿和胃，畅通中焦；川通草、鲜竹叶清心利尿，导湿热从小便而走。二诊，汗出热退，肾囊肿大热痛皆减，故去牛蒡、薄荷解表之药，加桑叶、川楝子、陈橘核增加清热散结之力。三诊肾囊肿大热痛皆消，口渴苔黄，便泻溲赤俱退，惟不思饮食，说明湿热已经解除，胃气不和。故改用甘凉养胃之法，南沙参、麦冬、石斛、红枣、甘草培中益气养阴；用谷芽、冬瓜子、陈皮白理气除湿健胃。

案9　湿热蕴肺

上海陶秉钧，胸腹胀满，大便不通，四肢发冷，鼻塞头痛。余诊其脉，弦迟而涩，此邪热内伏，夹湿痰阻塞肺胃，气不肃降，治宜泄邪消痰，令肺胃之气宣布，其病自退。

豆豉三钱　山栀一钱五分　牛蒡子一钱五分　桑叶一钱五分　橘红一钱　半夏一钱五分
枳实一钱　竹茹一钱　薏仁三钱　杏仁三钱　茯苓二钱

连服二剂，其病若失。

【赏析】

根据案中所述，所患为湿温。湿热蕴肺，肺失清肃，肺气失宣，故见鼻塞，头痛，胸胁胀满。湿热困阻脾胃，胃失和降，脾阳不达四肢，故见大便不通，四肢发冷。弦迟而涩，非因寒也，而是因为湿热阻遏阳气。治疗当清热消痰泄浊，宣通肺胃之气。方中用豆豉、山栀清透上焦郁热；牛蒡子、桑叶、杏仁化痰清热，宣肃肺气；用薏仁、橘红、半夏、枳实、竹茹、茯苓清胃化痰，理气通阳。

五、秋 温

案1　秋温时邪

丹徒朱某，秋温时邪，壮热胸痞，神昏谵语，肺气不宁。急宜三黄汤加味主之。

熟制军一钱　川黄连五分　淡黄芩一钱五分　川厚朴八分　江枳实一钱　瓜蒌仁三钱　天花粉二钱　粉葛根二钱　荷叶一钱五分　黑山栀一钱五分　淡豆豉三钱　车前子二钱　陈广皮二钱　细青皮一钱　生谷芽三钱　白茅根四钱　淡竹叶三十张

【赏析】

此病得之秋季，暑热之气未消，秋温之邪夹湿浊侵犯三焦。湿热上扰心肺，心神不宁，肺气不利，故见壮热胸痞，神昏谵语，推测还可见咳嗽、胸闷等症。从其所用方药来看，心烦、口渴、脘腹痞满、舌苔黄厚腻、小便赤热。方中熟制军、川黄连、淡黄芩清泄上中二焦实热；大黄和枳实、厚朴、瓜蒌仁合用通腑和胃，急下存阴；天花粉清热生津；葛根一则解肌透表，一则生津；栀子、豆豉清透上焦郁热；荷叶、青皮、陈皮、谷芽理气和胃除湿；白茅根、淡竹叶、车前子清心火利小便，使下焦湿热从小便而解。

案2　秋温夹湿

佚名，胃火炽甚，津液大伤。烦渴引饮，漫热神昏，唇齿焦黑，苔黄溲赤，面目红油。此秋温夹湿大证，宜以开导。

鲜石斛五钱　花粉三钱　连翘二钱　黑栀三钱　豆豉三钱　薄荷一钱　枳实一钱　羚羊角（先煎）二钱　青陈皮各一钱　焦谷芽三钱　瓜蒌仁三钱　净车前三钱　川郁金二钱　淡竹叶三十张　甘蔗（入煎）一两

【赏析】

据案中所述，此秋温之邪夹湿浊侵犯上中二焦，肺胃津液大伤，故见烦渴引饮，唇齿焦黑。邪热上扰心神，故见漫热神昏；心火下行，故见小便赤热。阳明主面，湿热侵入阳明，故见面目红油。苔黄，说明里有热。治疗当清热生津养阴、理气开通泄浊。方中用鲜石斛、花粉、甘蔗清热生津养阴；羚羊角、川郁金清热开窍醒神；黑栀、豆豉、连翘、薄荷清热透表解郁；枳实、青陈皮、焦谷芽、瓜蒌仁理气化痰和胃；淡竹叶、净车前清心利小便。

六、冬 温

案1 体虚复感温邪

徽州方君晋三，年已六十六，病冬温。医因年老体虚而用清补药。致禁锢邪热，壮热无汗，咳嗽口渴，苔黄谵语。予诊脉浮洪数大，邪无出路，热蒸包络，症情已著。治当生津泄邪，否则内陷，恐难挽回。

牛蒡子一钱五分　薄荷一钱　豆豉三钱　银花三钱　连翘三钱　杏仁三钱　天花粉三钱　甘草五分　石斛三钱　竹茹一钱　蝉蜕一钱　芦根二两

进一剂，汗出热退，邪从汗泄，惟余热留恋营分，喉痛谵语，夜寐不安。

玄参一钱　鲜生地四钱　丹皮二钱　姜皮三钱　茅根（去心）二钱　马勃八分　石斛三钱　象贝母三钱　杏仁三钱　竹茹一钱　芦根二两

进一剂，营热已清，喉痛谵语皆止，夜寐亦酣。惟咳嗽仍作，痰多不易咯出，口渴引饮，此津液虚而痰热蕴结也。法当甘凉、生津、豁痰。

沙参四钱　石斛三钱　天花粉三钱　贝母三钱　杏仁三钱　甘草五分　雪梨五片　甘蔗二两　竹茹一钱　竹沥二两

进两剂，咳止痰少，口和食增，痰热已化，津液宣布。惟阴虚气弱，四肢软弱无力，入夜小溲频数。

人参须五分　西洋参一钱五分　麦冬三钱　甘草五分　白芍一钱五分　杜仲三钱　女贞子三钱　石斛三钱　黑料豆三钱　薄橘红八分

进二剂，遂告康复。

【赏析】

此病发于冬季，病人年事已高，体虚复感温邪，由于医生误用清补药，导致闭门留寇，邪热伏藏体内，无法外透，灼伤肺胃津液，故症见壮热无汗，咳嗽口渴。邪热扰乱心神，故见谵语。热伏于内，故见苔黄、脉浮洪数大。病人正气虚弱，无力抗邪，恐防邪热内陷心包，当积极救治。采用清热生津透表治法。方用牛蒡子、薄荷、豆豉、银花、连翘清热透表；杏仁宣肃肺气；天花粉清热生津；蝉蜕祛风化痰；甘草、石斛、竹茹、芦根清热养阴和胃。二诊症见汗出热退，邪从汗泄，考虑到余热留恋营分，结聚咽喉，扰乱心神，故症见喉痛谵语，夜寐不安。故在一诊方中去掉牛蒡子、薄荷、豆豉、银花、连翘这些开表之药加生地、玄参、丹皮养阴清热，加贝母、瓜蒌皮化痰散结，加马勃利咽消肿。三诊见喉痛谵语皆止，夜寐亦酣，只是咳嗽仍作，痰多不易咯出，口渴引饮，说明营热已清，津液虚而痰热蕴结。故采用甘凉、生津、豁痰治法。方中沙参、石斛、天花粉、甘草、雪梨、甘蔗清热养阴生津；竹茹清胃热；杏仁、竹沥、贝母清热化痰、宣肃肺气。四诊症见咳止痰少，口和食增，只见四肢软弱无力，入夜小溲频数，说明痰热已化，津液宣布，气阴两虚。治疗当益气养阴，方中用人参须、西洋参、石斛、麦冬益气养阴；甘草、白芍酸甘化阴；杜仲、女贞子、黑料豆补益肝肾；薄橘红清化余留痰热。

案2　胃中痰热上蒸包络

戊寅仲冬，知江阴县事谭少柳之幕友周善夫病冬温，热势已退，惟大便不通，神迷谵语，如癫狂状，延余往诊。脉来弦滑，胃中痰热上蒸包络，非用小陷胸汤导痰热下行，恐难挽救。

酒炒黄连三分　蒌仁四钱　枳实一钱　川石斛三钱　象贝母三钱　竹茹一钱五分
荸荠十枚

进一剂，大便通畅，神识顿清，改用甘凉益胃而愈。

【赏析】

据案中所述，病人患冬温，经过医生治疗后，热势减退。但痰热结聚胃腑，腑气不通而致大便不通；痰热上扰心神，神明失主，故见神迷谵语，如癫狂状。因此，治疗重点在清泻胃腑痰热。选用小陷胸汤加减以导泻痰热。酒炒黄连、蒌仁、枳实、象贝母清热化痰、理气通腑；竹茹、石斛、荸荠清胃养阴。药证相符，故一剂而愈。

七、时 疫

案1 邪热夹浊秽上蒸之大头瘟

南京将星阶观察之如夫人，发热口渴，面目肿痛，上连头顶，症属大头瘟。余诊脉浮、弦、洪、大，此邪热夹浊秽上蒸，津液受劫，急宜泄邪、清热、解毒。

陈金汁一两　板蓝根三钱　生甘草五分　银花三钱　连翘三钱　薄荷一钱　牛蒡子一钱五分　豆豉三钱　天花粉三钱　川贝母三钱　竹叶三钱　马勃五分　芦根二两

连进二剂，汗出热退。再进二剂，头面肿痛皆消而愈。

【赏析】

大头瘟，古代瘟疫之一，又名大头风、大头痛、时毒、大头伤寒、捻头瘟（大头天行、疫毒）等。患者感受时疫之邪，头瘟阳明热盛期，属邪入气分，故见发热口渴，面目肿痛，上连头顶。脉浮、弦、洪、大，此乃外感时邪，邪热壅盛之象，须清肝胆脾胃之火，急宜泄邪、清热、解毒。用药方面，《内经》有云："其高者因而越之。"而费氏医家以李东垣从实践中创造性提出"邪气在上，宜用升药"为理念，因大头瘟疫毒邪热壅于上焦头面，故选择具有升性的药物使药性上达病所。本方化裁普济消毒饮，方中陈金汁、板蓝根、豆豉、马勃清热解毒；牛蒡子、连翘、银花、薄荷辛凉疏散头面风热；生甘草、川贝母清利咽喉；天花粉、竹叶、芦根生津止渴；方中苦寒清泻与辛凉并用，诸药配伍，共奏清热解毒、疏散风热之功。

案2 风邪化热，津液受灼之大头瘟

九江陈淦泉，患大头瘟。初起头额红肿，下及左颧频颐皆红肿热痛，渐及右颧频颐，红肿热痛异常。凛寒肌热，口干苔黄，脉来弦数。风邪化热，夹秽浊上蒸清道，津液不堪燔灼。用生津泄邪，清解秽浊法。

生牛蒡一钱五分　轻马勃八分　人中黄八分　薄荷一钱　连翘一钱五分　桑叶一钱
川石斛三钱　象贝母三钱　淡豆豉三钱　天花粉三钱　鲜竹茹一钱

初进二剂，凛寒肌热皆退。再进二剂，头面红肿全消。改用甘凉充液法善其后。

【赏析】

本案乃因风邪化热，津液受灼所致。患者外感时疫风邪，郁而化热，灼伤津液，脉来弦数为邪热内盛之象，治则上宜用生津泄邪，清解秽浊法。方中人中黄作为治疗大头瘟等疫疠之要药，该药为甘草的一种特殊炮制方法，但因制作方法等问题，使其毁誉参半，直至现代几乎淡出人们的视，但在晚清以前是一味备受古代医学大家推崇的良药。人中黄，其性大凉，配伍生牛蒡、连翘清热解毒，桑叶、薄荷疏风清热，薄荷利咽透疹除秽，桑叶凉血润燥，人中黄凉血泻火，连翘消痈散结为疮家圣药，《医学启源》云："泻心经客热，一也；去上焦诸热，二也；为疮家须用，三也。"生牛蒡疏风利咽；天花粉、鲜竹茹、川石斛清热生津；天花粉消肿排脓；鲜竹茹清热化痰，除烦止呕；川石斛养胃滋阴。象贝母化痰止咳，清热散结，淡豆豉解表除烦，轻马勃清肺利咽解毒止血。

案3　邪热夹浊秽上蒸之大头瘟

丹阳姜某，风痰夹滞，时温时毒，头面浮胀而大，壮热不退，咳嗽时吐痰水。治宜表里并解，疏通化痰。

藿香梗八分　粉葛根一钱五分　薄荷叶一钱五分　冬桑叶一钱　天花粉一钱五分　黑山栀一钱　淡豆豉三钱　连翘壳一钱五分　净蝉蜕一钱五分　轻马勃四分　赤茯苓二钱
大杏仁二钱　瓜蒌仁三钱　江枳壳一钱　川厚朴八分　淡竹叶二十张　白茅根四钱

【赏析】

大头瘟发病的显著特征为：面颊或头脑项下焮红肿胀，兼壮热不退，总由阳热疫毒，热炼津液，酿成痰证。痰阻气机，使脏腑升降功能失调，水液代谢障碍，化为痰浊，则见咳嗽时吐痰水。故治宜表里并解，疏通化痰。方中藿香梗芳香化湿，解表祛湿表里双解；连翘壳清热解毒，消痈散结；淡豆豉配伍连翘、藿香梗增强解表之功；粉葛根、天花粉、淡竹叶清热退热；薄荷叶、冬桑叶、净蝉蜕疏散风热；大杏仁止咳平喘；川厚朴、江枳壳、瓜蒌仁三药合用，具有宽胸化痰行气导滞之功；白茅根、黑山栀、马勃凉血解毒；赤茯苓利水渗湿，健脾运化中焦。

八、霍　乱

案1　秽浊内伏，兼受寒湿之霍乱

徽州程君瑞芝，壬辰秋，患霍乱吐泻，腹痛肢冷，苔白不渴，诊脉沉迟，寒霍乱症也。秽浊内伏，兼受寒湿，渚乱清浊，升降失常，倘用寒凉遏抑，中阳更伤，秽浊蟠踞于中，正气散失于外，变端甚速，非芳香解秽，燥湿散寒，终难补救。

藿香梗一钱　苏梗一钱　荆芥一钱　陈皮一钱　茅术一钱　厚朴一钱　甘草八分
茯苓二钱　蚕砂三钱　大腹皮一钱五分　制半夏一钱五分

一剂而愈。

【赏析】

霍乱，是由霍乱弧菌引起的，以腹痛，剧烈吐泻，泻下米泔水样，眼窝凹陷，小腿转筋，津气严重耗损，更有甚者不见吐泻，只见腹内疼痛剧烈，甚则转筋，手足皆冷，顷时断命为主要临床表现的烈性传染病。本案患者以吐泻，腹痛肢冷为主症，结合脉沉迟，为寒霍乱症。秽浊内伏，兼受寒湿，阻滞中焦，使气机升降失常，治宜芳香解秽，燥湿散寒。本方为藿香正气散加减，方中以藿香为主药，既以其辛温之性而解在表之风寒，又取其芳香之气而化在里之湿浊，且可辟秽和中止呕，为治霍乱吐泻之要药；半夏、陈皮理气燥湿，和胃降逆以止呕；荆芥祛风解表以助藿香解外感之功；茅术、茯苓健脾运湿止泻共助藿香内化湿浊而止吐泻；以大腹皮、厚朴、苏梗化湿除浊；以上诸药合用，外散风寒与内化湿滞相伍，健脾利湿与理气和胃共施，使风寒外散，湿浊内化，通畅气机，调和脾胃，则霍乱自已。

案2 风邪外袭，湿热内结之霍乱

南京马寿臣，霍乱吐泻，胸腹胀痛，发热头痛，舌苔白腻，诊脉浮弦而缓。此风邪外袭，湿热内结，气机皆阻。

藿香梗一钱　荆芥一钱五分　防风一钱五分　陈皮一钱　苍术一钱　厚朴一钱　大腹皮一钱五分　六神曲四钱　香豆豉三钱

连服二剂，汗出热退，吐泻腹痛皆止。惟脘闷口干，不思饮食，夜不成寐，外邪已解而胃阴虚也。治宜甘凉益胃。

南沙参四钱　麦门冬三钱　川石斛三钱　生白芍一钱五分　生甘草四分　冬瓜子四钱　生谷芽四钱

三剂全安。

癸巳季夏望日，遇广东马君蔼初于途，向余称谢云，昨病霍乱吐泻，腹痛肢麻，命不绝如缕，蒙公诊视，药到病除，感何可喻。今有要事，必须亲往经理，体虽困倦，精力尚可支持。余谓病退体虚，当静养数日，切勿过劳。

忆其方如下：

苏叶一钱　蚕砂（包）三钱　制半夏一钱五分　藿香梗一钱　荆芥一钱　陈皮一钱　茅术一钱　川厚朴一钱　甘草一钱　茯苓二钱　大腹皮一钱五分

煎汤送下麝香一厘。

芳香逐秽，燥湿祛寒，是治寒霍乱之正法也。

【赏析】

本案乃因风邪外袭，湿热内结，气机皆阻所致，故宜以疏风解表，清热除湿为治则。首方中藿香辛温芳香，外散在表之风寒，内化脾胃之湿滞，辟秽和中，升清降浊，为君药。荆芥，防风善于疏风散寒；苍术，厚朴既可外散风寒，又能燥湿和胃，此二组助藿香解表化湿，为臣药。陈皮理气和中，大腹皮行气消胀，神曲理气消胀，此三味舒畅气机，以助解表化湿；豆豉疏散表邪，共为佐药。诸药相合，共奏解表化湿，理气和中之功，使风寒得解，湿浊得化，气机调畅，轻升浊降，诸症自除。

服药后汗出热退，吐泻腹痛皆止，此为表邪已解，但患者出现脘闷口干，不思饮食，夜不成寐，此乃胃阴虚之证，治宜甘凉益胃。方中重用麦冬，味甘性寒，功能养阴清热，生津润燥，为甘凉益胃之上品，为君药。北沙参，养阴生津，以加强麦冬益胃养阴之力；白芍酸平微寒，敛阴收汗，以防汗出过多而伤阴，二者共为臣药。川石斛益胃生津，滋阴清热；生谷芽开胃消食；冬瓜子甘凉益胃；共为佐药。甘草益气补中，调和诸药，还与白芍相合酸甘化阴，以助益胃阴之效，为使药。诸药之合，共奏养阴益胃之功。

病后体虚，宜芳香逐秽，燥湿祛寒善后。本方中藿香为霍乱吐泻之要药，外散风寒，内化湿滞，辟秽和中；半夏、陈皮理气燥湿，降逆止呕；茅术、茯苓健脾助运，除湿和中止泻，助藿香内化湿浊以止吐泻；苏叶、荆芥辛温助藿香外散风寒；大腹皮、厚朴行气化湿，畅中行滞；蚕砂祛风燥湿，可治疗吐泻转筋；麝香辛温，走窜之性强烈，通行十二经，为引导开通之功，甘草调和药性。

案3 秽浊内伏，寒湿伤中之霍乱

宁波杨君文蔚，乙未秋，病霍乱吐泻，腹痛肢冷，苔白不渴，腿足转筋，延余往诊。六脉沉伏，此寒霍乱也。秽浊内伏，寒湿伤中，清浊混淆，木来克土，非温中化浊不为功。

肉桂一钱　干姜一钱　蚕砂三钱　木瓜一钱　藿香一钱　苏梗一钱　陈皮一钱　半夏一钱五分　茅术一钱　甘草八分

一剂知，二剂已。

【赏析】

霍乱之所以为寒，必是由于人体阳虚，易感寒邪，直入中焦，致使气机升降失常，脾阳不升，胃气不降，而出现呕吐腹痛；寒邪直入下焦，气化不利，人体阳虚，寒邪侵袭，肢体失于温运，则出现肢冷，腿足转筋。治宜温中化浊。方中重用蚕砂性辛、温，归肝脾胃经，祛风除湿，和胃化浊。腹痛肢冷，六脉沉伏故用肉桂、干姜温中散寒止痛，回阳通脉；藿香既以其辛温之性而解在表之风寒，又以芳香之气而助蚕砂化在里之湿浊，且可与半夏、陈皮相须辟秽和中止呕，为治霍乱吐泻之要药；半夏、陈皮理气燥湿，和胃降逆以止呕；苏梗、茅术行气宽胸，顺气利膈，健脾运湿止泻以助蚕砂止泻。木瓜舒筋活络，和胃化湿，其一可治腿足转筋，其二可与藿香、蚕砂相须和胃化湿止泻；甘草调和诸药。以上诸药共奏温中止痛，和胃化湿之功。

案4 秽浊内蕴，暑湿交蒸之霍乱案

郭君清溪，霍乱吐泻，腹痛肢麻，头眩作恶，口渴引饮，苔黄溲赤，六脉沉伏，显系热霍乱症，勿因脉伏生疑。秽浊内蕴，暑湿交蒸，淆乱清浊，气阻津伤，倘因脉伏而投温药，势必痉厥。

酒炒黄芩一钱　酒炒黄连五分　吴萸一分　豆豉三钱　桑叶三钱　滑石三钱　冬瓜子四钱　蚕砂（包）三钱　银花三钱　橘红一钱　竹茹一钱　通草一钱　薄荷一钱

一剂而安。

【赏析】

本案乃因秽浊内蕴，暑湿交蒸所致。《霍乱寒热辨症》所载："……以致湿遏于外，热伏于内，伏之浅，郁之微，则出从热化而暑湿伏暑。至于伏热极深，深陷于里，如遇外感寒凉，至伏热瘀内，欲出不能；如遇新寒客至，内外交讧，其病乃发，轻则发为暑温，重则卒然清浊混淆，胃乃乱而为霍乱。近时之霍乱，热症十居七八，寒症十仅一二。"说明霍乱属热者多，治宜清热解毒。方中黄连、黄芩清热燥湿，泻火解毒；银花清热解毒；豆豉、桑叶解表除烦、清热除烦；薄荷辛凉，疏散头面风热；竹茹清热生津；吴茱萸降逆止呕，和胃宽中，除秽浊；橘红理气宽中；蚕砂辛温，祛风除湿，和胃化浊；冬瓜子、滑石、通草清热利尿，引湿热从小便而出。

案5 暑湿内蕴之霍乱

安徽汪瑞庭，霍乱吐泻，发热头晕，胸腹疼痛，腿足转筋，舌苔黄白相间，诊脉弦细而缓。此暑湿内蕴，淆乱清浊，木旺克土，气闭不宣。

藿香梗一钱　紫苏叶一钱　荆芥一钱　陈皮一钱　焦茅术一钱　川厚朴一钱　酒炒黄连二分　淡吴萸二分　豆豉三钱　木瓜一钱五分　大腹皮一钱五分　川楝肉一钱五分

一剂而愈。

【赏析】

本案乃因暑湿内蕴所致。暑湿之邪郁而化火，则见发热；湿邪阻滞中焦，气机升降失司，水谷精微无法滋养脏腑组织，故胸腹疼痛，腿足转筋，治宜健脾除湿。本方为藿香正气散加减，方中用藿香梗，以其辛温之性与紫苏叶解在表之风寒；再以芳香之气与陈皮、理气燥湿，化在里之湿浊；木瓜舒筋活络，和胃化湿，可治腿足转筋亦助藿香、陈皮和胃化湿之功；焦茅术、大腹皮、厚朴用以行气化湿和中，调理气机；荆芥、豆豉以散上焦之邪亦助藿香解在表之症；川楝肉行气散结，宽胸止痛；酒黄连引豆豉、荆芥上行，清热燥湿；淡吴萸可疏肝行气，止呕止泻。以上诸药共奏和胃化湿，理气止痛。

案6　暑湿交蒸，上壅下迫之霍乱

某霍乱必夹秽浊，暑湿霍乱，中无秽浊者，往往有之。苏州高姬，庚申夏，病暑湿霍乱，胸腹作痛，上吐下泻。发热脘闷，舌苔黄腻，口渴引饮，小溲短赤，脉象弦数。暑湿交蒸，上壅下迫，中道窒塞，否象毕呈。法当清暑渗湿。

酒炒黄芩一钱五分　酒炒黄连三分　滑石三钱　酒炒木通一钱　豆豉三钱　桑叶一钱五分　山栀一钱五分　薄荷叶一钱　连翘一钱五分　银花三钱　枳壳一钱　甘草五分　竹茹一钱

一剂病减，再剂霍然。

【赏析】

本案因暑湿交蒸，上壅下迫所致，治则宜清暑渗湿。方中重用滑石、黄连、豆豉、银花，其中滑石利水渗湿，清热解暑；黄连苦寒，清热燥湿；黄芩清热燥湿，泻火解毒；滑石配伍黄芩、黄连，正合湿热并重之病，两擅其功；银花入肺、心、胃经，清热解毒，与黄连配伍有凉血清心之功；豆豉解表除烦，宣发郁热；山栀子苦寒，清心泄热；木通清热通淋，两者合用导湿热从小便而除；豆豉合山栀子以清宣郁热而除心烦；薄荷叶、连翘清热解毒，助滑石、黄芩、黄连解毒；竹茹微寒，清热化痰，除烦止呕；枳壳理气宽中，行滞消胀；桑叶疏散风热，清肺润燥，防止过于苦寒伤阴；甘草清热解毒，缓和药性，调和诸药。

案7　湿热内蕴之霍乱

南京沙君聚东之室，癸亥春，病湿热霍乱，胸腹作痛，呕吐泄泻，发热头痛，口渴苔黄，脉来浮、弦、洪、数。肺邪顺传于胃，下迫大肠，津液宣布无权，气机流行失职，与夹秽浊之霍乱迥殊。此霍乱之变局，非霍乱之正局，刘河间苦、辛、寒，泄邪清热，最合机宜。

酒炒黄连三分　吴茱萸一分　豆豉三钱　山栀一钱五分　桑叶一钱五分　石斛三钱　薄荷一钱　甘草五分　冬瓜子四钱　生熟谷芽各四钱

进一剂，汗出热退，腹疼、头痛、吐泻皆止。改用甘凉生津，以善其后。

【赏析】

本案乃因湿热内蕴所致，治宜泄邪清热。方中用黄连入中焦善清胃火，以泻胃热，降大肠湿热则其自合；吴茱萸用以反佐以制黄连之苦寒，使其泻胃火而无凉遏之弊，用以取下气之用，以和胃降逆止呕，佐以石斛养胃生津滋阴除热。本病病位在肺，肺邪传胃下迫大肠，故用桑叶、薄荷、豆豉以疏散肺中之邪；冬瓜子清肺化痰，其排脓之功既可以走上助桑叶疏散肺邪又可行下排肠中之脓；甘草调和诸药，散肺热为使药。以上诸药共奏疏散肺邪，降逆止泻之效。

案8　风寒外袭，营卫不和之霍乱

常州杨君廷选，甲午冬，病伤寒霍乱，吐泻交作，胸腹作痛，恶寒发热，头痛苔白，脉象浮迟。寒湿蕴结于中，渍乱清浊，风寒外袭，营卫因而不和，似霍乱而非霍乱，因其吐泻，又不得不以霍乱名之，仲景所谓伤寒霍乱者是也。法当温中解表，理中、五苓加减主之。

干姜一钱　生甘草八分　焦茅术一钱　云茯苓二钱　防风一钱五分　桂枝一钱

一剂而安。

【赏析】

本案证属风寒外袭，营卫不和，患者霍乱属寒，兼感风寒外邪，治以温中解表，方以理中汤、五苓散加减。方中干姜大辛大热，温中祛寒，以治寒气凝结，为君药。桂枝温通经络，助阳化气，散寒解肌为臣药，与干姜相合既能加强温中祛寒之效又可散在表之寒。苍术、茯苓、防风相合，炒苍术辛散性弱，偏于燥湿健脾，配防风祛风燥湿，因"风能胜湿"之故，专治湿盛泄泻，茯苓健脾止泻，三药相合，既能温中燥湿，健脾止泻又能祛风解表，为佐药。诸药相合，故可复脾运而正升降。生甘草益气和补中，缓急止痛，兼和诸药，为佐使药。六药相合，共奏温阳健脾，解表散寒之功。

案9　秽浊内蕴，暑湿外侵之霍乱

杭州凌海槎之妻，己酉中秋，病霍乱吐泻，腹痛肢冷，发麻发热，苔黄，口渴引饮，小便色赤，脉来弦数。秽浊内蕴，暑湿外侵，中道气阻，清浊淆乱，病势虽危，尚可设法。芳香解秽，清暑渗湿，最合机宜。

酒炒黄连三分　滑石三钱　酒炒黄芩一钱　粉葛根二钱　苦桔梗一钱　晚蚕砂（包）三钱　粉甘草一钱　枳壳一钱　车前子三钱　竹茹一钱　荷叶一角

进一剂，腹痛吐泻即止，四肢转温。秽浊已解，暑湿未清，发热尚炽，口渴引饮，苔黄溲赤。照前方去葛根、桔梗、蚕砂、枳壳、荷叶，加薄荷一钱、蝉蜕一钱、桑叶一钱。进一剂，汗出热退，苔化溲清，惟心悸口干，头眩不寐，饮食少进，暑湿皆退，胃阴已虚，当用甘润养胃。

沙参四钱　麦冬三钱　茯苓二钱　川石斛三钱　天花粉三钱　甘草八分　川贝母二钱　陈皮白五分

连服五剂而跃然起。

【赏析】

本案中寒湿之邪郁而化热，故见发热，苔黄，口渴引饮，小便色赤。脉弦数为湿热内盛之象，治宜芳香解秽，清暑渗湿。方中滑石利水渗湿，清热解暑；黄芩清热燥湿，泻火解毒；黄连苦寒，清热燥湿；滑石配伍黄芩、黄连正可清热除湿，两擅其功；葛根助滑石祛湿于外；车前子为清热利尿通淋之要药，合滑石利尿通淋之效更佳，使湿热随小便而去；桔梗宣肺利膈，解表化湿；枳壳理气宽中，行滞消胀，桔梗与枳壳同开通气道；蚕砂祛风燥湿，可治疗吐泻转筋；竹茹微寒，清热化痰，除烦止呕；荷叶味苦涩性平，助滑石清暑利湿；甘草调和诸药。服药后秽浊已解，暑湿未清，加薄荷、蝉、桑叶以加强疏风清热之功。其后暑湿皆退，胃阴已虚，当用甘润养胃，故加沙参、麦冬养阴生津；茯苓健脾；天花粉、石斛益胃生津，滋阴清热；川贝母清热润肺；陈皮健脾燥湿；甘草补脾益气，调和诸药。

案 10　寒湿内蕴，风寒外袭之霍乱

常州杨廷选之夫人，发热头痛，呕吐泄泻，胸腹痛不可忍，舌苔白，诊脉浮弦而缓。此寒湿内蕴，风寒外袭，气机皆阻。

酒炒羌活一钱　防风一钱五分　荆芥一钱五分　苏梗一钱五分　陈皮一钱　苍术一钱　厚朴一钱　甘草五分　赤苓三钱　生姜三片

一剂而愈。

【赏析】

本案寒湿内蕴则胸腹痛、甚则不可忍，风寒外袭则见发热头痛等表证症状，气机皆阻致呕吐泄泻。治宜祛风散寒，温阳除湿。方中酒炒羌活解表散寒，止痛，酒炒过的羌活行气活血之力更甚，配伍防风、荆芥散寒解表，祛风止痛；陈皮理气健脾，厚朴、苏梗理气宽中，此三味共同调畅气机；生姜温散寒邪，温中止呕；赤苓健脾止泻；苍术祛风散寒，健脾燥湿；甘草调和诸药。

案11 秽浊闭塞气道之霍乱

上海曹瑞生，己酉秋，病干霍乱，胸腹绞痛难忍，欲吐不得吐，欲泻不得泻，头晕肢麻，六脉沉伏。秽浊极重，闭塞气道，上下不通，危在顷刻，非芳香逐秽，断难挽回。遂用紫雪丹五分，服后即吐两次，泻三次，腹痛顿止，饮以冬瓜汤而愈。曾记己卯夏，治孟河丘达春干霍乱症，腹痛难忍，欲吐不吐，欲泻不泻，四肢麻冷，用太乙玉枢丹八分，得吐泻交作而安。此症最险，皆借芳香逐秽之力，以奏其功。

夏月中寒，每有腹痛吐泻见症，倘误认为霍乱，而治失其宜，危殆立至。甲午夏，郭善臣军门驻节申江，病腹痛吐泻，舌苔白，口不干，肢冷汗多，口鼻气冷，脉来沉细而迟。寒中太阴，中阳不司旋运。群医或主清解，或主温散。余谓辛热通阳，犹恐力有不逮，若用清解温散，真阳即有飞越之虞。遂用四逆汤加白术主之。

制附子五钱　淡干姜三钱　炙甘草一钱　生白术二钱

军门知医，力排众议而用余药，一啜而安。此证本是伤寒门中之中寒病，与霍乱大相径庭，夏月避暑贪凉，间或有患此病者，特附记于此，以便治霍乱者临证时当明辨之，否则误人非浅。

【赏析】

本案乃霍乱中最险之症，患者秽浊蒙闭清窍则头晕肢麻，闭塞气道致胸腹绞痛难忍，上下不通表现为欲吐不得吐、欲泻不得泻，六脉沉伏为秽浊极重之象。而秽浊极重、闭塞气道、上下不通，危在顷刻，非芳香逐秽，难以挽回局面，此时应急予紫雪丹芳香逐秽，其后辛热通阳，清解温散。方中制附子大辛大热，入心脾肾经，温壮心肾之阳，回阳破阴以救逆；淡干姜入心、脾、肺经，与附子相须为用，增强温里回阳之力，助阳通脉；炙甘草益气补中，与姜附温补结合，治夏月中寒，既可缓和姜附峻烈之性，使其破阴回阳而无暴散之虞，又可调和药性，使药力更持久；生白术健脾益气，燥湿利水，治脾虚中阳不振。

在讨论此病案的同时，费绳甫还特地对霍乱重证与夏月中寒证进行了鉴别：两病证均有腹痛吐泻的见症，二者必须严格区别开来。霍乱中的胸腹绞痛难忍为秽浊闭塞气道所致；而夏月中寒的病腹吐泻为寒中太阴、中阳不司旋运所致，二者病证相同，而病机迥异，当然治疗应该是完全不一致的，如果一旦把夏月中寒误认为霍乱，就会出现失治和误治，贻害生命。

九、痧 胀

案1 痧胀之重证

江宁布政使黄花农之子桂卿，患痧胀，发时凛寒，头晕作恶，胸脘胀满，头、面、胸、背、手、足发麻，竟有命在顷刻之势。余诊其六脉沉伏，此邪夹浊秽，遏抑气机，气道不通，血肉皆死。先刺少商穴两针，委中穴两针。用青钱着菜油，刮颈、项、胸、背，纹色紫黑，发麻稍定。

香豆豉三钱　薄荷叶一钱　冬桑叶一钱五分　净银花三钱　象贝母三钱　大杏仁三钱　冬瓜子四钱　川通草五分　鲜竹茹一钱　鲜芦根二两

服一剂，即汗出热退而愈。

【赏析】

本案例为痧胀之重证。痧胀，多发于夏秋之间，多因疫气、秽浊之邪，从口鼻而入，阻塞气机，气道不通，肺胃宣降失司，则出现胸脘胀满。此病病势虽险，若在病情微露之时，及早开泄，气道一通，其邪易解；若错过时机，则邪势猖獗，其病危急，血肉皆死，出现憎寒、头晕欲吐，头、面、胸背、手、足周身发麻。六脉皆沉伏即是邪闭之脉象。先刺少商穴及委中穴，以开窍启闭；再用青钱蘸菜油刮颈、项、胸、背，以宣泄经气。经气稍通，病势暂缓后，再用芳香之品以化浊。治宜清宣透热，化痰利湿。

香豆豉、薄荷叶、冬桑叶、净银花清宣透热；杏仁宣降肺气，润肠通便；象贝母清热化痰；竹茹、芦根清肺化痰，清胃止呕；冬瓜子、川通草清热化痰，利湿。诸药合用，通过外透、内清及通利大小便，使肺胃之气得以宣降，气通则疫邪易解。

案 2　胃气闭阻之痧胀

丹阳虞子坨之令堂，年已六十有五，忽患痧胀，腹痛作恶，目不见物，耳不闻声，急延余诊，脉皆沉伏。邪夹秽浊，闭塞气道。必须芳香解秽，宜通气机。

香豆豉三钱　藿香梗一钱五分　冬桑叶一钱五分　象贝母三钱　大杏仁三钱　陈广皮一钱　川通草一钱　鲜佩兰一钱　佛手露二钱

一剂知。二剂已。

【赏析】

本案例为胃气闭阻之痧胀。疫气自口而入，必阻塞胃气，气道不通，则出现腹痛作恶；诸窍不利，则目不见物，耳不闻声。脉皆沉伏即是气闭不通之脉象。疫气致病，发病急骤，病情危笃。治宜芳香解秽，行气和中，清热化痰，使气机得通。

方中藿香、佩兰芳香化湿，辟秽和中；陈皮、佛手行气和中，燥湿化痰；香豆豉、冬桑叶清宣透热；象贝母清热化痰；杏仁宣降肺气，润肠通便；川通草利尿通淋。

十、疟 疾

案1　暴感风寒，郁久化热伤津之肺疟

苏州王子驭之令嫒患疟疾延诊案。三阳三阴皆有疟疾，不独少阳一经。《巢氏病源》论之已详，叶香岩推广其义，发明时疟皆因风、寒、暑、湿从肺入者居多，与《经》论风疟、寒疟、温疟、瘅疟之旨最合。明如喻嘉言、徐灵胎犹惑于疟不离少阳之说，而况自桧以下。现每日恶寒发热，咳嗽苔黄，头痛偏右，脉来浮弦而数，肺疟无疑，与少阳寒热往来，头眩耳聋，胁痛呕吐迥殊。小柴胡汤，青蒿鳖甲煎俱是少阳经药，引邪入里，熏蒸包络，热盛时神昏谵语是其明征。向来阴虚阳亢，病延月余，邪已化热，津液受其燔灼，非暴感风寒可比，倘用辛温解表，反助火劫阴，势必阴涸阳越。治宜生津泄邪，兼肃肺气。

川石斛三钱　天花粉三钱　生甘草五分　淡豆豉三钱　黑山栀一钱半　象贝母三钱　瓜蒌皮三钱　苦杏仁三钱　冬瓜子四钱　生谷芽四钱　冬桑叶一钱　荷叶一角

【赏析】

对于疟疾一病，三阴三阳皆会有，不独在少阳经。其实《内经》关于疟疾的论述是比较全面的，《刺疟论》有足六经之疟和五脏之疟；《素问·疟诊》有寒疟、温疟、瘅疟；《金匮真言论》《生气通天论》提出风疟。既有脏腑经络的定位，也有病因病性的分证。《金匮要略》仲景所提疟疾只有瘅疟、温疟、牡疟、疟母四种。无论是《内经》或仲景都没有疟必发于肝胆之说；也没有疟不离少阳的论述。《巢氏病源》中论述已经很详细，叶天士推广其义，阐明时疟皆因风、寒、暑、湿从肺入者居多，与经论风疟、寒疟、温疟、瘅疟之旨最符合。明代喻嘉言、徐灵胎等关于疟不离少阳的观点，在经典著作中是找不到根据的，这种理论对于指导疟疾的辨证论治是有局限性的，自他们之后更不值得评论。

本案例为暴感风寒，郁久化热伤津之肺疟。患者素体阴虚阳亢，暴感风寒后，

郁久化热伤阴津，正邪相争，故见恶寒发热；肺失清肃，故见咳嗽；苔黄即是化热之征；热灼津伤，成痰阻窍，故见头痛；脉来浮弦而数，即是外感化热，灼津生痰之征象。这些症状与少阳证之往来寒热、头眩耳聋、胁痛呕吐是大不一样的。此症在上焦肺，若用小柴胡汤、青蒿鳖甲汤这类少阳经用药，则会引邪入里，熏蒸心包络，出现神昏谵语等症。治法方面，若用辛温解表，则会助火劫阴，出现虚阳浮越之象。治宜辛凉甘寒清宣之品，以透邪肃肺，生津化痰。

淡豆豉、冬桑叶清宣透热；苦杏仁宣降肺气；栀子苦寒质轻，入心肺三焦经，既能上入心胸清透郁热以除烦，又可导火下行以除热；荷叶清热利湿；川石斛养阴清热；天花粉、象贝母、瓜蒌皮、冬瓜子清热润肺化痰；生谷芽健脾消食；生甘草清热解毒。

案2　外感风寒湿邪之太阳经疟

广东吴仲祥之令嫒患疟疾延诊案。《经》谓：足太阳之脉从巅入络脑，还出别下项，循肩膊内，夹脊抵腰中。恶寒发热，头痛项强，腰背作痛，卧难着席，脘闷苔白，风寒遏抑营卫，太阳经疟已著。考仲景伤寒治例，不外辛甘发散，令营卫调和。倘因秋燥太过，误投寒凉，未免助邪伤阳，如水益深，有灭顶之虑。脉来浮弦而缓，治拟桂枝汤加减。

川桂枝一钱　酒炒羌活一钱　青防风一钱半　威灵仙一钱　制半夏一钱半　川厚朴一钱　苦杏仁三钱　粉甘草五分　生姜三片

【赏析】

本案例为外感风寒湿邪之太阳经疟。风寒湿邪束于肌表，皮毛闭塞，阳气不得外达，故恶寒发热；足太阳经从头顶循行于颈项肩背，夹脊抵腰中，风寒伤于经络，太阳经气血不利，故出现头痛项强，腰背作痛，卧难着席；寒湿阻胃，气机失常，故出现脘闷；苔白、脉浮弦而缓即是外感风寒湿邪之象。治宜解肌发表，调和营卫，祛湿和胃。

桂枝辛甘而温，透营达卫，解肌发表，外散风寒；羌活、防风外散风寒湿邪；威灵仙祛风湿，舒筋活络；制半夏、川厚朴降气除满；苦杏仁宣降肺气；生姜辛温，既助桂枝解肌散邪，又能暖胃止呕；甘草益气和中，调和诸药。

案3　伤寒少阳之少阳经疟

常州王禹臣之令媛患疟求诊案。时邪转疟，恶寒发热，热未退而复恶寒，寒将定而复发热，仲景所谓少阳病，寒热往来者是也。脉弦胁痛，口苦目眩，无非少阳见症，少阳居半表半里，邪入少阳，阴阳相争则往来寒热，与太阳、阳明不同。拟小柴胡汤和解表里法。

人参须五分　软柴胡一钱　酒炒黄芩一钱半　粉甘草五分　制半夏一钱半　天花粉三钱　生姜二片　大枣二枚

【赏析】

本案例为伤寒少阳之少阳经疟。足少阳位于太阳、阳明之间，一旦邪犯少阳，则徘徊于半表半里之间，外出近太阳则寒，内入邻阳明则热，故寒热往来；足少阳经脉，起于目锐眦，下耳中，其支者，会缺盆，下胸中，贯膈循胁，络肝属胆。邪在少阳，经气不利，郁而化热，胆火循经上炎，而致胁痛，口苦目眩，脉弦即是病在肝胆。治宜疏解少阳，清胆和胃，扶正驱邪。

柴胡辛苦微寒，入肝胆经，气性轻清而升散，能透达少阳半表之邪从外而散，又能疏畅经气之郁滞。黄芩苦寒，长于解肌热，清泄少阳半里之热；二药相配，使邪热外透内清。半夏和胃降逆止呕，生姜助半夏和胃，兼制半夏之毒。人参、大枣益气健脾，扶正以祛邪，并防邪内陷；大枣得生姜有调和营卫之功；天花粉清热泻火，润燥化痰；粉甘草甘温补中，助参、枣以扶正，兼调和诸药。诸药合用，上焦得通，津液得下，胃气因和；疏透与清泄并用，胆胃兼调，既扶正又祛邪。

案4　阳明热盛之阳明经疟

上海李仲贤患疟延诊案。每日恶寒发热，鼻干唇燥，夜不浮卧，阳明经邪未解，口渴引饮，舌苔黄腻，脉来长大且洪，阳明腑热已炽，疟属阳明，与太阳、少阳迥别，拟阳明经腑两解法。

　　粉葛根三钱　　冬桑叶一钱半　　生石膏五钱　　肥知母一钱　　生甘草五分　　鲜竹叶三钱
粳米一撮

【赏析】

　　本案例为阳明热盛之阳明经疟。太阳伤寒化热内传阳明之经，里热炽盛，故见恶寒发热；热灼津伤，故见鼻干唇燥，口渴引饮，热扰心神故见夜不寻卧；脉来长大且洪，即是邪热内盛之征象。治宜清热除烦，生津止渴。以白虎汤加减。

　　生石膏辛甘大寒，入肺胃经，取其辛能走表，解肌退热，甘寒能生津止渴；知母、葛根助生石膏以清热生津；冬桑叶清宣燥热，透邪外出；鲜竹叶清热除烦利尿，使热从小便出；粳米顾护胃气；生甘草清热解毒，调和诸药。

案5　伏热已炽，与风湿相搏之温疟

　　上海吴凤如患疟延诊案。先发热而后恶寒，汗出如雨，口渴引饮，苔黄边白，骨节烦疼，脉来浮弦而大，伏热已炽，而与风湿相搏，《经》所谓温疟者是也。治宜桂枝白虎汤。

　　川桂枝八分　　生石膏四钱　　肥知母一钱半　　粉甘草五分　　冬桑叶一钱半　　茯苓皮三钱　　生苡仁三钱　　粳米（同煎）一撮

【赏析】

　　本案例为伏热已炽，与风湿相搏之温疟。《内经》云："温疟者，得之冬中于风，寒气藏于骨髓之中，至春则阳气大发，邪气不能自出，因遇大暑，脑髓烁，肌肉消，腠理发泄，或有所用力，邪气与汗皆出。"伏热已炽，故见先发热而后恶寒，发热重恶寒轻；里热蒸腾，迫津外泄，故见汗出如雨；热灼津伤，故见口渴引饮；伏热与风湿相搏，阻滞经络，故见烦疼；苔黄边白，脉来浮弦而大，即是伏热正盛，与风湿相搏之征象，治宜清热生津，祛风胜湿。以桂枝白虎汤加减。

　　石膏、知母、冬桑叶清热生津；桂枝温经通络，解表祛风；茯苓皮、生苡仁健脾利湿；粳米、粉甘草既可益胃护津，又可防大寒之药伤中。

案6 肺有蕴热，阳盛阴虚之瘅疟

盛杏荪之六令嫒患疟延诊案。每逢日晡发热，夜半方退，心烦口干，苔黄溺赤，脉来弦数，肺有蕴热，消灼津液。倘用辛温发散，反助邪热而劫肺阴，《经》所谓阴气先伤，阳气独发，但热不寒，名曰瘅疟。惜乎治法未传，幸《金匮》以饮食消息之，其义可揣摩而得，不外甘凉、生津、清热，合乎《内经》阳盛阴虚之旨。

黑山栀一钱半　净银花三钱　薄荷叶一钱　净连翘一钱半　淡豆豉三钱　冬桑叶一钱　川石斛三钱　天花粉三钱　生甘草五分　冬瓜子四钱　鲜竹茹一钱　鲜芦根（去节）二两

【赏析】

本案例为肺有蕴热，阳盛阴虚之瘅疟。瘅疟病机是阴气先伤，阳气内盛，阴虚阳亢，表现为但热不寒。肺中蕴热，伏火郁蒸，故见发热，肺金旺于酉时，且伏热渐伤阴分，故热以日晡为甚，夜半阴气已极，阳气将生，夜半热方退；阳盛阴虚，虚热内扰，津液已伤，故见心烦口渴，尿赤；苔黄，脉弦数即是内热之征象。治宜用甘寒之品，以清热生津，不可误认为为外感伤寒，而用辛温发散之法，否则会助邪热更伤肺阴。

栀子、金银花、薄荷叶、连翘、淡豆豉、冬桑叶清热泻火除烦；石斛、芦根甘寒之品，清热生津止渴；天花粉、冬瓜子、竹茹润燥化痰；生甘草清热解毒，调和诸药。

案7 外感风寒误治伤阳之疟疾

平湖王益甫之室患疟延诊案。每日恶寒发热，头痛苔白，口不作干，小溲清利，脉来浮缓，外感风寒，遏抑营卫所致。倘用凉解，反助邪伤阳，阳气不治，邪易入里，即有呕吐、泄泻之变。治宜辛温解表法。

老苏梗二钱　青防风二钱　荆芥穗一钱半　制半夏一钱半　苦杏仁三钱　粉甘草五分　川厚朴一钱　生姜二片

【赏析】

本案例为外感风寒误治伤阳之疟疾。患者本为外感风寒，营卫遏抑，出现恶寒发热头痛等症，本应用辛温之品以解表散寒，调和营卫，则风寒可散，但因误用辛凉之品，助邪入里伤阳，出现口不作干，小便清利；脾胃升降失司，则出现呕吐、泄泻等症。治宜解表散寒，降逆和胃。

苏梗、防风、荆芥、生姜解表散寒；杏仁宣降肺气；半夏、川厚朴辛苦温燥之品，行气降逆和胃；粉甘草益气健脾。

案8　外感暑热误治后引邪入里之疟疾

盛宫保之柳太太患疟延诊案。每日恶寒发热，寒轻热重，心烦汗多，口渴引饮，舌苔黄腻，小溲赤而且热，脉来浮大洪数。暑热伤津，肺胃气失肃降，治必甘凉生津，辛寒清暑。倘误认为少阳证而用小柴胡汤，反引邪入里，势必变端百出。宜白虎汤加味主之。

生石膏八钱　肥知母一钱　生甘草五分　冬桑叶二钱　天花粉三钱　冬瓜子四钱
鲜竹叶三钱半　粳米一撮

【赏析】

本案例为外感暑热误治后引邪入里之疟疾。外感暑热，营卫不调，故出现恶寒发热，且寒轻热重；热扰心神，故见心烦；暑多夹湿，暑湿下注，小便赤热；热蒸于外，腠理开而津液外泄，故见汗多；暑为阳邪，最易伤津，加之汗多，津伤更重，故见口渴引饮，舌苔黄腻、脉浮大洪数即是外感暑热之表现。暑热伤津，肺胃气失肃降，故应有咳嗽、呃逆等症状。治宜用辛甘寒凉之品，以清暑生津。但因见恶寒发热，而误认为是少阳证而用小柴胡汤，致引邪入里，则可出现其他各种变证。此时治宜清暑热，养阴津。以白虎汤加减。

生石膏、知母清热生津；冬桑叶清宣燥热，透邪外出；鲜竹叶清热除烦利尿；天花粉、冬瓜子润燥化痰，冬瓜子还可利湿；粳米顾护胃气；生甘草清热解毒，调和诸药。

案9　外感风寒，内伤湿滞之疟疾

常州杨廷选之室患疟延诊案。每日恶寒发热，胸脘痞满，大便泄泻，小便不利，舌苔白腻，脉来沉细而弦。此湿重阻塞，清阳不能舒展，最忌寒凉遏抑。治必通阳渗湿，《经》谓："淡味渗湿为阳。"遵经旨以立方。

陈广皮一钱　制半夏一钱半　川厚朴一钱　赤茯苓三钱　焦茅术一钱　藿香梗一钱　紫苏叶一钱　大腹皮一钱半　冬瓜子四钱　生姜三片

【赏析】

本案例为外感风寒，内伤湿滞之疟疾。风寒外袭，卫阳被遏，故见恶寒发热；湿浊内阻，气机不畅，则胸脘痞闷；脾为湿困，清阳不能舒展，运化失常，故见大便泄泻，小便不利；湿邪郁滞，故见舌苔白腻，脉沉细而弦。《内经》云："淡味渗湿为阳。"治必通阳渗湿。治宜解表化湿，理气和中。

陈皮、大腹皮行气祛湿；制半夏、厚朴燥湿和胃，降逆止呕；苍术健脾燥湿；赤茯苓健脾运湿，和中止泻；冬瓜子化痰利湿；藿香、苏叶解表散寒，芳香化湿；生姜温胃止呕。

案10　痰饮凌心之牡疟

上海王松生患疟延诊案。恶寒发热，热少寒多，心中惊惕，脉来左寸弦滑。阳气为外邪痰饮所遏，无从外达肌表，而内伏心间。心为牡脏，《金匮要略》因名曰牡疟。治宜开泄外邪，内涤痰饮。

川桂枝一钱　蜀漆一钱　粉甘草五分　白茯苓三钱　左牡蛎四钱　花龙骨一钱　生姜三片　大枣二枚

【赏析】

本案例为素有痰饮之人，外感风寒，阳气不舒，致痰饮凌心之牡疟。《金匮要略》云："疟多寒者，名曰牡疟。"素有痰饮之人，乃机体阳弱不能布散，津液停聚所致，今又外感风寒，水寒相搏，卫阳郁闭，不能煦外，故恶寒发热，且热少寒多；痰饮凌心，故见心中惊惕。左寸属心，弦滑属痰饮。治宜开泄外邪，内涤痰饮，即解表散寒，涤痰安神。

川桂枝既能解表散寒，又能温阳化饮，平冲降逆；蜀漆（常山之苗），能涌吐痰涎，清其郁热；白茯苓健脾运湿；龙骨、牡蛎安神，且防涌吐太过伤阳；生姜、大枣、粉甘草顾护脾胃以护正。

案 11　外感风热夹湿，内袭太阴，脾胃失和之脾疟

广东梁兰卿患疟延诊案。每日恶寒发热，呕吐不食，大便泄泻，脉来沉弦。外邪夹湿，内袭太阴，清浊因此混淆，脾疟已著。治宜泄邪渗湿。

生姜二片　干姜五分　酒炒黄连三分　酒炒黄芩一钱　制半夏一钱半　甘草五分
赤茯苓二钱　冬桑叶一钱　大枣二枚

【赏析】

以方测证可知，本案例为外感风热夹湿，内袭太阴，脾胃失和之脾疟。外感风热夹湿，卫阳被遏，则恶寒发热；湿易困脾，脾胃失和，清阳不升，浊阴不降，则出现呕吐不食，大便泄泻。脉沉弦，即是内为湿困之征象。治宜泄邪渗湿，即疏散外邪，祛湿和中。

冬桑叶疏散风热，透邪外出；半夏苦辛温燥，燥湿化痰，和胃降逆；生姜、干姜温胃止呕而散水气；茯苓健脾利湿；酒炒黄芩、酒炒黄连清热燥湿；大枣、甘草健脾益气，顾护正气，既防芩、连之苦寒伤阳，又防夏、姜之辛热伤阴。

案 12　邪热入里，伏于厥阴之肝疟

镇江吴季农患疟延诊案。每日恶寒发热，自觉气上撞心，心中热疼，消渴苔黄，脉左关弦数。此肝疟也。当泄厥阴邪热，兼顾阳明津液。倘用辛温解表，再伤津液，即有厥逆之虑。

炙鳖甲四钱　青蒿梗一钱　酒炒黄芩一钱　冬桑叶一钱半　天花粉三钱　生甘草五

分　肥知母一钱　川石斛三钱　牡丹皮二钱　鲜竹茹一钱

【赏析】

本案例为邪热入里，伏于厥阴之肝疟。邪热在表，正邪交争，则出现恶寒发热；邪热入里，伏于厥阴，灼伤阴津，肝失濡养，气机上逆，故自觉气上撞心，心中热疼，消渴；苔黄、脉左关弦数，即是邪热在厥阴之征象。治宜养阴透热，不可用辛温解表之法，否则更伤津液，使肝经失养可能出现厥逆之症。

炙鳖甲咸寒之品，直入阴分，滋阴以退虚热，并能入络搜邪；青蒿苦辛寒而芳香，清热透络，引邪外出。二药合用，"有先入后出之妙。青蒿不能直入阴分，有鳖甲领之入也；鳖甲不能独出阴分，有青蒿领之出也。"（《温病条辨》）。冬桑叶清宣燥热，透邪外出；酒炒黄芩、牡丹皮清热凉血；知母、川石斛清热养阴生津；天花粉、竹茹润燥化痰；生甘草清热解毒，调和诸药。

案 13　邪热入里，伏于少阴之肾疟

镇江李伯言患疟延诊案。每日恶寒发热，腰痛腿酸，咽干口燥而渴，神倦力乏，脉来两尺弦大。此肾疟也，邪热入少阴经，燔灼阴液，诚恐阴涸阳越。治宜滋养肾液，清泄邪热。

细生地三钱　生龟板四钱　肥知母一钱　京玄参一钱　地骨皮三钱　冬桑叶一钱半

牡丹皮二钱　川石斛三钱　荷叶一角

【赏析】

本案例为邪热入里，伏于少阴之肾疟。邪热在表，正邪交争，则出现恶寒发热；邪热入里，伏于少阴经，燔灼阴液，真阴销铄，故出现咽干口燥而渴；而肾主骨，肾阴不足，则出现腰痛腿酸；精血同源，气随血耗，故出现神倦乏力。脉来两尺弦大，两尺属肾，弦大属热盛阴伤。治宜滋肾清热。

生地、龟板养肾阴生津；玄参、石斛滋阴降火；知母清热养阴；地骨皮、牡丹皮清虚热凉血；冬桑叶清宣燥热，透邪外出；荷叶清热健脾。

案 14 邪热从卫入营，其血未热

上海王幸卿患疟延诊案。恶寒发热，间日一作，邪热从卫入营，其血未热，凉血之品，尚不可投，脉来浮弦。治宜清营透卫。

黑山栀一钱半　淡豆豉三钱　薄荷叶一钱　冬桑叶一钱半　制半夏一钱半　象贝母三钱　赤茯苓二钱　粉甘草五分

【赏析】

恶寒发热，间日一作，乃正邪纷争，属于疟疾的主要症状；脉弦主疟，浮脉表明邪气还在气分和卫分，尚未入营入血。如若邪热入里，则会出现神昏谵语、大汗、口渴、出血等症状，目前尚无这些症状，因此治疗时须用轻清宣泄之品，使得邪气从卫分向外透达而解。方用淡豆豉、黑山栀、薄荷、桑叶疏散表邪；半夏、茯苓、甘草健脾化痰。以方测证，其人应该还会出现胸闷呕吐，不欲饮食，苔腻等痰滞中焦，气机不畅之症。此外，茯苓、半夏、甘草可顾护后天之本，化生气血，有利于祛邪外出；贝母可清化热痰，与茯苓、半夏相配伍可蠲除痰饮，使得邪自外解，饮从内化，病症自除。

案 15 太阳与少阳合病

安徽孙勺香患疟延诊案。恶寒发热，三日一作，脉来弦缓。邪已从太阳渐及少阳，治必遵仲景柴胡桂枝汤例，分解两经之邪，切不可截。考截疟有三患：邪留厥阴与血相结，即成疟母。如伤及肾阴，势必液涸肌瘦，渐成疟劳。或戕及脾元，气虚中满，易成疟臌。贻害非浅，多因取快一时。思患预防，透邪最为要务，即邪退正安之义。

川桂枝一钱　醋炒柴胡一钱　大白芍一钱五分　粉甘草五分　酒炒黄芩一钱　制半夏一钱半　高丽参一钱　生姜二片　大枣二枚

三阴疟每有兼子母疟者，寒热一日甚重，一日甚轻，计三日中惟有一日无事，治法不外柴胡桂枝汤。

【赏析】

《伤寒论》载道："伤寒六七日，发热，微恶寒，肢节烦痛，微呕，心下支结，外证未去者，柴胡桂枝汤主之。"此处为太阳与少阳合病，既有太阳表证即发热、恶寒、支节烦疼，又有少阳之证即微呕、心下支结。此处患者症状除了往来寒热，三日一作以外，应该还会出现相应的太阳与少阳之证。因此治疗时，太阳证未解，当解表；邪入少阳，则需和解，故用小柴胡汤与桂枝汤合半而投。桂枝汤调和营卫，邪正兼顾，滋阴和阳，以解太阳；小柴胡汤和解少阳，补益脾胃，使得邪气得解，枢机得利，以解少阳，此为正解。如若截疟，则容易出现以下变证：其一，失治后，疟疾日久不愈，正气渐衰，疟邪假血依痰，而成疟母；其二，疟邪入里至少阴，伤及肾阴，导致全身筋肉失于濡养而形体消瘦，最后逐渐损及其他脏腑而成虚劳；其三，疟邪伤及脾阳，脾胃不能运化水谷，则气血化生无源，导致气血亏虚；且影响水液代谢，则会出现水肿、臌胀，而成疟臌。

案 16 阴虚阳亢，痰热遏邪

湖州张尧阶患疟延诊案。恶寒发热，三日一作，屡止屡发。向有呛咳咯血之患，阴虚阳亢，痰热遏邪，无从外泄，已可概见。滋阴未免禁锢邪热，泄邪又恐劫津助火，脉来弦滑。治宜生津、豁痰，兼泄邪热。

川石斛三钱　天花粉三钱　川贝母三钱　瓜蒌皮三钱　淡豆豉三钱　黑山栀一钱半　光杏仁三钱　生甘草五分　冬瓜子四钱　茯苓皮三钱　鲜竹沥（冲服）二两

【赏析】

正邪纷争，正气渐衰，无力抗邪，导致寒热往来，时发时止，迁延不愈；肝阴不足，乘侮肺金，导致肺叶失养，肺气上逆，因此出现咳呛；虚火上炎，灼伤肺络，则出现咯血；《金匮要略》中载道："见肝之病，知肝传脾，当先实脾"，今肝木太旺，乘犯脾土，导致脾胃失于运化，痰湿内生，郁久则化热，而成痰热。阴虚阳亢与痰热相合，因此治疗时须兼顾滋阴、豁痰和清泄余热。方用石斛滋阴清热，益胃生津；天花粉清热生津；川贝母润肺止咳，三者配伍可滋养肺胃之阴，清解虚热。瓜蒌皮清化痰热，理气宽胸；冬瓜子清肺化痰；茯苓皮利水消肿；竹沥清热豁痰；杏仁祛痰止咳平喘，此四者与贝母配伍可清热化痰。淡豆豉和黑山栀相配伍，可使余邪向外透散而解。

案 17　疟疾迁延，正气已虚，邪气不盛

安徽程建斋患疟延诊案。寒热延久，中气已虚，不能托邪外泄，心悸头眩，舌淡唇白，脉来沉细。脉症细参，虚象已著。治宜培养中气，兼泄卫邪，合乎邪少虚多治法。

别直参一钱半　云茯苓二钱　大白术一钱　粉甘草五分　全当归二钱　大白芍一钱半　冬桑叶一钱半　陈广皮一钱　制半夏一钱半　甜川贝三钱　煨姜二片　大枣三枚

【赏析】

中气不足，脾胃失于健运，无力化生气血，心神失养则心悸，头目失养则头眩。舌淡苔白，脉沉细则为气血不足之征象。除此之外，可能会出现神疲乏力、食少、脘痞腹胀、形体消瘦之症。疟疾迁延已久，则正气已虚，邪气不盛，正邪斗争不剧烈，因此治疗时以培养中气，化生气血为主，兼以驱邪外出。别直参、茯苓、白术、陈皮、半夏、生姜、大枣乃六君子汤之义，用以益气健脾，燥湿化痰；当归、白芍补血和血；桑叶疏散风热，祛邪外出；川贝母清化热痰，润肺止咳，其症或见咳嗽。

案 18　久患疟疾，阴血已虚，余邪留恋

湖北万欣陶之妾患疟延诊案。寒热延久，阴血已虚，余邪留恋，不能外达。心悸头眩，眼花口干，神倦力乏，甚则寒热日发三五次，脉来细数。治宜育阴潜阳，兼泄微邪。

大生地三钱　生龟板四钱　生牡蛎四钱　西洋参一钱半　大麦冬三钱　生甘草五分　生白芍一钱半　川石斛三钱　川贝母三钱　冬桑叶一钱半　天花粉三钱　广皮白八分　青皮甘蔗（劈碎同煎）二两

【赏析】

久患疟疾，正邪斗争日久，则寒热延久；病程较长，正气逐渐虚弱，而邪气郁久易化热，易入里，导致阴血耗伤，心神失于濡养则出现心悸、神疲乏力；头目失养或肝阴不足，阳亢于上均会导致头眩、眼花；阴血不足，导致虚热内盛，损伤津液，则会出现口干；正邪纷争，耗伤正气，且阴虚内热，则脉细数而无力。故治疗时以育阴潜阳为主，兼清余邪。生地滋阴、清热凉血；龟板滋阴潜阳；牡蛎咸寒，可平肝潜阳，重镇安神，三者均可入肾经，用以滋水涵木，防止肝阳过亢。西洋参补气养阴，清热生津；麦冬养阴生津，润肺清心；川贝母清化热痰，润肺止咳，此三者均可入心、肺两经，滋养心肺之阴。石斛益胃生津，滋阴清热；天花粉清热、生津止渴；甘蔗清热生津，润燥和中，三者相配伍可养肺胃之阴，止渴。甘草与白芍相配伍，体现了酸甘化阴，且白芍擅长养肝血。广皮白理气健脾，防止诸多滋阴之品过于滋腻碍胃，使之补而不滞。桑叶疏散风热，清泻肝火，使得余邪向外透散而解。

案 19 秋温转疟，里邪达表

佚名，秋温转疟，里邪达表，其病主退，疟为表病，其邪在肺，《经》谓：肺合皮毛，主一身之表，叶香岩所谓肺疟者，其论补前人之未备，开后学之法门。入夜咳嗽痰多，色白带黄，肺受邪侵，清肃无权，肺疟情形已著，表邪非汗不解，咋日汗出甚多，邪从汗泄，尚有余邪未清，留恋表分，养正泄邪，必须益气生津，令气化津，托邪尽泄于外，脉来缓滑。治宜甘平、益气、生津，托邪外泄。

人参须五分　西洋参一钱　生甘草五分　川石斛三钱　天花粉三钱　陈广皮一钱　鲜竹茹一钱　淡豆豉三钱　黑山栀一钱五分　冬瓜子四钱　赤茯苓二钱　甜杏仁三钱　川贝母三钱　生谷芽四钱　熟谷芽四钱

【赏析】

《温病条辨》中记载："肺疟，疟之至浅者。肺疟虽云易解，稍缓则深……故以杏仁汤清宣肺气，无使邪聚则愈。"按照吴鞠通对于肺疟病的叙症，很可能是一种新感风温之属，与真正的肺疟有所区别，而和此处病案中的病证相类似，病位均在肺卫。邪热郁肺，肺失肃降，则咳嗽；肺主通调水道，肺脏受邪，则水液代谢异常，津聚成痰，出现咳痰，而痰色白带黄则说明热势不盛；肺外合皮毛，邪热郁肺，迫津外泄，则汗出。邪随汗泄，但恐其余邪犹在，因此治疗时须清余邪。汗出而气津两伤，故治疗还需益气生津，顾护正气，有利于祛邪外出。方用人参、西洋参益气养阴；石斛、天花粉益胃生津；杏仁祛痰止咳平喘，陈皮燥湿化痰，竹茹清热祛痰，川贝母润肺化痰止咳，冬瓜子清肺化痰，五药相配伍可祛邪，宣肃肺气；茯苓、生谷芽、熟谷芽、甘草与陈皮相配伍，可达到健脾和胃之功效，且有助于化生气血，以滋汗源；淡豆豉、黑山栀则可轻透余邪。

案 20　疟疾后期，余邪未尽

靖江杜某，两天虚弱，疟后余邪未楚，巅顶时常昏痛，头目作眩。手足内热，夹有便红。治宜固本和荣，化痰清热。

全当归二钱　陈广皮一钱　制半夏一钱五分　云茯苓二钱　蔓荆子二钱　抚川芎八分　甘菊花二钱　冬桑叶一钱　净蝉蜕二钱　薄荷炭一钱五分　地榆炭一钱　牡丹皮一钱五分　江枳壳一钱五分　砂仁壳一钱　荞饼三钱　荷叶炭八分

【赏析】

疟疾后期，余邪未尽，足厥阴肝经经脉循行于巅顶，肝阳上扰，则巅顶昏痛；《内经》曰："诸风掉眩，皆属于肝"，风阳上扰则头目作眩，加之余热炼液为痰，痰热相结，上扰清窍，亦可出现头目作眩；热邪停聚日久，耗伤阴血，阴虚生热，则易出现手足内热；余热蕴结于肠腑，血络受损，则大便带血。其舌质应红，苔黄而少津，脉弦细数无力。治疗时应滋阴清热、化痰。方用陈皮、半夏、茯苓健脾祛痰；荞饼健脾和胃；桑叶、菊花清泻肝火，与蝉蜕、薄荷、蔓荆子相配伍可疏散风热，使得余热从外而解；蔓荆子清利头目、川芎行气活血止痛，共同治疗巅顶疼痛；当归养血活血，牡丹皮清热凉血，两者与川芎配伍既可养血和血，又可清营血分之余热；薄荷炭、地榆炭与丹皮相配伍可达到凉血止血之功；砂仁、枳壳、陈皮寓行于补之中，使得全方补而不滞，且有利于祛除痰热。

案21 温疟伏邪外发，销烁津液

常州王禹臣患温疟，先发热而后恶寒，汗出淋漓，口渴引饮，二三发后，自觉不支，脉来浮、弦、洪、数。伏邪外发，销烁津液。

石膏八钱　知母一钱五分　甘草五分　桂枝八分　天花粉三钱　石斛三钱　桑叶一钱半　粳米一撮

两剂霍然。

【赏析】

《素问·疟论》："先伤于风，而后伤于寒，故先热而后寒也，亦以时作，名曰温疟。"又曰："温疟者，得之冬中于风，寒气藏于骨髓之中，主春则阳气大发，邪气不能自出，因遇大暑，脑髓烁，肌肉消，腠理发泄，或有所用力，邪气与汗皆出。此病藏于肾，其气先从内出之于外也。如是者，阴虚则阳盛，阳盛则热矣；衰则气复反入，入则阳虚，阳虚则寒矣。故先热而后寒……"此处解释了温疟先热后寒及其原因。而《金匮要略·疟病脉证并治》曰："温疟者，其脉如平，身无寒但热，骨节疼烦，时呕，白虎加桂枝汤主之。"此处，张仲景认为温疟无寒但热，可见，随着时代推移，医家对于温疟的认识也有所不同。根据王氏整体的症状来看，其发热应该重于恶寒，且发热热势较盛。热盛则迫津外泄，因此汗出淋漓；火热之邪伤津，加之大汗出后气津两伤，则口渴欲饮冷水；《滨湖脉学》中载道："疟脉自弦"，弦脉可主疟疾，脉浮可见伏邪外发，脉洪数表明邪热亢盛。方用白虎加桂枝汤加减，其中白虎汤清营分热邪，桂枝引领石膏、知母上行至肺，从卫分泄热，使邪之郁于表者，顷刻致和而疟已；更加石斛、天花粉清热生津。

案22 体虚而病疟，或因疟而致虚

胞妹适同乡钱绍云，戊子夏，胞妹归宁，病疟。二三发后，汗出不止，心慌头眩，有欲脱之象。予诊脉虚数，素体虚弱，大汗淋漓，津液外泄，正气从此散失。急用人参一钱、西洋参一钱五分、浮小麦八钱、甘草五分、大枣五枚，煎服，汗即止，疟亦愈。

【赏析】

《金匮翼》："虚疟者，或体虚而病疟，或因疟而致虚。六脉微弱，神气倦怠，是以补养正气为主。"《证治汇补》曰："……又有虚极之人，疟发之时寒不成寒，热不成热，气急神扬，精神恍惚，六脉豁大，此元气衰脱，将有大汗昏晕之虞，宜防之。"根据钱氏的症状来看，其疟属虚疟。素体虚弱，加之病疟，导致正气不足，卫外不固，则汗出不止，且应出现畏寒怕风之症；汗为心之液，汗出不止，导致心血不足，心失濡养，则出现心慌；头目失于滋养，则头眩；其脉虚数乃正气欲绝之征象。方用人参大补元气，回阳固脱；西洋参补气养阴；浮小麦敛汗；甘草、大枣益气安中，化生气血。方中虽然未用治疟之药，但扶助正气的同时也有利于祛邪外出，因此服药之后，汗止而疟亦愈。

案 23　邪热自气入营，气血两燔

四川布政使周敬诒之夫人，道经沪上，患疟疾，间日一作，杂药乱投，酿成危症。胸脘痞满，作恶呕吐，粒米难进。口渴引饮，口舌起泡作痛，彻夜不寐，月事淋漓八日，下紫黑血块，小溲涓滴，色赤觉热，脉来细弦而数。邪热自气入营，气血两燔，津液有立尽之势。治必气血两清，甘润生津，方能补救。

生石膏六钱　霜桑叶一钱五分　鲜生地八钱　玄参一钱　南沙参四钱　大麦冬三钱
川石斛四钱　天花粉三钱　川贝母三钱　生枳壳一钱　鲜竹茹三钱　鲜芦根二两

一剂病减，再剂霍然。

【赏析】

《内经》中疟疾有风疟、寒疟、温疟、瘅疟之分，若不分辨其种类，而一味采用小柴胡汤、青蒿鳖甲煎等入少阳经之方剂，则使邪气入里化热，由气入营入血。周敬诒之夫人此前患疟疾，因治疗不当，而成如今之证。《内经》曰："诸胀腹大，皆属于热"，邪热内盛，气机阻滞不通，则胸脘痞满；脾胃气机升降失调，胃气不降则作恶呕吐；脾胃受邪，不能运化水谷，则粒米难尽；胃热炽盛，灼伤津液，则口渴喜饮，且必喜冷饮。邪热由气入营，心火旺盛，且心开窍于舌，热郁血滞，则口舌起泡疼痛；热扰心神，且热邪太盛易耗伤阴血，心神失于濡养，加之肝阴不足，不能制约阳亢之势，则彻夜不眠；邪热入营入血，迫血妄行，且其本身阴血不足，因此月事淋漓不尽，量应少，下紫黑血块提示热邪亢盛，使得血溢脉外而成瘀血；心与小肠相表里，心火下移于小肠，热伤气津，灼伤血络，则小便排出量少，且色赤觉热；脉来细弦而数均为邪热炽盛，气津两伤之征象。治疗必须清解气血之热，甘润生津。生石膏甘寒，清解气分之热；霜桑叶清气分之热的同时，还可以清泄肝火、清肺润燥；生地、玄参养阴清营血分之热，且玄参可解毒散结；沙参、麦冬、天花粉、芦根甘寒生津，清养肺胃，石斛益胃生津，滋阴清热，且可入肾经，滋水涵木，制约肝阳亢盛之势；川贝母清肺化痰，竹茹清热化痰，除烦止呕；枳壳理气宽中，行气除胀。

十一、痢 疾

案 1 脾肾久虚，湿热内蕴

佚名，脾肾久虚，中失运化之权，下少生发之气，肝阳上亢，夹素蕴之湿热，淆乱清浊，下痢带血，时常凛寒，脉来沉细而弦。治宜抑木扶土，兼化湿热。

赤白芍各一钱五分　炒丹皮二钱　霜桑叶二钱　生甘草五分　茅苍术（黑芝麻拌蒸）一钱　福泽泻一钱五分　冬瓜子四钱　赤茯苓三钱　天花粉三钱　陈广皮一钱　生谷芽四钱　熟谷芽四钱　大枣三枚

【赏析】

脾为后天之本，主运化，主升清，脾虚则水湿运化不利，清阳不升，发为泄下。肾为先天之本，藏一身之元阳，"五脏之阳气，非此不能发"，肾虚则温摄乏权，故患者脾肾久虚为本。加之患者肝阳上亢肝木横逆克脾土，此外患者素有湿热，故湿热蕴蒸为标。治宜标本兼顾，法用抑木扶土，兼化湿热。方中赤白芍、甘草缓急止痛，桑叶解表化湿，丹皮清热凉血，苍术、茯苓健脾燥湿，泽泻、冬瓜仁利水渗湿，花粉养阴生津，陈皮理气止痛，生熟谷芽、大枣消食化积，健脾和胃。全方标本兼顾，共奏健脾清热之功。

案 2 脾胃虚弱，湿热蕴结

佚名，恙由下痢而起，迄今三月，大便仍带红，气觉下坠，口干苔腻，脉弦细。脾胃虚弱，湿热蕴结。治宜益气培脾，兼化湿热。

吉林参须一钱　北沙参四钱　云茯苓二钱　生白术一钱　苍术一钱五分　川石斛三钱　橘红一钱　川楝肉一钱五分　冬瓜子四钱　大白芍一钱五分　甘草五分　生谷芽四钱　熟谷芽四钱　红枣五枚

【赏析】

患者下痢有三月之久，大便带红表明仍有出血，口干脉弦细，表明阴液已有耗伤，久痢必伤及脾肾，脾土升清失司，故气觉下坠。此证为脾胃虚弱，湿热蕴结。治宜益气培脾，兼化湿热。方中参须、北沙参益气滋阴。云苓、白术、苍术健脾燥湿。川石斛生津止渴，兼清胃热。川楝行气止痛，燥湿。冬瓜仁利水渗湿，使湿邪有出路。白芍、甘草缓急止痛。二芽及大枣可行气消食，健脾开胃。

案3 暑湿内蕴，风寒外袭

江南徐州道李佑三之夫人，患赤白痢，肚腹作痛，里急后重，每日三四十行，恶寒发热，头痛口渴，饮食不进，势极危险，延余诊视。脉来浮、弦、数、大。此暑湿内蕴，风寒外袭，清浊淆乱，升降失宜，治必表里双解。

防风一钱三分 荆芥一钱五分 葛根三钱 桔梗一钱 枳壳一钱 酒炒黄芩一钱 香连丸（包）一钱 六一散（包）三钱 酒炒木通一钱 神曲四钱 焦山楂三钱 赤芍一钱五分 荷叶一角

一剂汗出热退，下利腹痛皆止。

【赏析】

患者赤白痢腹痛、里急后重明显，伴有恶寒发热头痛，实为风寒内侵兼夹湿邪之证，大便每日三四十行定会伤阴耗液，故其口渴明显，胃阴亏虚则饮食不进。脉象浮、弦、数、大，为热邪兼有表证，伴疼痛明显。患者病势凶险，急当清热解毒、缓急止痛、健脾和胃、疏风解表并用，实为表里双解。方中防风、荆芥、葛根疏风解表；六一散、香连丸清暑利湿、行气止痛；炒黄芩清肺中之热；赤芍清血中之热；桔梗排脓、枳壳行气；木通引火下行；神曲、山楂、荷叶健脾和胃。急证急攻，数法并行，患者一剂汗出热退，下利腹痛皆止。

案4 泄泻转为痢疾

杨万年，进泄邪消食，升清降浊法，发热已退，邪从外泄，惟内陷肠胃之邪，因体虚气弱，难以外透，夹食滞、耗气、灼营，泄泻转为痢疾，红白俱下，少腹作痛，舌苔白腻，口不作干，脉来细弦。脉症细参，正虚邪陷，非养正透邪，下痢安有止期，症势非可轻视。治宜补散兼行，佐以消导。

人参须五分　赤茯苓二钱　炙甘草五分　生白术一钱　茅苍术一钱　陈广皮一钱　嫩桔梗一钱　粉葛根二钱　青防风二钱　焦山楂三钱　六神曲三钱　江枳壳一钱　大腹皮二钱　荷叶一张

【赏析】

患者先发为泄泻，服用泄邪消食，升清降浊之剂后发热已退，但因体虚气弱，难以外透，夹食滞、耗气、灼营，泄泻转为痢疾。舌苔白腻、口不作干为湿邪内蕴，湿重于热，脉象细弦为本虚标实之证。脉症合参，其为正虚邪陷，故治宜扶正祛邪补散兼行，佐以消导。方中人参、白术、茯苓、甘草四君子汤益气健脾，补而不竣；苍术、陈皮、枳壳、大腹皮行气燥湿；葛根、防风解表疏风；桔梗排脓；山楂、神曲消导和中。本例患者如若单纯扶正，则可能闭门留寇；若单纯祛邪，又恐患者虚不受攻。故先生扶正与祛邪并行，实乃紧扣病机，丝丝入扣。

案5　先疟后痢

福建林某，先疟后痢。治宜表里并解。

广木香五分　川黄连四分　淡黄芩一钱五分　全当归一钱五分　藿香梗一钱　粉葛根二钱　薄荷炭一钱五分　陈广皮一钱　制半夏一钱五分　台乌药一钱　江枳壳一钱五分　车前子三钱　赤茯苓二钱　细木通八分　橘饼三钱　荷叶一角

【赏析】

疟疾是以感受疟邪引起的寒战、壮热、头痛、汗出、休作有时为临床特征的一类疾病。发病过程中常伴有头痛身楚、恶心呕吐、下利等症状。本例患者先发为疟证后以痢疾为主。治疗当清热解毒、行气解表利湿并用。方中黄连、黄芩清热解疟疾之毒；木香、陈皮、枳壳、半夏、橘饼、乌药行气燥湿止痛；赤茯苓、木通、车前子行气利水使湿邪从小便而走；藿香、葛根、薄荷、荷叶清暑益气、化湿解表；全当归养血活血，滋阴而润燥，以防方中辛燥药物过多而耗伤阴液。

案6　血痢日久，耗气伤津

镇江董陶庵，患血痢半年，口燥喉干，胸脘觉冷，神倦力乏，脉来弦细。此热入厥阴，中虚停饮所致。治必苦泄厥阴蕴热，兼培中醴饮，方能奏功。

酒炒黄柏一钱　酒炒黄连二分　白芍一钱五分　高丽参一钱　北沙参四钱　茯苓三钱　甘草五分　陈皮一钱　制半夏一钱五分　甜川贝三钱　生熟谷芽各四钱　冬瓜子四钱

连进二十剂而愈。

【赏析】

患者血痢达半年之久，缠绵难愈，日久则耗气伤津，故脉来弦细实，实乃阴虚湿热、脉络受损。治当养阴和营，清肠化湿。黄连、黄柏清利湿热；白芍、甘草缓急止痛；高丽参、北沙参大补元气、生津安神；茯苓、陈皮、半夏、川贝健脾燥湿、行气化痰；生熟谷芽消积导滞；冬瓜子利水而下行，使湿邪从小便而走。正如先生所言：泄厥阴蕴热，兼培中醴饮，方能奏功。

案7　古稀之年患赤白痢

知崇明县事吴槿村，浙江进士，年近古稀，患赤白痢，日数十行，腹痛食少，心悸肢掣，势极危险，延余诊视。脉来弦、细、迟、缓。外邪夹湿，两伤气血，清浊混淆于中，加以年高元气已虚，中无砥柱。倘泄邪而不兼补正，诚恐邪未清而正先脱，必须补正透邪，两面兼顾。

别直参一钱五分　粉葛根二钱　桔梗一钱　枳壳一钱　木通一钱五分　酒炒黄芩一钱　焦山楂三钱　赤茯苓三钱　甘草四分　焦谷芽四钱　荷叶一角

连进二剂，下痢腹痛即止，惟心悸腿酸，纳谷不多，邪退中虚已著，改用：

别直参三钱　白芍一钱五分　炙甘草五分　陈皮一钱　冬瓜子四钱　白茯苓二钱　大枣三枚

连进三剂而霍然。

【赏析】

患者古稀之年患赤白痢，日数十行，且心悸肢掣，病情实属危殆。先生认为此人正虚而邪盛，治疗倘泄邪而不兼补正，诚恐邪未清而正先脱，必须补正透邪，两面兼顾。前方用别直参益气固本；黄芩清热；葛根解表；枳壳、桔梗行气排脓；木通、赤茯苓利水通淋，排出湿热；甘草、焦谷芽、荷叶健脾消导。患者服两剂而痢止，惟心悸腿酸，纳谷不多，此为邪退而中虚显著，遂改用扶正固本、健脾行气之剂。二诊方中别直参大补元气；白芍、甘草养阴和营；茯苓、陈皮健脾理气；冬瓜子蠲未尽之湿邪。患者连进三剂而愈。

案8　中焦脾虚至极，湿邪无从宣化

常州余熙臣亲家，向有烟癖。患痢半年，饮食少进，肌肉消瘦，精神萎顿，卧床难起。余诊其脉来沉弱，脾虚已极，中气砥柱无权，积湿无从宣化，非补脾燥湿，不能挽回。

吉林人参须一钱五分　赤苓三钱　大白术一钱　炙甘草三分　炒白芍一钱五分　陈皮一钱　焦茅术一钱　大枣三枚

嘱服三十剂，当可痊愈。一月后果如所言。

【赏析】

此例患者痢疾达半年之久，延诊之时，患者脾虚不能运化水谷故饮食少进；脾主肌肉，脾虚则肌肉消瘦；脾气虚不能运化水湿则精神萎顿，卧床难起。且脉来沉弱，此乃中焦脾虚至极，湿邪无从宣化所致。治疗宜补脾燥湿，方中参、术、苓、草、大枣健脾益气；白芍养阴和营；陈皮行气；茅术燥湿；全方以固本扶正为旨，正如张元素所言：养正积自除。患者服三十剂而愈。先生治痢多从顾护脾胃入手，充分反映了先生对后天之本的重视。

案9　泻后成痢，下痢脓血

常州顾某，泻后成痢，下痢脓血，痛而不止。治宜清热和荣，兼以化浊。

藿香梗一钱　京赤芍一钱　赤茯苓二钱　生苡仁三钱　江枳壳一钱五分　台乌药一钱　大丹参三钱　牡丹皮一钱五分　薄荷炭一钱五分　细木通一钱　淡黄芩一钱五分　建猪苓一钱五分　六神曲三钱　广木香五分　车前子二钱　金橘饼三枚　鲜荷梗二尺

【赏析】

泄泻和痢疾常可相互转化，或先痢后泻，或泻而后为痢，一般认为泻而后痢为病情加重，先痢后泻为病情减轻。此例患者泻后成痢，下痢脓血，痛而不止，病情应是较前加重。治宜清热和荣，兼以化浊。方中京赤芍、大丹参、牡丹皮、淡黄芩清热凉血；江枳壳、台乌药行气止痛，温肾散寒；细木通、车前子、赤茯苓、生苡仁、建猪苓利水通淋；薄荷炭、六神曲、藿香梗、广木香、金橘饼、鲜荷梗解表化湿、行气止痛。《医学入门·泄泻》曾指出："凡泻皆兼湿，初宜分理中焦，渗利下焦，久则升提，必滑脱不禁，然后用药涩之。其间有风胜兼以解表，寒胜兼以温中，滑脱涩住，虚弱补益，食积消导，湿则淡渗，陷则升举，随证变用，又不拘于次序，与痢大同。且补虚不可纯用甘温，太甘则生湿，清热亦不可太苦，苦则伤脾。每兼淡剂利窍为妙。"从此病例中可知先生深谙治泄之法，后辈谨宜识之。

案10　中土为重药所伤，即成脱症

广东范芝生之令尊秉初，患赤白痢，日十数行，腹不痛，口不渴。医用痢疾套法，治之旬日，痢仍不减，腹痛难忍，饮食不进，神倦嗜卧，势濒于危。请余诊之，脉来细弱。盖初病不过湿热淆乱清浊，能清化湿热，升清降浊，病已早愈。乃误用木香槟榔丸、保和丸加枳实，中土为重药所伤，中无砥柱，倘头汗气喘，即成脱证。治必培补中土，兼化湿热，方能转危为安。

别直参一钱五分　赤白芍各一钱五分　川石斛三钱　生甘草五分　丹皮一钱五分　冬桑叶一钱　赤茯苓三钱　冬瓜子四钱　大枣三枚

连进两剂，腹痛下痢皆止，饮食渐进。照前方去丹皮、赤芍、桑叶，加炒麦冬二钱、黄芪皮二钱、广皮一钱。连服六剂而康。

【赏析】

患赤白痢，日十数行，腹不痛，口不渴，脉来细弱。前医用治疗痢疾惯常之法，治之旬日，痢仍不减，腹痛难忍，饮食不进，神倦嗜卧，势濒于危，遂辗转求至先生。观前医之治，先生认为其初病不过湿热淆乱清浊，能清化湿热，升清降浊，病已早愈。乃误用木香槟榔丸、保和丸加枳实，两方主治痰食停积，三焦气滞，脘腹痞满，大便秘结，着实峻利，致中土为重药所伤，中无砥柱，如若头汗气喘，便不免成为脱证。治必培补中土，兼化湿热，方能转危为安。方中别直参培补元气；赤白芍、丹皮、生甘草清热凉血；川石斛养阴生津；冬桑叶解表化湿；赤茯苓、冬瓜子、大枣健脾利湿。观先生所用之药，无一峻利，纵利水亦茯苓、冬瓜子之类，先生对胃气之顾护可见一斑矣。《内经》所云："有胃气则生，无胃气则死"殆不虚也。

案 11　患赤白痢，为重药所伤

常州盛杏荪之第七女，患赤白痢，为重药所伤，痢仍不减。心烦懊恼，难以名状，卧必以胸腹贴紧被褥，且用手重按之方稍安，每日但进米汤数匙，余诊脉极沉弱。脉症细参，初起不过暑湿夹滞，淆乱清浊，攻伐太过，气液伤残，中无砥柱。培补气液，尚可挽回。

吉林人参二钱　霍山石斛二钱　杭白芍一钱五分　粉甘草五分　白茯苓二钱　诃子肉一钱五分　莲子（去心）十粒

连进两剂，心烦懊恼顿止，痢减食进。再进二剂，下痢止而饮食增加。照前方去诃子肉，加怀山药二钱、陈皮一钱，四剂即康复如初。

【赏析】

对于痢疾的治疗，顾护胃气是一个重要的治则。"人以胃气为本，而治痢尤要"。这是由于治疗实证初期、湿热痢、疫毒痢的方药之中，苦寒之药较多，长时间大剂量使用，有损伤胃气之弊。因此，治痢应注意顾护胃气，并贯穿于治痢的始终。对于虚证痢疾又当以扶正祛邪为治则。因虚证久痢，虚实错杂，若单纯补益，则滞积不去，贸然予以通导，又恐伤正气，故应虚实兼顾，扶正祛邪。中焦气虚，阳气不振者，应温养阳气；阴液亏虚者，应养阴清肠；久痢滑脱者，可佐固脱治疗。此外，古今学者提出有关治疗痢疾之禁忌，如忌过早补涩，以免关门留寇，病势缠绵不已；忌峻下攻伐，忌分利小便，以免重伤阴津，戕害正气等，都值得临床时参考借鉴。本例中患者因痢被医生用重药所伤，脉极沉弱，一派虚象，故脉症合参，先生指出其初起不过暑湿夹滞，清乱清浊，攻伐太过，气液伤残，中无砥柱。治疗当以培补气液，顾护中州，尚可挽回。方中吉林人参补气健脾；霍山石斛养阴生津；杭白芍、粉甘草缓急止痛；白茯苓、莲子健脾燥湿；诃子肉收涩止痢。连进两剂，心烦懊侬顿止，痢减食进。再进二剂，下痢止而饮食增加。因患者痢疾已止，气阴两虚症状已有明显改善，故后续需进一步健脾理气，照前方去诃子肉，加怀山药二钱、陈皮一钱，四剂即康复如初。

案 12　外邪夹湿热，耗气灼营

知阳湖县事梁鲲池，年逾六旬，患赤白痢，日十数行，腹痛口渴，肛脱下八寸许，坐卧不安，精神萎顿，势甚可危。延余诊之，脉来细弦。外邪夹湿热，耗气灼营，清不升而浊不降，加以年高，气血皆虚，诚恐正不胜邪，邪势充斥三焦，正气即有外亡之虞。治必以驱邪为先，上下分解，邪退即正气自安。

桔梗一钱　葛根二钱　甘草五分　桑叶一钱五分　丹皮二钱　赤芍一钱五分　木通一钱五分　赤苓三钱　焦山楂三钱　神曲三钱　酒炒黄芩一钱五分　银花三钱　车前子三钱

连进二剂，外用绿升麻三钱、当归三钱、枳壳三钱、甘草五钱、银花三钱，煎汤熏洗肛门，日四五次。下痢腹痛即止，脱肛亦收，惟口干，不思饮食，邪退津虚，法宜甘凉益胃，改用：

南沙参四钱　石斛三钱　白芍一钱五分　甘草三分　丹皮一钱五分　桑叶一钱　陈皮一钱　冬瓜子四钱　大麦冬三钱

进三剂，眠食如常，遂愈。

【赏析】

患者年逾六旬，患赤白痢，日十数行，腹痛口渴，肛脱下八寸许，坐卧不安，精神萎顿，脉来细弦，此乃本虚标实之证。应为外邪夹湿热，耗气灼营，清气不升而浊气不降，加以年高，气血皆虚，病情危殆。如若正不胜邪，邪势充斥三焦，正气即有外亡之虞。治必以驱邪为先，上下分解，邪退即正气自安，当以清热凉血、健脾祛湿为治。方中葛根、甘草健脾；桔梗、桑叶、银花辛凉解表祛湿；丹皮、赤芍、赤苓、酒炒黄芩清热凉血；木通、车前子利水通淋；焦山楂、神曲健脾和胃，消食调中。除内服之药外，先生还予以外治之药：绿升麻、当归、枳壳、甘草、银花煎汤熏洗肛门，以加强局部的清热升提之功。患者连进二剂，下痢腹痛即止，脱肛亦收，惟口干，不思饮食，此乃邪退津虚，法宜甘凉益胃，改用：南沙参、石斛、大麦冬养阴生津；白芍、甘草养阴和营；丹皮、桑叶清血中余热；陈皮健脾行气；冬瓜子祛湿；患者进三剂，眠食如常，遂愈。

对于痢疾的治疗，我们应根据病机，热痢清之，寒痢温之，初痢则通之，久痢虚则补之。寒热交错者，清温并用；虚实夹杂者，通涩兼施。赤多者重用血药，白多者重用气药。始终把握祛邪与扶正的辨证关系，顾护胃气贯穿于治疗的全过程。

案13　感冒夹食误治，引热入厥阴

丹阳虞子坨，患恶寒发热，大便泄泻，不过感冒夹食。医误认为中寒，用回阳肉桂、炮姜，引热入厥阴，服后下痢鲜血，肛门痛如火烧。更医误认为阴虚，而用清补，西洋参、麦冬，禁锢邪热，服后彻夜不寐，烦躁头痛，势濒于危，延余往诊。脉来浮、弦、洪、数，发热，鼻塞头痛，邪热自肺顺传于胃，无从外泄，下痢皆血，肛门热辣作痛，热入厥阴血分，当先清肺胃之邪，而后理厥阴之热。

桔梗一钱　黄芩一钱　葛根一钱　薄荷一钱　甘草五分　茯苓三钱　冬瓜子四钱银花三钱　冬桑叶一钱五分　川通草一钱

连服二剂，汗出热退，鼻窍通，头痛止。改用：

白头翁一钱五分　秦皮一钱五分　黄柏一钱　川黄连三分　川石斛三钱　丹皮一钱五分赤芍一钱五分　桑叶一钱　冬瓜子四钱

连服二剂，痢血、肛门灼痛即止。续进生津养胃二剂遂愈。

【赏析】

本例患者初患恶寒发热，大便泄泻，不过感冒夹食。医误认为中寒，用回阳肉桂、炮姜，引热入厥阴，服后下痢鲜血，肛门痛如火烧。更医误认为阴虚，而用清补，西洋参、麦冬，禁锢邪热，服后彻夜不寐，烦躁头痛，势濒于危。延至先生，患者已是三诊，病情危急。其现症为发热，鼻塞头痛，下痢皆血，肛门热辣作痛，诊其脉象浮、弦、洪、数，乃邪热自肺顺传于胃，无从外泄，热入厥阴血分，当先清肺胃之邪，而后理厥阴之热。方中桔梗、黄芩、银花、冬桑叶、薄荷清解表热为主，兼清肺中之热；葛根、甘草、茯苓健脾；冬瓜子、川通草利水通淋。患者连服二剂，汗出热退，鼻窍通，头痛止。乃表热已解，尚需清血中余热，改用：白头翁、川黄连清热解毒，凉血止痢；黄柏、秦皮清热燥湿止痢；川石斛益胃生津，滋阴清热；丹皮、赤芍清热凉血；桑叶疏散风热，清肺润燥；冬瓜子利水。患者连服二剂，痢血、肛门灼痛即止。为血中余热已清，尚需续进生津养胃之剂，服二剂遂愈。世云先生擅治坏证、奇证，由此可见一斑矣。

案14　外感风邪，夹食滞

某，外感风邪，夹食滞混乱清浊，升降失常，大便泄泻，少腹作痛，头眩目胀，口干苔白，脉来弦细。虚体受邪，必以祛邪为先，外解风寒，内消食滞，清浊自分，邪退正安，河间治法不外乎此。治宜泄邪消食，升清降浊。

老苏梗一钱五分　嫩桔梗一钱　粉葛根二钱　六神曲四钱　江枳壳一钱　生甘草五分　赤茯苓二钱　冬瓜子四钱　川通草五分　车前子二钱　川石斛三钱　香连丸一钱　生熟谷芽各四钱　荷叶一角

二诊：进泄邪消食，升清降浊法，发热已退，邪从外泄，惟内陷肠胃之邪，因体虚气弱难于外透，夹食滞耗气灼营，泄泻转为痢疾，红白俱下，少腹作痛，舌苔白腻，口不作干，脉来弦细。脉症相参，正虚邪陷，非养正透邪，下痢安有止期，症势非可轻视。治宜补散兼行，佐以消导。

嫩桔梗一钱　粉葛根二钱　生甘草五分　荆芥穗一钱　赤茯苓二钱　生白术一钱　吉林参须一钱　焦山楂三钱　六神曲三钱　江枳壳一钱　大腹皮二钱　陈广皮一钱　青

防风一钱　荷叶一角　茅苍术一钱

三诊：湿热已化，清升浊降，下痢已止，大便虽溏颇畅，前日恶寒发热，风邪乘虚而入，遏抑荣卫，内热口干，余邪未清，胃失降令，脉来弦滑。治宜清余邪，甘润和胃。

淡豆豉三钱　黑山栀二钱　川石斛三钱　赤茯苓三钱　冬瓜子四钱　生甘草五分大贝母三钱　广皮白八分　鲜荷梗五寸　生熟谷芽各四钱

【赏析】

泄泻以粪质稀薄为主要诊断依据，或完谷不化，或粪如水样，大便次数增多，每日三五次以至十数次以上。本例患者因外感风邪，内伤食滞遂发为泄泻。其腹痛，乃脾胃受损，肠道功能失司，气机不畅，不通则痛。高巅之上唯风可及，患者外感风邪，故可见头眩目胀。脉来弦细为体虚内有疼痛之脉。口干为阴伤表现，而舌苔色白为病邪尚未入里化热。张从正云：邪气去而元气自复。故治必以祛邪为先，外解风寒，内消食滞。一诊方中苏梗辛温散寒，芳香化浊；桔梗，《日华子本草》云其："下一切气，止霍乱转筋，心腹胀痛，补五劳，养气，除邪辟温"；葛根，生津止渴，升阳止泻；枳壳行气消滞；生甘草解毒，止痛、解痉；赤茯苓、冬瓜子、川通草、车前子利水渗湿，使邪从小便而走；香连丸清热燥湿，行气止痛；石斛，养阴生津；神曲、生熟谷芽及荷叶可健脾消食。

二诊之时，患者发热已退，因体虚气弱难于外透，夹食滞耗气灼营，泄泻转为痢疾。痢疾与泄泻比较来说，大便次数虽多而量少，排赤白脓血便，腹痛伴里急后重明显。其少腹作痛，舌苔白腻，口不作干，脉来弦细，表明患者本虚夹湿，湿邪气机阻滞。脉症相参，为正虚邪陷，故费氏云：非养正透邪，下痢安有止期，症势非可轻视。二诊于前方中去苏梗、冬瓜子、川通草、车前子、川石斛、香连丸，加荆芥穗、生白术、吉林参须、焦山楂、大腹皮、陈广皮、青防风、茅苍术，其中荆芥、防风可祛风解表；二术可健脾燥湿，大腹皮、陈广皮行气导滞；焦山楂消食化积；人参扶正固本。全方补散兼行，佐以消导。

十二、厥

案1　肝风内动，夹痰上扰

南京李室女，神昏发厥，肢节抽掣，急延余诊。脉来左弦右滑，此肝风内动，夹痰上阻灵窍，神明无主。息风化痰，兼通神明，尚可望愈。

明天麻五分　钩藤钩一钱半　生石决四钱　花龙齿二钱　黑料豆三钱　薄橘红一钱　法半夏一钱　川贝母三钱　直僵蚕三钱　生枳壳一钱半　大麦冬三钱　云茯神二钱　鲜竹茹一钱半

一剂，厥止神清。照前方连服十剂而康。

【赏析】

厥证是由多种原因引起的，以气机逆乱，升降失调，气血阴阳不相接续为基本病机，以突然昏倒，不省不事，或伴有四肢逆冷为主要临床表现的一种急性病证。病情轻者，一般在短时内苏醒，醒后无偏瘫、失语及口眼㖞斜等后遗症；但病情重者，则昏厥时间较长，甚至一厥不复而导致死亡。厥证在临床上并不少见，尤其以精神情志因素为明显诱因而发作者，如情绪紧张、恐惧、疼痛等，时有发生。本例患者突发昏厥、四肢抽掣，脉来弦滑，为肝风内动，夹痰上阻清窍，神明无主。治宜息风化痰，兼通神明，方中天麻、钩藤钩、生石决、龙齿、僵蚕、黑料豆平肝祛风降逆；薄橘红、法半夏、川贝母、生枳壳燥湿行气化痰；茯神宁心安神；麦冬、竹茹清热养阴。患者一剂而厥止神清，又服十剂而愈，可见先生辨证之准，用药之神！

案2　气逆上冲，夹痰夹食

江北胡某，痰塞迷昧，牙关紧闭，不能语言，症势殊重，急宜清降。

紫丹参三钱　云茯神二钱　柏子仁二钱　羚羊角一钱五分　天花粉三钱　甘菊花二钱　陈胆星六分　直僵蚕二钱　制半夏一钱五分　象贝母二钱　天竺黄六分　化橘红一钱　淡竹沥（冲服）一匙

【赏析】

厥证的病机主要是气机突然逆乱，升降乖戾，气血阴阳不相顺接。正如《景岳全书·厥逆》所说："厥者尽也，逆者乱也，即气血败乱之谓也。"所谓气机逆乱是指气上逆而不顺。大凡气盛有余者，情志突变，气逆上冲，血随气逆，或夹痰夹食壅滞于上，以致清窍闭塞，不知人事，成为厥之实证。治则以开窍、化痰、辟秽而醒神为主。开窍法是救治急症的独特疗法之一，适用于邪实窍闭之神昏证，以辛香走窜的药物为主，具有通关开窍的作用。主要是通过开泄痰浊闭阻，辟秽化浊，宣窍通利气机而达到苏醒神志的目的。方中半夏、贝母、化橘红燥湿化痰；羚羊角、僵蚕平肝息风；天竺黄、陈胆星、淡竹沥清热化痰，息风定惊；天花粉、甘菊花清热生津，以防利药伤津；丹参、云茯神、柏子仁清心除烦，养血安神。

案3　积痰生热，引动肝风

孟河丘禧保，神昏面赤，口噤不语，喉有痰声。诊脉弦、滑、数、大。向来嗜酒，积湿生痰，积痰生热，引动肝风，上扰包络，神明出入之窍皆闭。用至宝丹一分开水化服，神识即清，面赤痰声皆退，惟舌本强硬，语言蹇涩。肝风鼓动之势虽平，络中痰热未化。继进：珍珠一分、牛黄一分、琥珀三分，均研末，过服。天花粉三钱、川贝母三钱、化橘红五分、鲜竹沥四两、姜汁三滴（冲服）。连进三剂，舌转能言而安。

【赏析】

患者神昏面赤，口噤不语，喉有痰声诊脉弦、滑、数、大，为厥证之实者，先生结合病人起居习惯认为此为积湿生痰，积痰生热，引动肝风，上扰包络，神明出入之窍皆闭。方用至宝丹为中医三宝（紫雪丹、至宝丹、安宫牛黄丸）之一，化浊开窍，清热解毒，病人旋即苏醒。面赤痰声皆退，惟舌本强硬，语言蹇涩，先生认为是肝风鼓动之势虽平，络中痰热未化遂另拟方，其中：珍珠、牛黄、琥珀镇惊安神；川贝母、化橘红、鲜竹沥清热涤痰；天花粉养阴生津；姜汁三滴止呕和胃。连进三剂，患者舌转能言而安。

案4　水不涵木，肝阳化为风火，夹痰上阻

佚名，肺金清肃之令下行，呛咳咯血、内热口干、苔黄耳鸣皆退，但时有神昏发厥，肢节抽掣，肾阴久虚，水不涵木，肝阳化为风火，夹痰上阻包络，神明无主。脉来弦滑。治宜益肾清肝，兼化痰热。

北沙参四钱　麦门冬二钱　青龙齿三钱　左牡蛎四钱　云茯神三钱　川石斛三钱
川贝母三钱　黑料豆三钱　嫩钩藤一钱五分　炙僵蚕二钱　江枳壳一钱　淡竹茹一钱
黑沉香（磨冲）二分　青铅（先煎）一两

【赏析】

从病史来看，患者此诊之前除有昏厥外，尚伴有呛咳咯血、内热口干、苔黄耳鸣等症，因"肺金清肃之令下行"而上症皆退。患者现症为神昏发厥，肢节抽掣，脉来弦滑，结合前期症候，应为肝肾阴虚兼有痰热。肾阴久虚，水不涵木，肝阳化为风火，夹痰上阻包络，神明无主，发为厥证。治宜益肾清肝，兼化痰热。方中沙参、麦冬、石斛养阴生津；贝母、竹茹清热化痰；钩藤、僵蚕平肝息风；龙齿、茯神宁心安神；沉香温中止呕，纳气平喘；黑豆养血平肝，补肾壮阴；青铅一名黑锡，味甘，性寒，无毒，禀先天壬癸之气以生，降也，阴也主镇心安神。全方标本兼顾，既滋肝肾之阴，又涤痰中之热，实为祛邪不伤正、扶正不留邪之法也。

案5　肾失封藏，肝阳上越，扰乱神明

安徽程柏甫太守之弟，猝然神昏发厥，肢节抽掣，口眼牵动。余诊脉细弦，此肾失封藏，肝阳上越，扰乱神明，与痰厥迥别。

大生地四钱　天冬三钱　麦冬三钱　牡蛎四钱　龙齿三钱　白芍一钱五分　石斛四钱

败龟板四钱　青铅二两

进一剂，厥止神清。照前方加西洋参，连服十剂而愈。

【赏析】

患者突发昏厥，肢节抽搐，口眼牵动，脉来细弦，先生认为此乃肾失封藏，肝阳上越，扰乱神明所致，其与痰厥迥然有别。痰厥为痰浊上蒙清窍，扰乱神明，治宜涤痰开窍。而此例患者阴虚为本，肝风内动，虚阳上扰，故治宜养肝柔肝、息风止痉。方用生地、麦冬、白芍、石斛及血肉有情之品龟板共奏养阴生津、柔肝息风之效；龙齿、青铅重镇安神。患者一剂进而厥止神清。可见先生用药之神也。因虑病人气阴两虚较甚，故照前方加西洋参，以益气养阴，连服十剂而愈。

案6　肝风内动，夹痰上扰包络

高邮杨蕙亭厥病，脘闷头眩，神昏发厥，肢节抽搐，余诊脉沉弦而滑，肝风内动，夹痰上扰包络，神明无主。治宜息风镇逆，消痰清络。

玄参一钱　大麦冬三钱　白茯神二钱　黑沉香三分　黑料豆三钱　左牡蛎四钱　花龙齿二钱　陈广皮一钱　制半夏一钱五分　川贝母三钱　僵蚕三钱　江枳壳一钱　竹茹一钱　嫩钩藤一钱五分　琥珀屑五厘

连进三十剂，遂愈。

【赏析】

患者神昏发厥，肢节抽搐，兼有脘闷头眩，脉沉弦而滑，此为肝风内动，夹痰上扰包络，神明无主所致。治宜息风镇逆，消痰清络，方用玄参、麦冬养阴生津；茯神、龙齿、牡蛎、琥珀重镇安神；陈皮、半夏、贝母、枳壳行气化痰；钩藤、竹茹清热平肝；沉香纳气归肾经、黑豆养血平肝入肝肾经，两者并用可引厥逆之气下行。患者连进三十剂，而愈。

十三、脱 证

案1 阴液已伤，肝阳上灼胃阴

佚名，肝阳上灼胃阴，胃先降令，脘痛呃逆，四肢浮肿，现阴液已伤，大便结燥，舌苔干燥异常，神识迷昧，脉象模糊，似有如无，神气从此散失，变端甚速，补救不及，慎防气喘汗脱。姑拟益气生津法，聊尽人工，以待天眷。

吉林参三钱　鲜生地三钱　大麦冬三钱　川贝母三钱　大白芍一钱五分　生甘草五分　川石斛三钱　天花粉三钱　赤茯苓二钱　生谷芽四钱

【赏析】

脱证指轻则突然出汗、心悸、眼发黑晕、恶心，甚则瘫软昏仆不知人事的急证。多由气血暴虚或亡阴、亡阳所致。严重者元气衰微已极，阴阳有离决之势，为临床常见急证。本例患者已神识迷昧，脉象模糊，似有如无，兼见脘痛呃逆，四肢浮肿，大便结燥，舌苔干燥异常，此为阴液已伤，肝阳上灼胃阴，神气散失，气津两伤，急宜益气生津之法。方中人参大补元气，扶正固脱；生地、麦冬、川贝、大白芍、生甘草、川石斛、天花粉大剂养阴生津之品以求阴精速生；赤茯苓行水气、利湿热；生谷芽健脾和胃以治呃逆。患者病势危重，先生虽说"聊尽人工，以待天眷"，然救治之法未有丝毫恍惚，选方用药，紧扣病机。

案2 阴虚于下，阳越于上，夹痰上扰

浙江巡抚余晋珊之第六子述珊，自觉气从少腹上冲至咽，即心烦头眩，小溲频数，汗出如雨，肢冷如冰。医因素体多痰，专行消痰顺气，初服颇安，后乃举发更甚，颧红气促，顷刻有欲脱之象。急延余诊，脉来细如蛛丝。此阴虚于下，阳越于上，阴阳枢纽，势欲脱离。治必填补真阴，从阴引阳，则真阳方可下潜。

九制熟地八钱　　川杜仲三钱　　河车一具　　上肉桂三分　　吉林参一钱　　大麦冬三钱

明天冬二钱　　大白芍一钱五分　　左牡蛎四钱　　花龙骨二钱　　陈广皮一钱　　川贝母二钱

制半夏一钱五分　　猪尿泡（同煎）一个

连服三剂，诸恙皆退。前方去猪尿泡，加猪脊髓四两、牛骨髓二两，煎汤代水。服至百剂而愈。

【赏析】

患者自觉气从少腹上冲至咽，即心烦头眩，小便频数，汗出如雨，肢冷如冰。前医考虑其素体多痰，治疗专行消痰顺气，患者初服尚觉症状有所改善，但之后发作较前更甚，兼见颧红气促，顷刻有欲脱之象。先生诊其脉象，"细如蛛丝"，认为此乃阴虚于下，阳越于上，阴阳枢纽，势欲脱离。治疗必填补真阴，当用张景岳从阴引阳之法。方中紫河车为血肉有情之品，伍人参可大补元气、益气固脱；熟地补血养阴、填精益髓，张景岳曾把熟地、人参誉为治国之良相，可见先生深谙景岳之道；二冬、白芍养阴生津；牡蛎、龙骨重镇安神、潜阳息风；陈广皮、川贝母、制半夏行气化痰；杜仲甘微辛，温，补益肝肾，实为阳中求阴，即张景岳所谓"善补阴者，必于阳中求阴，则阴得阳升而泉源不竭"；猪尿泡与熟地同煮可缩尿止遗，治疗患者小便频数。全方滋阴潜阳、补气固脱兼化痰开窍，为标本兼顾之剂。患者连服三剂，诸症悉退。因虑其阴虚较甚，故于前方去猪尿泡，加入血肉有情之品猪脊髓四两、牛骨髓二两，煎汤代水，患者服至百剂而愈。

案3　下元不固，真阳上越

盛杏荪宫保第七女之乳妈，咳嗽月余，气喘汗多，不省人事，诸医束手无策，就治于余。脉来细如蛛丝，此下元封藏不固，真阳从此上越，竟成脱象。

人参一钱　　九制熟地四钱　　紫河车四钱　　杜仲三钱　　五味子五分　　麦冬三钱

煎成灌之即神识清楚，汗止喘平。真阳下潜，无飞越之虑，而阴液内损，肺失清肃，呛咳仍作。前方去五味、河车、麦冬、人参。加北沙参四钱、川石斛三钱、川贝母二钱、毛燕三钱（绢包）煎汤代水。连服十剂，咳止而愈。

【赏析】

喘病是呼吸困难，甚至张口抬肩，鼻翼煽动，不能平卧的一种病证，严重者可致喘脱。为外感六淫，内伤饮食、情志以及久病体虚所致。其病主要在肺、肾，亦与肝、脾等脏有关。病理性质有虚实之分。实喘为邪气壅肺，气失宣降，治予祛邪利气。祛邪指祛风寒、清肺热、化痰浊（痰饮）等，利气指宣肺平喘，亦包括降气解郁等法。虚喘为精气不足，肺不主气，肾不纳气所致，治予培补摄纳，但应分阴阳，培肺气，益肺阴，补肾阳，滋肾阴等，并佐摄纳固脱等法。治虚喘很难速效，应持之以恒地调治方可治愈。正如《医宗必读·喘》所说："治实者攻之即效，无所难也。治虚者补之未必即效，须悠久成功，其间转折进退，良非易也。"若见"下虚上实"者，又当疏泄其上，补益其下，权衡轻重主次治疗。此例患者咳嗽月余，气喘汗多，不省人事，脉来细如蛛丝，此乃下元封藏不固，真阳从此上越，当属虚喘致脱，急当扶正固脱，镇摄潜纳，及时救治。一诊方中人参、九制熟地、紫河车益气养血，补正固脱；杜仲补益肝肾；五味子酸甘敛肺；麦冬益肺生津。患者被灌服药汤后即神识清楚，汗止喘平。先生认为此为真阳下潜，无飞越之虑，而阴液内损，肺失清肃，呛咳仍作。故于前方去五味、河车、麦冬、人参。加北沙参、川石斛养阴润肺生津；川贝母化痰止咳；毛燕养肺阴，化痰，止咳，主治肺虚痨嗽，咳喘，咯血，痿损潮热等症煎汤代水。患者连服十剂，咳止而愈。

案4 咳久而致脱

宁波张姓，忘其名，咳嗽半年，忽气喘、神迷欲脱，就治于余。诊其脉细弱，此肝肾皆虚，气不归原而浮于上，脱象已著，幸头面无汗，尚可挽回。

人参一钱　九制熟地四钱　川杜仲三钱　牡蛎四钱　蛤蚧尾一对　白芍药一钱五分
橘红五分

一剂喘平神清。前方加西洋参一钱、川贝母二钱。连服三十剂而愈。

【赏析】

患者，咳嗽半年，忽气喘、神迷欲脱，乃因咳而致脱证，其两脉细弱，此乃肝肾皆虚，气不归原而浮于上，虽然脱象已很明显，但幸亏其头面无汗，元气尚可固摄津液，故先生认为此尚可挽回。治宜益气养阴、平喘固脱。方用人参培元固脱；熟地、白芍养血滋阴；杜仲、蛤蚧纳气平喘；牡蛎平肝息风。患者服一剂而喘平神清。效不更方，遂于前方中加西洋参益气生津、川贝母化痰清热润肺，化痰止咳，患者连服三十剂而愈。

案5　胃失和降、胃气上逆

徽州程荫溪，呕吐如茶叶末状半盆，遂神昏不省人事，汗出肢冷，唇舌俱白，子女侍侧皆泣。诊脉细如蛛丝。胃中瘀浊虽去而气液伤残，中无砥柱，竟是脱象。若进药稍缓，恐不及救。

别直参三钱　连心麦冬三钱　五味子三分

急火煎成灌之。约一刻，汗止肢温，神清能言。前方去五味子，加白芍一钱五分、粉甘草五分、制半夏一钱五分。连服三剂，病乃霍然。

【赏析】

呕吐是由于胃失和降、胃气上逆所致的以饮食、痰涎等胃内之物从胃中上涌，自口而出为临床特征的一种病证。《内经》对呕吐的病因论述颇详。如《素问·举痛论篇》曰："寒气客于肠胃，厥逆上出，故痛而呕也。"《济生方·呕吐》云："若脾胃无所伤，则无呕吐之患。"《温病条辨·中焦篇》也谓："胃阳不伤不吐。"呕吐的病位在胃，与肝脾有密切的关系。本例患者因吐致脱，由气血暴虚所致。脱证先兆以恶心、出汗及烦躁为信号。继而突然昏仆，不省人事，目合口开，鼻鼾息微，汗出如流，手撒便遗，四肢瘫软，手足发凉，脉微欲绝，凶兆为目合口开、鼻鼾、手撒、遗尿。本例患者因呕吐如茶叶末状半盆，遂神昏不省人事，汗出肢冷，唇舌俱白，脉细如蛛丝，病势危急。先生认为其胃中瘀浊虽去而气津两伤，中无砥柱，竟成脱象，治当急补。遂以别直参大补元气，益气固脱；麦冬养阴生津；五味子酸甘化阴，有收敛固涩，益气生津之效。令急火煎成灌之入内。约一刻，患者遂汗止肢温，神清能言。全方虽只有三味药，但直抵病所，以求速效，是为偏虚纯补法，先生真乃神仙手也！患者乃因吐致脱，故后续治疗中于前方去五味子，加白芍养阴和营、粉甘草健脾和胃、制半夏燥湿化痰，连服三剂，病愈而康。

案6　惊恐动肝，阳升灼阴，津液外泄

广东郑宝舟之夫人，因事惊恐，遂心慌不能自持，头眩眼花，汗多作呕，自觉欲脱，求余往诊。脉来沉细而弦，此惊恐动肝，阳升灼阴，津液外泄，气无所依，欲脱之象已著，所幸脉不洪大，或可缓变。速用人参三钱煎汤与服。方用：

人参六钱　麦冬三钱　五味子五分　炒枣仁二钱　炙生地四钱　甘草五分　陈阿胶一钱五分

一剂病减，二剂全安。

【赏析】

患者平素肝阴肝血不足，平时因遇事而惊恐，惊恐更耗损肝血；母虚则子弱，心阴心血因之而不足遂易出现心慌，血不养心则头眩眼花；气虚不摄津则汗多、自觉欲脱，肝胃不和则作呕，诊其两脉沉细而弦。五脏当中，肝主风，心主惊，肺主喘，脾主困，肾主虚，此为惊恐动肝，阳升灼阴，津液外泄，气无所依所致。所幸患者脉来沉细，而非洪大。如若洪大则为元气耗散，气不敛津之象，着实危殆。此例治宜益气固脱，方用人参、甘草补脾益气固脱；五味子、枣仁收敛固涩止汗，宁心安神；阿胶养血滋阴以潜阳。患者一剂病减，二剂全安。

十四、中 风

案1　风淫四末

某，《经》云：邪之所凑，其气必虚，卫虚不能捍外，外邪乘隙入络，肌肉麻木，手足尤甚，即是风淫四末之谓也。宜祛风通络，拟桂枝汤。

川桂枝八分　西秦艽一钱半　橘络一钱　防风一钱　天麻八分　白芍一钱半　晚蚕砂（包）三钱　桑枝三钱　姜三片　枣三枚

【赏析】

中风一病有因外风，有因内风，唐宋以前多以"内虚邪中"立论，治疗上一般多采用疏风祛邪、补益正气的方药，孙思邈小续命汤便专为外风而设。唐宋以后，特别是金元时代，许多医家以"内风"立论，可谓中风病因学说上的一大转折。本例患者即正虚复感风邪，表现为肌肉麻木，手足尤甚，治当祛风通络，调和营卫，方用桂枝汤加减。其中桂枝、西秦艽、橘络、防风、桑枝解表祛风通络；天麻平肝息风、祛风止痛；姜、枣、白芍调和营卫；晚蚕砂祛风除湿，活血定痛；全方专为祛风而设，紧扣病机。

案2　荣血久亏，肝风内动

某，荣血久亏，肝风内动，驱脾经之湿痰流入节络，遂致半身麻木不仁，名为偏枯。急宜养荣息风，化痰通络。

当归　炒白芍　秦艽　生熟苡仁　川断　毛脊（去毛，切）牛膝　独活（酒炒）橘红　半夏　蚕砂（包）茯苓　木瓜　羚羊角　红枣　桑枝

【赏析】

中风病是由于正气亏虚，饮食、情志、劳倦内伤等引起气血逆乱，产生风、

火、痰、瘀，导致脑脉痹阻或血溢脑脉之外为基本病机，以突然昏仆、半身不遂、口舌歪斜、言语謇涩或不语、偏身麻木为主要临床表现的病证。本例患者以半身麻木不仁为主证，先生认为乃荣血久亏，肝风内动，驱脾经之湿痰流入节络所致。故治疗应以养荣息风，化痰通络为主。方中当归、炒白芍养血和营；秦艽、蚕砂、木瓜、桑枝祛风除湿；羚羊角平肝息风；生熟苡仁、橘红、半夏、茯苓、红枣健脾祛湿化痰；川断、毛脊、牛膝补肝肾，强筋骨，调血脉。

案3 风痰湿入络，气血大亏

漓江阙某，风痰湿入络之中，气血大为亏虚，以致唇口歪斜，舌短强言，遍体重者不能移动，甚发疮疡作痒，久为偏枯。治宜养血祛风，化痰通络。

全当归二钱　大白芍一钱半　云茯苓二钱　柏子仁二钱　化橘红一钱　直僵蚕二钱
制半夏（梨汁炒）一钱半　陈胆星一钱　象贝母二钱　川断二钱　怀牛膝二钱　金毛脊
二钱　甜瓜子四钱　地肤子三钱　陈橘络三钱　生苡仁四钱　钩藤钩三钱

【赏析】

中风之病多发于年老体弱，或久病气血亏损者，气虚则运血无力，血流不畅，而致脑脉瘀滞不通；阴血亏虚则阴不制阳，内风动越，携痰浊、瘀血上扰清窍，突发本病。正如《景岳全书·非风》说："卒倒多由昏愦，本皆内伤积损颓败而然。"本例患者气血亏虚为本，风痰湿入络之中为标，先为唇口歪斜，舌短强言，遍体重者不能移动，甚发疮疡作痒，久为偏枯。治宜养血祛风，化痰通络。方中全当归、大白芍养血滋阴而顾本；云茯苓、化橘红、直僵蚕、制半夏、陈胆星、象贝母、陈橘络、生苡仁健脾燥湿化痰；川断、怀牛膝、金毛脊补肝肾、强筋骨；地肤子清湿热，祛风止痒；柏子仁、甜瓜子润肠通便；钩藤清热平肝，息风定惊。全方标本兼顾，扶正与祛邪并行，充分反映了先生对中风的论证特点。

案 4 阴血已虚，肝阳化风，夹痰热上扰

南京王春泉之母，年近古稀，病类中风，口眼㖞歪斜，神迷呓语，喉痛头眩，口渴引饮，舌苔黄腻，满布到尖，胸脘痞闷，肢节酸疼，饮食不进已三日，势濒于危。余往诊之，脉弦数而滑。阴血已虚，肝阳化风，夹痰热上灼胃阴心营。治必滋液息风，导痰下行。

玄参一钱五分　北沙参四钱　嫩钩藤一钱五分　川贝母三钱　瓜蒌仁四钱　川石斛三钱　江枳壳一钱　僵蚕三钱　火麻仁五钱　竹沥二两　杏仁三钱

进一剂，大便畅行三次，痰从下泄，神识清，呓语止，胸腹皆舒，饮食渐进。照前方去麻仁，加鲜生地四钱、麦冬三钱、天花粉三钱、桑枝五钱。连进三剂，喉痛、苔黄、口渴引饮、肢节酸疼皆退。照前方去北沙参，加西洋参三钱、生梨五片、荸荠五枚。调理兼旬而愈。

【赏析】

中风可分为中经络与中脏腑两大类型。两者根本区别在于中经络一般无神志改变，表现为不经昏仆而突然发生口眼歪斜、言语不利、半身不遂；中脏腑则出现突然昏仆，不省人事、半身不遂、口舌歪斜、舌强言謇或不语、偏身麻木、神识恍惚或迷蒙为主症，并常遗留后遗症，中经络者，病位较浅，病情较轻；中脏腑者，病位较深，病情较重。本例患者当属中经络者，症见口眼㖞歪斜，神迷呓语，喉痛头眩，口渴引饮，舌苔黄腻，满布到尖，胸脘痞闷，肢节酸疼，脉弦数而滑。先生认为其为阴血已虚，肝阳化风，夹痰热上灼胃阴心营所致。治必滋液息风，导痰下行。方中玄参、北沙参、川石斛清热养阴，益胃生津；嫩钩藤、僵蚕清热平肝息风；川贝母、竹沥清热化痰；瓜蒌仁、杏仁、火麻仁润肠通便；江枳壳理气宽中、行滞消胀。患者一剂而大便通。痰从下泄，神清，呓语止，胸腹皆舒，饮食渐进。但因患者已大便通畅，但喉痛、苔黄、口渴引饮、肢节酸疼无缓解，故前方去麻仁，加鲜生地、麦冬、天花粉以清热养阴，桑枝活血化瘀和祛湿而止疼。连进三剂而上症得解。考虑患者年势已高，气阴两虚较重，故先生于二诊方中去沙参，加西洋参、生梨、荸荠益气生津，顾护正气。

案5 痰火销灼胃阴

上海王和候之令堂，口眼歪斜，口干苔黄。延余诊之，脉来右关滑大。痰火销灼胃阴已著。

川贝母三钱　天花粉三钱　川石斛三钱　直僵蚕三钱　钩藤一钱五分　麦冬三钱　橘红一钱　胆星五分　竹沥二两　羚羊角八分

连进十剂，痰火清而口眼正，惟神迷嗜卧，此心营虚而中气无主。

吉林参须五分　远志（甘草水炒）五分　炒枣仁二钱　茯神二钱　当归二钱　橘红一钱　麦冬二钱　法半夏一钱五分　川贝母三钱　龙眼肉五枚

服六剂，神清而愈。

【赏析】

患者中风口眼歪斜，其口干苔黄，脉来右关滑大，痰火销灼胃阴之象。治疗宜用清热化痰、濡养胃阴之剂。方中川贝母、橘红、胆星、竹沥清热化痰；天花粉、麦冬、川石斛濡养胃阴；羚羊角、直僵蚕、钩藤平肝息风。全方既针对化热之痰，又顾护亏虚之胃阴、内动之肝风，古人云用药如用兵，此方可见先生用兵之专！患者连进十剂，痰热及口歪眼斜症状消失，但仍然神识不清、倦怠嗜卧，先生认为此乃心营亏虚而中气无主。故治疗以益气养血、健脾化痰为、安神定志为主，方中人参、当归益气养血以扶正；远志、炒枣仁、茯神、龙眼肉、麦冬养心安神；橘红、法半夏、川贝母燥湿化痰通络。患者服六剂，神清而愈。

案6 肝阳化风，夹痰热中络

广东陈仰园患类中，头晕面赤，心烦内热，右手足麻木不仁，势极可危。急延余诊，脉来弦滑数大。肝阳化风，夹痰热中络，偏枯已著。治必息风化痰，清热通络，方可向安。

羚羊角一钱　川贝母三钱　天花粉三钱　川石斛三钱　陈橘红五分　僵蚕三钱　丝瓜络二钱　桑枝二钱　淡竹沥二两

连进三剂，头眩面赤、心烦内热皆退。右手足仍麻木不能举动。肝风鼓动之势虽平，痰热尚未尽化。照前方去僵蚕，加海蛤粉三钱，南沙参四钱，苡仁四钱，荸荠五枚，连进十剂，手足皆能运动。照前方加麦冬三钱、白芍一钱五分。再进十剂，手足麻木方止，步履如常而愈。

【赏析】

患者头晕面赤，心烦内热，右手足麻木不仁，脉来弦滑数大。先生认为此乃肝阳化风，夹痰热中络，偏枯已著。治必息风化痰，清热通络。方中羚羊角、僵蚕平肝息风；川贝、橘红、淡竹沥清热化痰；天花粉、石斛养阴生津；丝瓜络、桑枝入络搜剔。患者进三剂头眩面赤、心烦内热皆退。右手足仍麻木不能举动。此为肝风鼓动之势虽平，痰热尚未尽化，故于前方去僵蚕，而加大化痰清热、养阴生津之力，加用海蛤粉、南沙参、苡仁、荸荠，患者连进十剂，手足皆能运动。肝为罢极之本，故效不更方，前方加麦冬、白芍以养肝柔肝。再进十剂，手足麻木方止，步履如常而愈。

案7 亡阳伤阴、阳气散失

山东刘荫棠患类中，神迷不语，肢冷汗多，势极危险。余诊其脉沉弱，阳气有散失之象，非比风痰阻窍，可用息风化痰之品，必须温补通阳，方可补救。

别直参三钱　制附子二钱　炙甘草一钱

一剂汗止肢温，再剂神清能言。照前方去附子，加枸杞子三钱，当归二钱、陈皮一钱、制半夏一钱五分、苁蓉三钱、白芍一钱五分、白术一钱、红枣五枚。连服十剂遂愈。

【赏析】

患者神迷不语，肢冷汗多，两脉沉弱，此乃亡阳伤阴、阳气散失之象，治疗当急以温阳固脱、回阳救逆，用薛立斋之急证骤补法，药用别直参、炙甘草培补元气；制附子回阳救逆，补火助阳。患者一剂汗止而肢温，再剂神清能言。前方为救急之剂，其汗止、神清、肢温为阳气已复，故后续治疗乃于前方去附子，继用枸杞子、当归、苁蓉、白芍养阴和营；陈皮、制半夏、白术、红枣健脾燥湿化痰。患者连服十剂遂愈。

案8 外风夹痰直中

新简广东盐运使国都转旗人，出京赴任，途经沪上，忽患中风，神迷不语，右手足麻木不仁，就诊于余。诊脉浮、弦、缓、滑。此外风夹痰直中。祛风豁痰，尚可望愈。

双钩藤三钱　冬桑叶三钱　甘菊花二钱　化橘红一钱　制半夏一钱五分　川贝母三钱　直僵蚕二钱　竹沥二两　姜汁（冲服）半匙

连进二剂而神清能言，右手运动如常，惟右腿足尚觉麻木酸痛，必须扶持而后可行。外风已解，胃气流行，而筋络中湿痰未化，营卫周流至此阻滞。治必清化络中痰湿，俾营卫通行无阻，方可投补，倘补之太早，反禁锢湿痰，漫无出路，恐成偏枯。照前方去钩藤、桑叶，加丝瓜络三钱、桑枝三钱。都转急欲履新，更医竟投温补。闻得五六日后，舌强言塞，右半身不遂，竟成废人，甚可惜也。

【赏析】

患者忽患中风，神迷不语，右手足麻木不仁，两脉浮、弦、缓、滑。浮为有表邪，弦滑为痰热内蕴，此病机为外风夹痰直中脏腑，治疗宜祛风豁痰，药用双钩藤、冬桑叶、甘菊花叶、直僵蚕清热平肝息风；橘红、制半夏、川贝母燥湿行气化痰，所谓治痰先治气，气顺则一身之津液亦随气而行；竹沥、姜汁可化四肢之痰饮。患者连进二剂而神清能言，右手运动如常，惟右腿足尚觉麻木酸痛，必须扶持而后可行。先生认为此乃外风已解，胃气流行，而筋络中湿痰未化，营卫周流至此阻滞。治必清化络中痰湿，俾营卫通行无阻，方可投补，倘补之太早，反禁锢湿痰，漫无出路，恐成偏枯。乃照前方去钩藤、桑叶，加丝瓜络三钱、桑枝三钱。不料患者急欲履新，所以未能在先生这里坚持治疗。换了医生后竟投温补之剂。听说五六日后，患者舌强言塞，右半身不遂，竟成废人，真是可惜也。本来可以有转机的病人，被投以温补之剂，致病情加重，实在是因为痰饮停留体内而过早使用补法啊！此张从正所谓闭门留寇也。先生治病洞晓病因病机，才能辨证论治，药到病除啊。

案9　痰热内盛，牵引外风，风痰内中包络

上海钱润身之令堂，年届六旬，忽患中风，舌不能言，右手足麻木不仁。他医用至宝丹不应，又用保元汤，病转剧，神识昏迷。延余诊之，脉来浮、弦、滑、数。此痰热内盛，牵引外风，阻塞清窍，机窍不灵。且风痰内中包络，神昏舌强，与治宜芳香宣窍者迥别；与气虚痰盛、气促汗多，治宜益气豁痰者又复不同。

羚羊角一钱　双钩藤一钱五分　蝉蜕一钱　川贝母三钱　天花粉三钱　川石斛三钱 橘红一钱　淡竹茹二两

服至六剂，舌即能言，照前方去蝉蜕、钩藤。加南沙参四钱、丝瓜络一钱五分、桑枝三钱、麦冬三钱。连服十剂，右手足运动如常而愈。后三年复中而殁。

【赏析】

患者年届六旬，忽患中风，舌不能言，右手足麻木不仁，医生用至宝丹醒神开窍；保元汤，益气养阴，活血通络。如此治疗竟致患者神识昏迷。遂又延请先生予治。先生诊其两脉浮、弦、滑、数。认为此痰热内盛，牵引外风，阻塞清窍，机窍不灵。且风痰内中包络，神昏舌强，治疗应平肝息风兼清热化痰，这与芳香宣窍以治疗痰蒙神窍者迥然有别；又与气虚痰盛、气促汗多，治宜益气豁痰者又有不同。药用羚羊角、双钩藤、蝉蜕清热息风平肝；川贝母、橘红燥湿化痰；天花粉、川石斛、淡竹茹清热养阴。服至六剂，患者舌即能言，照前方去蝉蜕、钩藤息风之品，加南沙参、麦冬养阴生；丝瓜络、桑枝通经活络。患者连服十剂，右手足运动如常而愈。三年后因为再次中风而亡。此例患者在治疗中前医未能抓住病机关键，而动辄以醒神开窍、益气养阴之品，先生脉症合参，深谙病机，故能奏效。

案10　怒动肝气，夹痰阻窍

安徽杨姬，因郁怒仆地，不省人事，诊脉沉细。身凉喉无痰声，此气中也。中风身热，中气身凉。中风喉有痰声，中气喉无痰声。怒动肝气，夹痰阻窍，气

有升而无降，厥逆所由来也。

陈皮一钱　制半夏一钱五分　川厚朴一钱　紫苏叶一钱　金香附一钱五分　白蔻仁一钱　竹沥一两　姜汁半匙

一剂而安。

【赏析】

肝失条达，气机郁滞，血行不畅，瘀结脑脉；暴怒伤肝，则肝阳暴张，或心火暴盛，风火相煽，血随气逆，上冲犯脑。凡此种种，均易引起气血逆乱，上扰脑窍而发为中风。尤以暴怒引发本病者最为多见。本例患者因发怒而跌仆于地，不省人事，脉来沉细，身凉喉无痰声，先生认为此为气中。中风身热，中气身凉。中风喉有痰声，中气喉无痰声。怒动肝气，夹痰阻窍，气有升而无降，遂致厥逆。治疗当以行气化痰之剂。方中陈皮、制半夏、川厚朴、金香附、紫苏叶行气而化痰，气顺则一身之津液随气而行；白蔻仁、竹沥、姜汁燥湿清热化痰，以蠲体内之痰饮。

十五、眩 晕

案 1　肝火夹痰热，销灼肺胃

崇明杨少卿，肝火夹痰热，销灼肺胃，阴液宣布无权。乳生痰核，火升头眩，心悸口干，苔黄，大便燥结，脉来细滑而弦。治宜清肝养阴，兼化痰热。

北沙参（烘研）四两　大麦冬（烘研）三两　女贞子（研）四两　南杜仲（研）三两　大白芍（研）一两五钱　牡丹皮（烘研）二两　杭菊花（研）一两　细青皮（研）一两　蒲公英（烘研）一两　甜川贝（研）三两　瓜蒌皮（烘研）三两　天花粉（研）三两　炙僵蚕（烘研）一两　云茯神（研）二两　薄橘红（研）一钱　依法取末。

用川石斛三两、鲜竹茹一两、冬瓜子四两、丝瓜络四两、桑枝三两、荸荠一斤，煎汤泛丸，每早用开水送下三钱。

【赏析】

患者乳生痰核，头眩，心悸口干，苔黄，大便燥结，脉来细滑而弦。此为肝火夹痰热，销灼肺胃，阴液宣布无权。治宜清肝养阴，兼化痰热。方中北沙参、大麦冬、女贞子、大白芍、牡丹皮、天花粉、石斛、竹茹、荸荠清热养阴生津；杭菊花、蒲公英清热解毒；甜川贝、瓜蒌皮、炙僵蚕、云茯神、薄橘红、细青皮健脾燥湿行气化痰；南杜仲、丝瓜络、桑枝补肝通络；冬瓜子利水润肠。因乳生痰核非一日而成，故先生以丸剂而缓润缓攻。

案 2　阴血久虚，肝阳夹湿热，销灼营阴

郑汝成夫人，阴血久虚，肝阳夹湿热销灼营阴，津液宣布无权，胸脘疼痛，头眩心悸，内热口干，腰背阴酸，两腿浮肿，经来色淡，脉来细弦而缓。治宜养血清肝，兼化湿痰。

北沙参四钱　女贞子三钱　酒炒黄连一分　淡吴萸一分　甜川贝三钱　川石斛三钱
连皮苓三钱　地肤子一钱　炙内金三钱　冬瓜子皮各三钱　杭白芍一钱五分　广皮白五分
生熟谷芽各四钱

【赏析】

患者胸脘疼痛，头眩心悸，内热口干，腰背阴酸，两腿浮肿，经来色淡，脉来细弦而缓，此乃阴血久虚，肝阳夹湿热销灼营阴，津液宣布无权，治宜养血清肝，兼化湿痰。方中北沙参、女贞子、川石斛、杭白芍养阴和营；酒炒黄连清心经实热；吴萸、茯苓、甜川贝、广皮白、鸡内金、生熟谷芽健脾开胃，和中消食；冬瓜子、地肤子利水消肿。此例患者眩晕因痰湿内停，积湿成热，销灼营阴，扰动肝风，此治与肝阳上亢以及阴虚虚阳上扰均不相同。

案3　血虚生风，肝阳引风入络

常州李某，血虚生风，肝阳引风入络，以致头眩心悸，眼皮重叠，沉幛不开，遍体酸疼，内热口燥。急宜和营抑木，清气舒筋。

白归身二钱　大白芍一钱五分　云茯神二钱　蕤仁泥一钱五分　谷精草三钱　净蝉蜕二钱　甘菊花二钱　木贼草二钱　羚羊角八分　生石决八钱　潼沙苑三钱　白蒺藜三钱　川郁金二钱　细青皮一钱　甜瓜子三钱　荞饼四钱　桑枝二尺

【赏析】

眩晕一病病位在清窍，由气血亏虚、肾精不足致脑髓空虚，清窍失养，或肝阳上亢、痰火上逆、瘀血阻窍而扰动清窍发生眩晕，与肝、脾、肾三脏关系密切。眩晕的病性以虚者居多，故张景岳谓"虚者居其八九"，如肝肾阴虚、肝风内动、气血亏虚、清窍失养，肾精亏虚、脑髓失充。患者头眩心悸，眼皮重叠，沉幛不开，遍体酸疼，内热口燥。血虚生风，肝阳引风入络，急宜和营抑木，清气舒筋。方中白归身、大白芍、蕤仁养血和营，养肝明目；净蝉蜕、甘菊花、木贼草、羚羊角、生石决、潼沙苑、白蒺藜、谷精草平肝潜阳，青皮、甜瓜子、荞饼、桑枝行气通络。

案 4 肝阳上升, 销灼肺胃阴液

佚名, 肝阳上升, 销灼肺胃阴液, 肺金清肃无权, 胃气流行失职, 湿热无从宣泄, 蕴结于中, 最易生痰, 阻塞气机。舌干作麻, 苔黄带灰, 纳谷无多, 头眩鼻塞, 脉来沉细而弦。清养肺胃, 必先平肝。叶香岩谓肝为刚脏, 非柔不和, 即高明柔克之义。拟清肝肃肺, 和胃化湿法。

冬青子四钱　北沙参四钱　甜川贝三钱　川石斛三钱　栝楼根三钱　钩藤钩（后入）一钱五分　冬瓜子四钱　生熟谷芽各四钱　鲜竹茹一钱　广皮白五分　荸荠三枚

【赏析】

患者头眩鼻塞, 纳谷无多, 舌干作麻, 苔黄带灰, 脉来沉细而弦。此为肝阳上升, 销灼肺胃阴液, 肺金清肃无权, 胃气流行失职, 湿热无从宣泄, 蕴结于中, 最易生痰, 阻塞气机。清养肺胃, 必先平肝。叶香岩谓肝为刚脏, 非柔不和, 即高明柔克之义。拟清肝肃肺, 和胃化湿法。方中冬青子、钩藤钩补肝肾, 去风湿; 北沙参、川石斛、鲜竹茹、荸荠养阴生津; 栝楼根、甜川贝、广皮白、冬瓜子燥湿行气化痰; 生熟谷芽健脾和胃。

案 5 肝阳上升, 夹痰灼阴, 痰热蕴结

某, 《经》谓: 诸风掉眩, 皆属于肝。又谓肝开窍于目。头眩作痛偏左, 时常眼花, 肝阳上升, 夹痰灼阴, 痰热蕴结已著, 劳动口干, 阴虚阳盛, 脉来沉弦而滑。治宜益肾清肝, 兼化痰热。

冬青子三钱　生白芍一钱五分　川石斛三钱　大麦冬三钱　生甘草五分　黑料豆三钱　北沙参四钱　栝楼仁三钱　川贝母三钱　杭白菊二钱　鲜竹茹一钱　生熟谷芽各四钱

【赏析】

头眩作痛偏左, 时常眼花, 《经》谓: 诸风掉眩, 皆属于肝。又谓肝开窍于目。

此乃肝阳上升，夹痰灼阴，痰热蕴结已著，劳动口干，阴虚阳盛，脉来沉弦而滑。治宜益肾清肝，兼化痰热。方中冬青子、生白芍、杭白菊滋肝养肾；川石斛、大麦冬、生甘草、黑料豆、鲜竹茹、北沙参养阴清热；栝楼仁、川贝母、生熟谷芽健脾清热化痰。

十六、肺痈 肺痿

案1 积湿生痰，风邪外袭

四川卓君少梅，患肺痈，外感风邪。咳嗽痰腥，发热，鼻塞头痛，口渴，舌苔黄腻，脉来弦滑。向来嗜饮，积湿生痰，阻气灼津，肺失清肃，风邪外袭，肢节更不能伸。必须表里双解。

淡豆豉三钱　蝉蜕一钱　生草五分　象贝母三钱　瓜蒌皮三钱　马兜铃三钱　川石斛三钱　光杏仁三钱　鲜竹茹三钱　冬瓜子四钱　枇杷叶露一两

连进二剂，汗出热退，头痛止，鼻窍通。风邪已解，照前方去豆豉、蝉蜕。加南沙参四钱、冬桑叶一钱半。服十剂，痰热肃清而愈。

【赏析】

肺痈是指由于热毒瘀结于肺，以致肺叶生疮，肉败血腐，形成脓疡，以发热，咳嗽，胸痛，咯吐腥臭浊痰，甚则咯吐脓血痰为主要临床表现的一种病证。本病由感受外邪，内犯于肺，或痰热素盛，蒸灼肺脏，以致热壅血瘀，蕴酿成痈。本例患者因外感风邪而致肺痈，咳嗽痰腥，发热，鼻塞头痛，口渴，舌苔黄腻，脉来弦滑。先生结合病人生活起居情况认为其向来嗜饮，易积湿生痰，阻气灼津，肺失清肃，风邪外袭，肢节更不能伸。脉症合参，病人当为外有表邪内有痰热，所以治疗应辛凉解表与清热化痰并行，即所谓表里双解。方中淡豆豉、蝉蜕疏风解表、宣发郁热；生草、马兜铃、鲜竹茹清热解毒，涤痰开郁；川石斛滋阴清热；象贝母、瓜蒌皮、光杏仁、枇杷叶露、冬瓜子止咳平喘，润肠通便。患者连进二剂，汗出热退，头痛止，鼻窍通，表明风邪已解，照前方去豆豉、蝉蜕。加南沙参养阴生津；冬桑叶疏散风热，清肺润燥。服十剂，患者痰热肃清而愈。先生之治正如《删选四家医案·环溪草堂医案·咳喘门》所云："肺痈之病，……初用疏瘀散邪泻热，可翼其不成脓也，继用通络托脓，是不得散而托之，使速溃也，再用排脓泄热解毒，是既溃而用清泄，使毒热速化而外出也，终用清养补肺，是清化余热，而使其生肌收口也。"

案 2 肺热生痈

苏州朱君季裕，患肺痈，呛咳吐血，痰气腥秽，大便脓血，小溲不利，脘闷腹痛，肺热生痈，脓血上升下注，气失清肃，脉来滑数。予肃清肺热，兼化痰凉血。

马兜铃一钱半　生甘草五分　象贝母三钱　瓜蒌皮三钱　甜杏仁三钱　川石斛三钱京玄参一钱半　鲜生地四钱　鲜竹茹一钱半　冬瓜子四钱　藕五片

服二十五剂而愈。

【赏析】

《金匮要略》首次列有肺痈病名，并作专篇进行讨论。《金匮要略·肺痿肺痈咳嗽上气病脉证并治》曰："咳而胸满振寒，脉数，咽干不渴，时出浊唾腥臭，久久吐脓如米粥者，为肺痈。"指出成脓者治以排脓，未成脓者治以泻肺，分别制定了相应的方药，还强调早期治疗的重要性。本病的病理演变过程，可以随着病情的发展，邪正的消长，表现为初期、成痈期、溃脓期、恢复期等不同阶段。本例患者呛咳吐血，痰气腥秽，大便脓血，小溲不利，脘闷腹痛，脉来滑数。当属溃脓期，治疗以排脓解毒、清热化痰为主。方中马兜铃、生甘草、鲜竹茹清热解毒；象贝母、瓜蒌皮、甜杏仁止咳平喘；川石斛、京玄参、鲜生地、冬瓜子、藕凉血生津、利水通淋，使热邪从小便而走。全方标本兼顾，既清肺中之热毒又凉血生津，以免热邪炼液为痰，使腥秽之痰更难排出。患者服二十五剂而愈。

案 3 痰热销烁肺阴

安徽按察使下柳门，呛咳内热，痰味腥秽，将成肺痈，脉来滑数而实。痰热销烁肺阴，清肃无权。

南沙参四钱　马兜铃一钱半　生苡仁四钱　生甘草四分　川贝母三钱　瓜蒌皮三钱

川石斛_{三钱}　鲜百部_{三钱}　牡丹皮_{二钱}　甘菊花_{二钱}　冬瓜子_{四钱}　鲜竹茹_{一钱半}　鲜竹沥_{二两}

连服十剂而愈。

【赏析】

清热散结，解毒排脓以祛邪，是治疗肺痈的基本原则。针对不同病期，分别采取相应治法。本例患者呛咳内热，痰味腥秽，脉来滑数而实，先生认为其将成肺痈，乃痰热销烁肺阴，清肃无权所致。治疗宜清热解毒，化瘀消痈。方中生甘草、马兜铃、鲜竹茹、鲜竹沥、甘菊花清肺中实热；鲜百部、牡丹皮、生苡仁、冬瓜子化瘀消痈；川贝母、瓜蒌皮止咳化痰；南沙参、川石斛养阴润燥。此方中先生用生甘草、鲜百部、鲜竹茹、鲜竹沥四味生药来解毒排脓，乃取其竣猛之意，先生对药性之深谙如此矣！

十七、咳哮喘

案1　肾阴久虚，肝阳上灼肺阴

山西任静斋，患呛咳气喘，诊脉细弦，系肾阴久虚，肝阳上灼肺阴，清肃无权。法当育阴制阳。

北沙参四钱　生杜仲二钱　女贞子三钱　白芍一钱五分　甘草五分　大生地三钱
川贝母三钱　瓜蒌皮三钱　川石斛三钱　杏仁三钱　冬瓜子四钱

连服十剂，病乃霍然。

【赏析】

咳嗽一症有因外感，有因内伤。外感咳嗽病变性质属实，为外邪犯肺，肺气壅遏不畅所致；内伤咳嗽病变性质为邪实与正虚并见，他脏及肺者，多因邪实导致正虚，肺脏自病者，多因虚致实。清·林佩琴在《类证治裁·卷二》中指出："肺为气之主，肾为气之根，肺主出气，肾主纳气，阴阳相交，呼吸乃和，若出纳升降失常，斯喘作焉。"本例患者呛咳气喘，诊脉细弦，先生认为乃系肾阴久虚，肝阳上灼肺阴，清肃无权。治以滋养肺肾、止咳化痰，方中生杜仲、女贞子滋补肝肾；沙参、白芍、生地、石斛滋阴清热；甘草、川贝、瓜蒌皮、杏仁、冬瓜子健脾化痰止咳。

案2　先受风而后受寒

安徽余仲庚，先受风而后受寒，咳嗽气急，喉有痰声，脉来浮弦。治必泄邪肃肺。

苏梗一钱五分　牛蒡子一钱五分　苦杏仁三钱　瓜蒌仁三钱　橘红一钱　甘草四分
冬瓜子四钱

连服二剂而愈。

【赏析】

《医学三字经·咳嗽》云："肺为五脏之华盖，呼之则虚，吸之则满，只受得本脏之正气，受不得外来之客气，客气干之则呛而咳矣；亦只受得脏腑之清气，受不得脏腑之病气，病气干之，亦呛而咳矣。"外感咳嗽是由于气候突变或调摄失宜，外感六淫从口鼻或皮毛侵入，使肺气被束，肺失肃降，《河间六书·咳嗽论》谓："寒、暑、湿、燥、风、火六气，皆令人咳嗽"即是此意。由于四时主气不同，因而人体所感受的致病外邪亦有区别。风为六淫之首，其他外邪多随风邪侵袭人体，所以外感咳嗽常以风为先导，或夹寒，或夹热，或夹燥，其中尤以风邪夹寒者居多。《景岳全书·咳嗽》说："外感之嗽，必因风寒。"本例患者先受风而后受寒，咳嗽气急，喉有痰声，脉来浮弦，为风痰壅肺，堵塞气道所致，治宜疏风散寒，宣肺止咳。方中苏梗、牛蒡子辛温解表；苦杏仁、瓜蒌仁、橘红、甘草、冬瓜子宣肺化痰止咳。患者连服二剂而愈。

案3 邪热夹痰，销烁肺津

南京蒋寿山，发热咳嗽，烦躁难以名状。余诊脉弦滑，邪热夹痰，销烁肺津。治必生津泄邪，清热豁痰。

香豆豉三钱 黑山栀一钱五分 冬桑叶一钱 天花粉三钱 象贝母三钱 瓜蒌皮三钱 冬瓜子四钱 鲜竹沥二两 薄荷叶一钱

进两服，热退躁止，惟咳嗽、口干引饮，苔黄溲赤。此邪热外泄，而痰热未清也。前方去豆豉、山栀、薄荷，加石斛二钱、竹茹一钱五分、梨五片，进两剂，口干引饮、苔黄溲赤皆退，惟咳嗽尚未止。痰热虽化，肺津暗耗，清肃无权。前方去桑叶、象贝、竹沥。加南沙参四钱、川贝母三钱、杭菊花一钱半。连进三剂，霍然而愈。

【赏析】

咳嗽是指外感或内伤等因素，导致肺失宣肃，肺气上逆，冲击气道，发出咳声或伴咯痰为临床特征的一种病证。历代将有声无痰称为咳，有痰无声称为嗽，有痰有声谓之咳嗽。临床上多为痰声并见，很难截然分开，故以咳嗽并称。

本例患者发热咳嗽，烦躁难以名状，脉来弦滑，此为邪热夹痰，销烁肺津，治必清热化痰，生津泄邪。方中豆豉、栀子、桑叶、薄荷、鲜竹沥清肺中之热；天花粉、贝母、瓜蒌皮、冬瓜子止咳化痰，使痰湿从小便而走。患者进两服，热退躁止，惟咳嗽、口干引饮，苔黄溲赤。此邪热外泄，而痰热未清。于前方去豆豉、山栀、薄荷，加石斛二钱、竹茹一钱五分、梨五片，加大养阴生津力量。患者进两剂，口干引饮、苔黄溲赤皆退，惟咳嗽尚未止。此为痰热虽化，肺津暗耗，清肃无权。前方去桑叶、象贝、竹沥，加南沙参四钱、川贝母三钱、杭菊花一钱半。先生三诊中把象贝换成川贝，川贝与象贝都具有清热化痰、消痰散结的功效，用于热痰、肺热咳嗽、瘰疬瘿瘤、痈肿疮毒、肺痈等症。川贝偏向于润肺，常用于阴虚久咳、肺劳久咳。而浙贝苦泄之力较强，偏向于治疗外感风热及热痰所致的咳嗽，在治疗瘰疬瘿瘤、痈肿疮毒、肺痈等症时，浙贝比川贝更为常用。先生对患者证候了然于胸，密切结合其病情变化来辩证论治，患者连进三剂，霍然而愈，足见先生辩证之准、用药之神也。

案4　风寒夹痰饮阻肺

常州瞿梅阁，咳嗽哮喘，举发无常，甚则喉际痰声漉漉，寝食俱废，诊脉沉细而弦。风寒夹痰饮阻肺，清肃之令不能下行。

薄橘红一钱　云茯苓二钱　制半夏一钱五分　苏子三钱　紫菀一钱　杏仁三钱　苡仁三钱　当归二钱　煨姜二片　大枣两枚

服六十剂而霍然。

【赏析】

喘病是指由于外感或内伤，导致肺失宣降，肺气上逆或气无所主，肾失摄纳，以致呼吸困难，甚则张口抬肩，鼻翼煽动，不能平卧等为主要临床特征的一种病证。严重者可由喘致脱出现喘脱之危重证候。喘病古代文献也称"鼻息""肩息""上气""逆气""喘促"等。喘病是一种常见病证，也可见于多种急、慢性疾病过程中。喘病的病因很复杂，外邪侵袭、饮食不当、情志失调、劳欲久病等均可成为喘病的病因，引起肺失宣降，肺气上逆或气无所主，肾失摄纳便成为喘病。本例患者咳嗽哮喘，反复发作，甚则喉际痰声漉漉，寝食俱废，诊脉沉细而弦。先生认为此为风寒夹痰饮阻肺，清肃之令不能下行。药用苏子、杏仁、紫菀、煨姜温肺化痰平喘；薄橘红、云茯苓、制半夏、苡仁、当归、大枣健脾化痰。患者服六十剂而霍然。

案5 痰热销烁肺阴

四川倪太令淑，素精医理，因公来沪，事多烦劳，咳嗽气喘夜难平卧。请医投以补肾纳气，不应。更医用通阳涤饮，病转剧。口渴引饮，大便溏泄。倪氏年近古稀，自觉支持不住，延余诊之。脉来沉滑，此痰热销烁肺阴，肃降无权。补肾纳气，滋腻未免碍痰；通阳涤饮，辛温反助火劫阴。火盛灼津，津枯失润。乃以生梨切片频进。

北沙参三钱　川贝母三钱　瓜蒌皮三钱　川石斛三钱　生甘草四分　生白芍一钱五分　甜杏仁三钱　冬瓜子四钱　鲜竹沥二两

连服三剂，口渴便泄已止，咳喘渐平，卧能着枕。前方加海浮石三钱，荸荠五枚。再服二剂，咳嗽气喘皆平，夜寐甚安。前方去竹沥，加吉林人参须一钱、淡竹茹一钱，进服六剂，眠食俱佳，精神振作而愈。

【赏析】

喘病的病位，主脏在肺和肾，与肝、脾、心有关。因肺为气之主，司呼吸，外合皮毛，内为五脏之华盖，若外邪袭肺，或它脏病气上犯，皆可使肺气壅塞，肺失宣降，呼吸不利而致喘促，或使肺气虚衰，气失所主而喘促。肾为气之根，与肺同司气之出纳，故肾元不固，摄纳失常则气不归元，阴阳不相接续，亦可气逆于肺而为喘。若脾虚痰浊饮邪上扰，或肝气逆乘亦能致喘，则为肝脾之病影响于肺。心气喘满，则发生于喘脱之时。患者因事多烦劳，咳嗽气喘夜难平卧。请医投以补肾纳气，不应。更医用通阳涤饮，病转剧。前两者或从肾论治或从痰论治，皆不效。先生诊疗之时，患者证见咳嗽气喘，口渴引饮，大便溏泄，脉来沉滑，先生认为此痰热销烁肺阴，肃降无权。前医补肾纳气，滋腻未免碍痰；通阳涤饮，辛温反助火劫阴，终致火盛灼津，津枯失润。因患者年事已高，病情危急。先生急令频服生梨片，梨味甘微酸、性凉，入肺、胃经；具有生津，润燥，清热，化痰，解酒的作用；用于热病伤阴或阴虚所致的干咳、口渴、便秘等症，也可用于内热所致的烦渴、咳喘、痰黄等症。此外，予以北沙参、川石斛、生甘草、生白芍、冬瓜子、鲜竹沥滋阴清热；川贝母、瓜蒌皮、甜杏仁理气化痰。患者连服三剂，口渴便泄已止，咳喘渐平，此乃肺津已生，痰热稍清。遂于前方加海浮石三钱，荸荠五枚。海浮石为火成岩石类中的浮石块状物或胞孔科动物脊突苔虫、瘤苔虫等的骨骼，清肺火，化痰，软坚，通淋，主治痰热喘嗽，老痰积块，瘰疬等。患者再服二剂，咳嗽气喘皆平，虽肺热已清，咳喘已平，然其年高久病，正气亏虚，故于前方去竹沥，加吉林人参须培补元气，淡竹茹清热、涤痰，蠲肺中余热，患者进服六剂，眠食俱佳，精神振作而愈。先生治病强调三因制宜，对年老体弱之人尤其重视食疗补虚，而非庸医之呆补峻攻可比也。药中肯綮，如鼓应桴，医中之妙，有如此哉。

案 6 痰火销烁肺阴

溧阳洪瑞初之夫人，咳嗽哮喘，喉际痰声漉漉，口渴引饮，夜坐凭几而卧。诊脉弦、滑、洪、大，此痰火销烁肺阴，肺气肃降无权。辛温、祛寒、涤饮，反为痰火树帜而劫肺阴。

梨汁　荸荠汁　芦根汁　冬萝卜汁　鲜竹沥

上药隔汤炖温连进二次，喘咳皆平，即能平卧。

南沙参四钱　川贝母三钱　瓜蒌皮三钱　甜杏仁三钱　苡仁三钱　冬瓜子四钱　海浮石三钱　鲜竹茹一钱

服五剂，口渴止而病若失。

【赏析】

患者咳嗽哮喘，喉际痰声漉漉，口渴引饮，不能平卧。诊其两脉弦、滑、洪、大，此痰火销烁肺阴，肺气肃降无权。急当清热化痰濡养肺阴，若用辛温、祛寒、涤饮之剂，反为痰火树帜而劫肺阴。先生以梨汁、荸荠汁、芦根汁、冬萝卜汁、鲜竹沥隔汤炖温而服。上五味鲜药养阴生津、清热涤痰，患者连进二次喘咳皆平，即能平卧。前五味药润肺生津之力尚可，然化痰养阴之力不足，故先生继予南沙参、鲜竹茹滋阴清热；川贝母、瓜蒌皮、甜杏仁、苡仁、冬瓜子、海浮石行气化痰，使痰湿从小便而走，实乃朔本清源之治也。服五剂，口渴止而病若失。

案7 痰滞交阻，肺胃失降肃

孟河都司刘文轩之太夫人，发热，汗出不解，咳嗽气喘，苔黄带灰，胸腹胀痛，势濒于危，急延余诊。脉来沉滑。此痰滞交阻，肺胃失降肃之权，非攻下不可。

礞石滚痰丸五钱，淡姜汤送下。

服后大便即行，热退痛止，喘咳皆平。太夫人性不喜药，以饮食调养而安。

【赏析】

本例患者发热，汗出不解，咳嗽气喘，苔黄带灰，胸腹胀痛，势濒于危，脉来沉滑。先生认为此痰滞交阻，肺胃失降肃之权，非攻下不可。遂予礞石滚痰丸五钱，淡姜汤送下。

礞石滚痰丸由明天麻、天竺黄、雄黄、礞石、胆星、巴霜、白附子、生甘草、全蝎、防风、麝香构成，为清热化痰剂，具有降火逐痰之功效。主治痰火扰心所致的癫狂惊悸，或喘咳痰稠、大便秘结。服后大便即行，热退痛止，喘咳皆平。患者平性不喜服药，后遂以饮食调养而安。成药与汤药相比，具有简便廉验的特点，对不喜服药之人可予选用，但仍需以辩证论治为基础，切不可因方便而随便选用。

案8 肝阳上灼肺阴，肺失清肃

山西李云生，咳嗽气喘，每夜跌坐凭几而卧，已经旬日，势已不支。延余诊之，脉来细弦。此肝阳上灼肺阴，肺失清肃之权，非痰饮也。消痰涤饮，药皆辛温，反伤肺阴，而助木火升逆之势。

北沙参四钱　　生石决四钱　　女贞子三钱　　牡丹皮二钱　　川贝母三钱　　瓜蒌皮三钱　川石斛三钱　　甜杏仁三钱　　冬瓜子四钱

连进二剂，喘咳绵平，夜能安卧。前方加大白芍一钱五分、黑料豆三钱。进六剂，全愈。

【赏析】

《素问·咳论》说："五脏六腑皆令人咳，非独肺也。"说明咳嗽的病变脏腑不限于肺，凡脏腑功能失调影响及肺，皆可为咳嗽病证相关的病变脏腑。但是其他脏腑所致咳嗽皆须通过肺脏，肺为咳嗽的主脏。文字上虽有咳、喘证之不同，但咳多兼喘、喘必兼咳，不易截然分开。其发病与肺、脾、肾有重要关系，但与肺脏关系最为密切。喘病的治疗原则是按虚实论治。实喘治肺，治以祛邪利气。应区别寒、热、痰、气的不同，分别采用温宣、清肃、祛痰、降气等法。虚喘治在肺肾，以肾为主，治以培补摄纳。针对脏腑病机，采用补肺、纳肾、温阳、益气、养阴、固脱等法。虚实夹杂，下虚上实者，当分清主次，权衡标本，适当处理。

本例患者咳嗽气喘，不能平卧，发病已经十天，病体虚弱。先生诊其脉来细弦。认为此肝阳上灼肺阴，肺失清肃之权，非寻常之痰饮也。治用北沙参、生石决、女贞子、牡丹皮、石斛滋阴以潜肝阳；川贝母、瓜蒌皮、川石斛、甜杏仁、冬瓜子润肺化痰，若用消痰涤饮，药皆辛温，反伤肺阴，而助木火升逆之势。患者连进二剂，喘咳绵平，夜能安卧，此为肝阳得降、肺阴得润之象。效不更方，于前方加大白芍一钱五分、黑料豆三钱以养阴和营，培补肝肾。患者进六剂，全愈。

案9　误汗致肺胃气液皆虚，湿痰阻气

淮安任守谦，咳嗽痰多，脘懑作吐，举发无常。进辛温发散，病益剧。肺俞穴畏寒，必须棉裹。诊脉沉细而弦。前因发散太过，肺胃气液皆虚，湿痰阻气，肃降无权。治必培养气液，兼化湿痰，方能奏效。

吉林参须五分　　北沙参四钱　　燕窝根一钱五分　　川贝母三钱　　紫菀一钱　　橘红一钱枳壳一钱　　海浮石三钱　　杏仁三钱　　冬瓜子四钱　　红枣五枚

服两剂，颇效。连服十剂，遂愈。

【赏析】

患者咳嗽痰多，脘懑作吐，反复发作。前医以辛温发散之药，病情加剧。背部肺俞穴畏寒，必须穿棉衣裹之。先生诊其两脉沉细而弦，认为乃前医发散太过，肺胃气液皆虚，湿痰阻气，肃降无权。治必培养气液，兼化湿痰，方能奏效。方中人参、沙参、燕窝、红枣健脾益气、养阴生津；川贝母、紫菀、橘红、枳壳、海浮石、杏仁、冬瓜子理气化痰，所谓治痰先治气也。患者服两剂，颇效。连服十剂，遂愈。先生看病，注重结合病人的病史，尤其是患者的诊疗经过，对先生判断病情有很大帮助。这一点在先生的很多病例当中都有体现。

案 10　痰火销烁肺阴，清肃无权

东台石品山，患咳嗽哮喘，喉际痰声漉漉，举发无常。发时自觉胸脘热盛，心烦不安。苔黄口干，脉来滑大。此痰火销烁肺阴，清肃无权。辛温逐饮，反劫阴液而助痰火，所以遍治无功。

沙参四钱　麦冬三钱　豆豉二钱　象贝母三钱　蒌皮三钱　杏仁三钱　石斛三钱
冬瓜子四钱　竹茹一钱　竹沥二两

进八剂，有卓效。前方加女贞子三钱、杜仲三钱。二十剂全愈。

【赏析】

患者咳嗽哮喘，喉际痰声漉漉，反复发作。发时自觉胸脘热盛，心烦不安。苔黄口干，脉来滑大。先生认为此痰火销烁肺阴，清肃无权。治以沙参、麦冬、豆豉、石斛、冬瓜子、竹茹、竹沥滋阴润肺；象贝母、蒌皮、杏仁清热化痰。若以辛温逐饮，反劫阴液而助痰火，所以遍治无功。患者进八剂，疗效显著。肺为气之主，肾为气之根，久喘必及肾，所以于前方加女贞子三钱、杜仲三钱培补少阴肾。二十剂全愈。

案 11　宿痰伏肺，遇诱因或感邪引触

徐州谭某，哮喘日久，屡年复发，入夜不寐，不能平卧，头脚似有畏寒，内

热。治宜平补三阴，兼化痰气。

南沙参_{三钱}　细生地_{三钱}　云茯苓_{二钱}　怀山药_{三钱}　川续断_{二钱}　怀牛膝_{二钱}
补骨脂（核桃肉炒）_{一钱}　家苏子_{二钱}　川郁金_{二钱}　化橘红_{一钱}　制半夏_{一钱}　半砂
仁壳_{二钱}　大杏仁_{三钱}　夜合花_{二钱}　夜交藤_{三钱}　生苡仁_{四钱}　降香_{五分}

【赏析】

哮病是由于宿痰伏肺，遇诱因或感邪引触，以致痰阻气道，肺失肃降，痰气搏击所引起的发作性痰鸣气喘疾患。发作时以喉中哮鸣有声，呼吸气促困难，甚至喘息不能平卧为主要表现。《症因脉治·哮病》所说："哮病之因，痰饮留伏，结成巢臼，潜伏于内，偶有七情之犯，饮食之伤，或外有时令之风寒束其肌表，则哮喘之症作矣。"哮病的病理因素以痰为主，丹溪云："哮病专主于痰。"若哮病反复发作，寒痰伤及脾肾之阳，痰热伤及肺肾之阴，则可从实转虚。于是，肺虚不能主气，气不布津，则痰浊内蕴，并因肺不主皮毛，卫外不固，而更易受外邪的侵袭诱发；脾虚不能转输水津上归于肺，反而积湿生痰；肾虚精气亏乏，摄纳失常，则阳虚水泛为痰，或阴虚虚火灼津生痰，因肺、脾、肾虚所生之痰上贮于肺，影响肺之宣发肃降功能。可见，哮病为本虚标实之病，标实为痰浊，本虚为肺脾肾虚。本例患者哮喘日久，屡年复发，入夜不寐，不能平卧，头脚似有畏寒，内热。先生认为应平补三阴，兼化痰气。治以南沙参、细生地、川续断、补骨脂滋补肝肾；云茯苓、怀山药、生苡仁、家苏子、川郁金、化橘红、制半夏、砂仁壳、大杏仁健脾燥湿化痰；怀牛膝、夜合花、夜交藤、降香降气平喘、引火归元。

案 12　脾虚生痰，上阻肺络

佚名，脾虚生痰，上阻肺络，肺失肃降之权，肾乏封藏之固，气浮于上，呛咳气急，举发无常，脉来沉弦而数。抱恙日久，根蒂已深。治宜健脾消痰，兼养阴肃肺法。

黑料豆_{四钱}　女贞子_{四钱}　大白芍_{一钱五分}　生甘草_{五分}　川贝母_{三钱}　甜杏仁_三

钱 海浮石三钱 瓜蒌皮三钱 冬瓜子四钱 生苡仁三钱 薄橘红一钱 炙紫菀八分

【赏析】

咳嗽分外感咳嗽与内伤咳嗽，外感咳嗽病因为外感六淫之邪；内伤咳嗽病因为饮食、情志等内伤因素致脏腑功能失调而内生病邪。外感咳嗽与内伤咳嗽，均是病邪引起肺气不清失于宣肃，迫气上逆而作咳。肺脏自病者，常由肺系疾病日久，迁延不愈，耗气伤阴，肺不能主气，肃降无权而肺气上逆作咳；或肺气虚不能布津而成痰，肺阴虚而虚火灼津为痰，痰浊阻滞，肺气不降而上逆作咳。脾为生痰之源，本例患者呛咳气急，举发无常，脉来沉弦而数，四诊合参，患者当为脾虚生痰，上阻肺络，肺失肃降之权，肾乏封藏之固，气浮于上，治宜健脾消痰，兼养阴肃肺。方中黑料豆、女贞子、海浮石补肾纳气平喘；大白芍、生甘草缓气道之急；川贝母、甜杏仁、瓜蒌皮、冬瓜子、生苡仁、薄橘红、炙紫菀宽胸理气、止咳化痰。患者因痰而嗽，病程较久，故先生辩证时从生痰之源和纳气之根入手，真所谓治病求本也。

案 13　阴血久虚，肝阳上升，销烁肺胃阴液

某，阴血久虚，肝阳上升，销烁肺胃阴液，气机肃降无权，呛咳内热，口干脘闷，喉际作梗，头眩神倦，痰味热腥，痔疮下血，湿热内蕴已著，脉来细数。治宜清肝和胃，肃肺化湿。

冬青子三钱 鲜生地八钱 南沙参四钱 炒槐米四钱 地榆炭一钱 甜川贝三钱
瓜蒌皮三钱 川石斛三钱 鲜竹茹一钱 冬瓜子四钱 生谷芽四钱 甜杏仁三钱

【赏析】

患者呛咳内热，口干脘闷，喉际作梗，头眩神倦，痰味热腥，痔疮下血，脉来细数。脉细主虚，数主热，脉症合参，患者当为阴血久虚兼湿热内蕴，肝藏血，体阴而用阳，血虚不能制阳而肝阳上亢，销烁肺胃阴液，气机肃降无权，故见上症。治宜清肝和胃，肃肺化湿兼凉血止血。方中冬青子、鲜生地、炒槐米、地榆炭清热凉血止血；南沙参、川石斛、鲜竹茹甘寒濡养肝胃之阴；甜川贝、瓜蒌皮、

冬瓜子、生谷芽、甜杏仁健脾化痰止咳。六淫当中，湿邪重浊粘腻，病势缠绵，故古人云：去湿不利小便非其治也，乃使邪有出路矣。先生化痰或去湿邪尤喜用冬瓜子一药。其无毒，味甘；性微寒。《本经》指出：冬瓜子"主令人悦泽，好颜色，益气不饥，久服轻身耐老"。崔禹锡《食经》：利水道，去淡水。盖先生取其性味平和、药食两用矣。

十八、痰 饮

案1　中阳不振，湿饮停聚，胃失降令

广东杨君咏史，病胸腹贲响作胀，呕吐清水痰涎，饮食少进。予诊脉沉弦，中阳不振，湿饮停聚，胃失降令。

高丽参一钱　白茯苓二钱　茅苍术一钱五分　甘草五分　肉桂五分　干姜一钱　半夏三钱　广皮一钱　大枣三枚

连服十剂而愈。

【赏析】

痰饮是指体内水液输布、运化失常，停积于某些部位的一类病证。痰，古通"淡"，是指水一类的可以"淡荡流动"的物质。饮也是指水液，作为致病因素，则是指病理性质的液体。为此，古代所称的"淡饮"、"流饮"，实均指痰饮而言。痰饮一病主要在于中阳素虚，复加外感寒湿，或为饮食、劳欲所伤，致使三焦气化失宣，肺脾肾通调转输蒸化无权，阳虚阴盛，水饮内停而成痰成饮。《金匮要略》对痰饮的治疗提出"用温药和之"的治疗原则，至今仍为临床遵循。此例患者胸腹贲响作胀，呕吐清水痰涎，饮食少进，两脉沉弦，先生认为此乃中阳不振，湿饮停聚，胃失降令，治当温化痰饮兼行气燥湿，方中肉桂、干姜温阳化饮；高丽参、白茯苓、茅苍术、甘草、半夏、广皮、大枣、健脾燥湿、行气化痰。患者连服十剂而愈。

案2　脾虚不运，积湿生痰

扬州徐君吉人，患痰饮，胸腹贲响胀痛，呕吐泄泻，吞酸嗳腐，饮食少进。予诊脉沉弦，脾虚不运，积湿生痰，阻气停饮。治当健脾、燥湿、化痰、涤饮。

高丽参一钱　茅苍术二钱　广皮一钱　半夏三钱　茯苓二钱　干姜八分　川贝母三钱　金香附一钱五分　毕澄茄一钱　炙内金三钱　六神曲三钱　冬瓜子四钱　大枣三枚

连进十剂，病即霍然。

【赏析】

《圣济总录·痰饮统论》说："三焦者，水谷之道路，气之所始终也。三焦调通，气脉平匀，则能宣通水液，行人于经，化而为血，灌溉周身，若三焦气塞，脉道壅闭，则水积为饮，不得宣行，聚成痰饮。"若联系到五脏，痰饮之生成则与肺脾肾功能失调有关。肺居上焦，主气，肺气之宣发肃降，通调水道的作用。若因肺气失宣，通调失司，津液失于布散，则聚为痰饮。脾居中州，而脾主运化，有运输水谷精微之功能。若因湿邪困脾，或脾虚不运，均可使水谷精微不归正化，聚为痰湿。肾为水脏，处下焦，主水液的气化，有蒸化水液，分清泌浊的职责。若肾气肾阳不足，蒸化失司，水湿泛滥，亦可导致痰饮内生。三脏之中，脾运失司，首当其冲。因脾阳虚，则上不能输精以养肺，水谷不归正化，反为痰饮而干肺；下不能助肾以制水，水寒之气反伤肾阳。由此必致水液内停中焦，流溢各处，波及五脏。

本例患者胸腹赍响胀痛，呕吐泄泻，吞酸嗳腐，饮食少进，两脉沉弦，为脾胃亏虚，腐熟与运化无权，食积胃肠，水饮内停胸腹而成痰饮。治法当健脾、燥湿、化痰、涤饮。方中高丽参、大枣、茯苓补气健脾，茅苍术、半夏、川贝母燥湿化痰；干姜、毕澄茄温中散寒；金香附、广皮行气导滞；炙内金、六神曲和胃消导；冬瓜子利水使湿邪从小便而走。

案3　脾土久虚，积湿生痰，阻塞肺气

佚名，脾土久虚，运化无权，积湿生痰，阻塞肺气，清肃之气不能下行，呛咳气喘，脘闷鼻塞，甚则喉际痰声漉漉，寝食俱废。脉来沉弦而滑。治宜健脾渗湿，化痰肃肺。

全当归二钱　赤茯苓二钱　苡仁三钱　薄橘红一钱　制半夏一钱五分　莱菔子二钱　白芥子一钱　紫苏子一钱五分　炙紫菀一钱　象贝母三钱　瓜蒌皮三钱　海浮石三钱

光杏仁三钱　　冬瓜子四钱　　淡豆豉一钱五分

【赏析】

本病的病理性质，则总属阳虚阴盛，输化失调，因虚致实，水饮停积为患。虽然间有因时邪与里水相搏，或饮邪久郁化热，表现饮热相杂之候，但究属少数。中阳素虚，脏气不足，实是发病的内在病理基础。脾为生痰之源，肺为贮痰之器，本例患者呛咳气喘，脘闷鼻塞，甚则喉际痰声漉漉，寝食俱废。脉来沉弦而滑，应为脾土久虚，运化无权，积湿生痰，阻塞肺气，清肃之气不能下行，呛咳气喘，脘闷鼻塞，甚则喉际痰声漉漉，寝食俱废，治宜健脾渗湿，化痰肃肺。方中当归、茯苓、苡仁、冬瓜子、淡豆豉健脾渗湿；橘红、制半夏、莱菔子、白芥子、紫苏子、炙紫菀、象贝母、瓜蒌皮、海浮石、光杏仁化痰止咳。先生此方既健脾而培生痰之源，又涤痰而清贮痰之器，着实妙哉。

案4　脾土久虚，运化无权，积湿蕴结于中

某，脾土久虚，运化无权，积湿无从宣泄，蕴结于中，阻塞胃气，宣布失职，胸腹不舒，纳谷无多，大便溏薄，脉来沉细而弦。治宜健脾化湿，兼和胃气。

吉林参须八分　　赤茯苓三钱　　焦茅术一钱五分　　陈广皮一钱　　制半夏一钱五分　　川朴花三分　　生熟谷芽各四钱　　连壳蔻八分　　粉甘草五分　　冬瓜子四钱　　大枣二枚

【赏析】

阳虚阴盛，本虚标实的特点。本虚为阳气不足，标实指水饮留聚。因饮为阴邪，遇寒则聚，得温则行。通过温阳化气，可杜绝水饮之生成。故《金匮要略·痰饮咳嗽脉证并治》篇提出："病痰饮者，当以温药和之。"本例脾虚而运化无权，致胸腹不舒，纳谷无多，大便溏薄，治宜健脾化湿，兼和胃气。方中吉林参须、赤茯苓、大枣、粉甘草健脾而化湿；焦茅术、陈广皮、制半夏、川朴花、冬瓜子燥湿行气化痰；生熟谷芽和胃消导，连壳、豆蔻化湿消痞，行气温中。

案5 脾胃虚弱，积湿生痰

九江范某，本属虚体，脾胃尤弱，时呕吐痰涎，而大小肠绞槎，鞭结不爽。治宜和荣扶土，兼通导幽门。

白归身二钱　茯苓皮三钱　生熟苡仁各四钱　怀山药三钱　陈广皮一钱　制半夏一钱五分　川厚朴一钱　白蔻壳一钱五分　细青皮一钱五分　潼蒺藜三钱　白蒺藜三钱　白苏子三钱　大麻仁一钱五分　瓜蒌仁三钱　车前子三钱　川通草四分　佛手五分　降香五分

【赏析】

患者时呕吐痰涎，大小便不利。先生考虑其本属虚体，脾胃尤弱，治宜用当归、茯苓皮、生熟苡仁、怀山药、陈广皮、制半夏、川厚朴、白蔻壳、细青皮、潼蒺藜、白蒺藜、白苏子以健脾燥湿、温化痰饮；车前子、川通草利水通淋；大麻仁、瓜蒌仁、佛手、降香润肠通便。

案6 肝阳升腾无制，夹湿痰流窜节络

某，肝阳升腾无制，夹素蕴之湿痰流窜节络，荣卫不能通行，右手无名指小指麻木作胀，脉来沉弦而滑。治宜清肝化湿，消痰通络。

甜川贝三钱　瓜蒌皮三钱　川石斛三钱　薄橘红八分　生苡仁三钱　茯苓皮三钱　南沙参四钱　陈橘络一钱　冬瓜子三钱　甜杏仁三钱　鲜竹茹一钱　桑枝一尺

【赏析】

痰饮作为病理产物可随气机的运行而停留在身体各处，故痰饮病人的临床表现也多种多样，元代朱丹溪更是提出了"百病兼痰"的观点。此例患者痰饮停于四肢而见右手无名指小指麻木作胀，脉来沉弦而滑。治宜清肝化湿，消痰通络。药用甜川贝、瓜蒌皮、甜杏仁、生苡仁、茯苓皮、冬瓜子燥湿化痰；薄橘红、陈橘络、鲜竹茹、桑枝清肝化湿通络；川石斛、南沙参养阴生津，滋养营卫。痰湿得消，营卫得养，则麻木作胀自消。

案7 脾土不运，积湿生痰

某，脾土不运，积湿生痰。胃气不能下降，胸脘痞闷不舒，饮食少进，不易消化，苔黄神倦，四肢无力，脉来沉细而滑。治宜健脾化湿，消痰和胃。

陈广皮一钱　制半夏二钱　川贝母三钱　白茯苓三钱　江枳壳一钱五分　南沙参四钱　炙内金二钱　冬瓜子四钱　佩兰叶一钱五分　姜竹茹一钱　生熟谷芽各五钱

【赏析】

李东垣认为脾胃为元气滋养之源、气机升降枢纽，脾胃亏虚则受纳腐熟和运化无权，而见胸脘痞闷不舒，饮食少进，不易消化，苔黄神倦，四肢无力，脉来沉细而滑。治宜健脾化湿，消痰和胃。方中陈广皮、制半夏、川贝母、白茯苓、江枳壳、佩兰叶健脾燥湿化痰；南沙参、冬瓜子、姜竹茹清热生津；生熟谷芽、炙内金消食和胃。脾为生痰之源，脾健则痰饮自消，所谓养正积自除也。治病求本，先生治痰可谓从其本也。

十九、劳 损

案1 气虚不能化津

台州李子华，内热溲赤，口渴引饮。医用养阴药，病反增剧。余诊其脉沉弱无力，此气虚不能化津。《经》谓：中气不足，溲便为之变。可为此症实据。

黄芪三钱　高丽参二钱　甘草一钱　当归二钱　枸杞子三钱　陈皮一钱　半夏一钱五分　白术一钱　茯苓二钱　大枣三枚

连进十剂而愈。

【赏析】

《灵枢·口问篇》云："中气不足，溲便为之变。"中气者，中焦脾胃之气也。脾胃为后天之本，主运化，乃气血生化之源，又为人体气机升降之枢纽。二便之正常排泄，赖中气为之转输，中气不足可出现二便异常。患者脉沉弱无力，定为虚证；前医予养阴药而病反增剧，四诊合参，并结合病人病史，先生认为此气虚不能化津。此例病人正是"中气不足，溲便为之变"的现实证据啊。虚则补之，劳则温之，故当以甘温益气、养血滋阴为治。药用黄芪、高丽参、甘草、白术、茯苓、大枣健脾益气；当归、枸杞子滋阴养血；陈皮、半夏行气燥湿；患者连进十剂而愈。

案2 肺虚而气不下降

上海吕小岩，患咳嗽后右胁肋痛不可忍，已经月余，遍治罔效。精神萎顿，头眩口干。余诊右寸脉极沉细，此肺虚而气不下降也。当清补肺阴，辛通苦降。

西洋参一钱　麦冬三钱　白芍一钱五分　甘草五分　石斛三钱　蒌皮三钱　酒炒黄连一分　吴茱萸一分　燕窝根一钱五分　南枣三枚

一剂痛减大半，再剂霍然。

【赏析】

虚损又称虚劳，是由于禀赋薄弱、后天失养及外感内伤等多种原因引起的，以脏腑功能衰退，气血阴阳亏损，日久不复为主要病机，以五脏虚证为主要临床表现的多种慢性虚弱症候的总称。《素问·通评虚实论》所说的"精气夺则虚"可视为虚证的提纲。而《素问·调经论》所谓"阳虚则外寒，阴虚则内热"，进一步说明虚证有阴虚、阳虚的区别，并指明阴虚、阳虚的主要特点。《难经·十四难》论述了"五损"的症状及转归。明·汪绮石所撰《理虚元鉴》，为虚劳专书，两卷。其中提出了虚劳的"三本两统"论，"两统"即阳虚证统于脾，阴虚证统于肺。患者咳嗽后右胁肋痛不可忍，月余，遍治罔效。《内经》虽云："五脏六腑皆令人咳，非独肺也。"然肺病之主证为咳，故咳之主脏为肺也。患者因咳嗽而致胁痛，又见精神萎顿，头眩口干，右寸脉极沉细，脉症合参，当属肺阴亏虚，无以濡养胸胁，治当滋养肺阴为主。药用西洋参、石斛、麦冬补肺生津；白芍、甘草缓急止痛；蒌皮宽胸理气；酒炒黄连清血中余热；吴茱萸降逆止呕，助阳止泻；燕窝根、南枣补脾益气，所谓虚则补其母是也。患者一剂痛减大半，再剂霍然。患者遍治无功，至先生两剂而药到病除，观此案例，可知先生辩证之缜密、用药之出神入化也。

案3 肝阳升腾，痰热蕴结，肺胃阴伤

佚名，进养阴清火，兼化痰热法。肝阳升腾之势渐平，入夜咯血已止，咯痰略易，痰色黄多绿少，病情似乎减轻。惟痰热蕴结，肺胃阴伤，呛咳内热，口干汗多，舌绛且光，胸脘偏右懊憹，难以名状，饮食减少。阴虚而气怯，中无砥柱，倘用甘温益气，未免助火劫阴，荣阴无康复之机，木火有燎原之势。正气充满于阴液之中，培阴液即是固正气。脉弦略退，细数如常。宜宗前法更进一筹。

女贞子四钱　生甘草五分　南沙参四钱　京玄参二钱　鲜生地三钱　明天冬三钱　大麦冬三钱　川贝母三钱　瓜蒌皮三钱　川石斛三钱　天花粉三钱　冬瓜子四钱　生谷芽四钱　鲜竹茹一钱　鲜竹沥二两　梨五片

二诊，上方服三剂后，肝阳上亢之势渐平，胃气下降，咯血已止，饮食加增，绿痰已清，黄痰尚多。呛咳内热，口干有汗，舌绛而光，胸脘偏右懊憹，难以名

状。肺阴久虚，清肃无权，痰热内蕴，灼阴耗气，益气未免助火劫阴，正气充满于阴液之中，必先液涸而后气散，培阴液即是固正气，倘用滋腻填阴，诚恐禁锢痰火，阴液更受燔灼。治必清火豁痰，令火平痰化，阴液或可暗长潜滋。名臣医国，兴利必先除弊也。脉弦已减，细数仍然，势未出险，宜宗前法进治。

女贞子四钱　生甘草五分　西洋参二钱　京玄参二钱　鲜生地三钱　天花粉三钱　川石斛三钱　明天冬三钱　川贝母三钱　瓜蒌皮三钱　冬瓜子四钱　鲜竹茹一钱　生谷芽四钱　甜杏仁三钱　梨五片　荸荠五枚

三诊，痰色本白而发黄者，火盛也，内热口干者，阴液干枯不能上济也。舌绛而光者，阴虚及气，中无砥柱也。呛咳咯痰难出，胸脘偏右懊憹，难以名状，夜寐因此不安者，肺胃阴伤，痰火交煽，清肃无权也。丹溪谓阳常有余，阴常不足，阳虚易治，阴亏难调，治当育阴制阳，论极精切。惟喜用苦寒坚阴泻火，未免伤中。叶天士、徐灵胎治木火刑金，每用甘润，与喻嘉言所论甘寒能培养脾胃生生之气，最合机宜。脉来细数，阴液虽枯，痰火尚炽，益气补阴，反为痰火树帜。治宜养阴、清火、润肺。

冬青子四钱　生甘草五分　南沙参四钱　京玄参二钱　鲜生地三钱　云茯神二钱　川贝母三钱　瓜蒌皮三钱　川石斛三钱　天花粉三钱　生谷芽四钱　鲜竹茹一钱　甜杏仁三钱　梨五片　荸荠五枚

四诊，痰热蕴结肺络，积久竟成窠囊，如蜂子归于房中，莲实嵌于蓬内，生长则易，剥落则难，叠进清火豁痰法，痰热已化，随化随生，窠囊中之痰热尚未扫除，每逢日晴，胸脘偏右懊憹，即热势沸腾，周身皆热，呛咳痰黄，舌绛破碎，口干引饮，小溲甚少，肺胃阴伤不堪，痰火销灼，补阴犹恐助痰，痰热无从宣化，养阴清火与痰无碍，似合机宜。肺位最高，轻清上浮，必须气味轻扬，搜剔肺中痰热，尽从下泄，肺气自有肃降之权，脉来细数。宜宗前法更进一筹。

冬青子四钱　粉甘草五分　鲜生地三钱　北沙参四钱　京玄参二钱　川贝母三钱　瓜蒌皮三钱　川石斛三钱　天花粉三钱　甜杏仁三钱　海浮石三钱　冬瓜子四钱　生谷芽四钱　熟谷芽四钱　鲜竹茹一钱　鲜竹沥一两　生梨五片　荸荠五枚

五诊，天下无倒流之水，而有时倒流者，风激之也。人身无逆行之血，而有时逆行者，火迫之也。火迫血溢，吐血属痰火交煽者居多。现吐血已止多日，今又复发，其色鲜红，吐出自觉舒畅。荣热外泄，痰黄味辣，舌刺口干，胸脘偏右懊憹，内热不溲气秒，痰热蕴结肺络，如抽蕉剥茧，层出不穷。气液皆受燔灼，中无砥柱之权，饮食入中，咯痰较易，培补气液，未免助火碍痰，清化痰热，又恐将来气液难复，脉来细数，势未出险，补救颇难。姑拟养阴清火，豁痰润肺。

冬青子四钱　粉甘草五分　马兜铃五分　鲜生地三钱　北沙参四钱　京玄参二钱　川贝母三钱　瓜蒌皮三钱　川石斛三钱　天花粉三钱　牡丹皮一钱　冬瓜子四钱　生谷芽四钱　甜杏仁（研）三钱　鲜竹茹一钱　鲜竹沥一两　荸荠五枚　生梨五片

六诊，肝阳升腾之势渐平，津液宣布，咯血已止，舌润苔布，入夜肌热，脘右懊憹皆退，惟胸间胀痛不舒，呛咳痰色微黄，神倦力乏，气液皆虚，中无砥柱，已可概见。人参益气，未免甘温助火，犯缪仲醇肺热还伤肺之戒；阿胶、熟地填阴，又恐滋腻碍痰，犯叶香岩阴未生，徒令凝滞在脘之戒。必须气味轻清，补而不腻，与痰无碍，方合机宜。脉来数象已减，右寸关细滑。治宜补阴清火，兼化痰热。

西洋参一钱　京玄参二钱　鲜生地三钱　大麦冬二钱　杭白芍一钱五分　生甘草五分　女贞子四钱　川贝母三钱　瓜蒌皮三钱　川石斛三钱　天花粉三钱　甜杏仁三钱　冬瓜子三钱　生谷芽四钱　广皮白五分　鲜竹茹一钱　鲜竹沥一两　梨五片　荸荠五枚

七诊，气液极虚，法当益气滋液，益气未免甘温助火，滋阴又恐滋腻碍痰。当痰火猖獗之时，惟有清火豁痰，釜底抽薪，方合法度。若扬汤止沸，无济于事。现蕴结肺络中痰热，已宣化及半，尚有痰热凝结肺络，清肃无权，呛咳痰黄，胸腹作胀，入夜肌热，是有形之痰阻无形之气。清化痰热，气自肃降，诚恐将来火清痰化，液涸气散，补救不及，却有险关在后，不得不思患预防。培养将枯之阴液，清泄未尽之痰热，两面兼顾，似合机宜，脉来细数。宜宗前法进治。

女贞子四钱　鲜生地三钱　北沙参四钱　京玄参二钱　云茯神二钱　瓜蒌皮三钱　川贝母三钱　川石斛三钱　天花粉三钱　甜杏仁三钱　冬瓜子三钱　生谷芽四钱　鲜竹茹一钱　鲜竹沥一钱　灯心五尺　梨一片　荸荠五枚

【赏析】

绳甫公尝谓："诊断有四要，一曰明辨见证，二曰探讨病，三曰省察气候，四曰考核体质，盖见证有表里、气血、虚实、寒热之分；病源有六淫、七情、痰、食、劳、逸之异；气候有南北高卑寒暑燥湿之别；体质有阴阳、强弱、老少、勇怯之殊，情况各有不同。必须诊断确实，而后随机应变，则轻重缓急大小先后之法，因之而定。"此例中先生每诊则仔细审查，证变方亦变，谨扣病机。针对此例病患，先生云：丹溪谓阳常有余，阴常不足，阳虚易治，阴亏难调，治当育阴制阳，论极精切。惟喜用苦寒坚阴泻火，未免伤中。叶天士、徐灵胎治木火刑金，每用甘润，与喻嘉言所论甘寒能培养脾胃生生之气，最合机宜。《内经》说："有胃气则生，无胃气则死。"又说："胃为水谷之海，五脏六腑之大源。"足见一身气血皆从胃中水谷生化而来。所以不论何脏虚而关系于胃的，先生必从胃治。倘胃气有权，则五脏之虚皆可恢复。因此胃之关系于一身，实在是最重要的。其治疗原则是：胃阴虚者，当养胃阴；胃阴、胃气并虚者，当养胃阴而兼胃气；此法每多应手。他生平治虚证之所以别心得者在此。

初诊时，费绳甫以养阴清火，兼化痰热法为主进行治疗。先生认为肝阳升腾之势渐平，入夜咯血已止，咯痰略易，痰色黄多绿少，病情似乎减轻。痰热蕴结则呛咳，肺阴伤内热、汗多，胃阴伤则口干、胸脘偏右懊憹、难以名状、饮食减少、舌绛且光。此时阴虚而气怯，中无砥柱，倘用甘温益气，未免助火劫阴，荣阴无康复之机，木火有燎原之势。正气充满于阴液之中，培阴液即是固正气。脉弦略退，细数如常。宜宗前法更进一筹。

方用女贞子、生甘草、南沙参、京玄参、鲜生地、明天冬、大麦冬以滋肺阴、清虚热，川贝母、瓜蒌皮、冬瓜子、鲜竹茹、鲜竹沥以清热化痰，用石斛、天花粉、生谷芽、梨来滋阴胃阴。

二诊，经上方三剂治疗后，症状明显好转，但黄痰尚多。呛咳内热，口干有汗，舌绛而光，胸脘偏右懊憹，难以名状。此时先生认为肺阴久虚，清肃无权，痰热内蕴，灼阴耗气，益气未免助火劫阴，正气充满于阴液之中，必先液涸而后气散，培阴液即是固正气，倘用滋腻填阴，担心禁锢痰火，阴液更受燔灼。治必清火豁痰，令火平痰化，阴液或可暗长潜滋。正如名臣治国一样，兴利必先除弊也。脉弦已减，细数仍然，势未出险，宜宗前法进治。

方用女贞子、生甘草、西洋参、京玄参、鲜生地、天花粉、川石斛、明天冬来补气生津，用川贝母、瓜蒌皮、冬瓜子、鲜竹茹、生谷芽、甜杏仁来清化热痰，再用梨、荸荠来滋养胃阴。

三诊，二诊仍有痰黄亦即体内仍然火盛，内热口干则为阴液干枯不能上济，舌绛而光者，阴虚及气导致气阴两虚。呛咳咯痰难出、胸脘偏右懊憹、难以名状、夜寐因此不安则为肺胃阴伤、痰火交煽、清肃无权，脉来细数为阴液虽枯、痰火尚炽、益气补阴、反为痰火树帜。治宜养阴、清火、润肺。

方用冬青子、生甘草、南沙参、京玄参、鲜生地清养肺阴；云茯神、川贝母、瓜蒌皮、生谷芽、鲜竹茹、甜杏仁清化热痰；更用石斛、天花粉、梨、荸荠来滋养胃阴。

四诊，久病入络，此时痰热蕴结日久已入肺络，积久竟成窠囊。叠进清火豁痰法，痰热已化，随化随生，窠囊中之痰热尚未扫除。每逢日晡，胸脘偏右懊憹，即热势沸腾，周身皆热，呛咳痰黄，舌绛破碎，口干引饮，小溲甚少，肺胃阴伤不堪，痰火销灼，补阴犹恐助痰，痰热无从宣化，养阴清火与痰无碍，似合机宜，故宜宗前法更进一筹。

方中冬青子、甘草、鲜生地、北沙参、玄参清养肺阴；川贝母、瓜蒌皮、生谷芽、熟谷芽、海浮石、冬瓜子、鲜竹茹、鲜竹沥清化痰热；石斛、天花粉、杏仁、生梨、荸荠清养胃阴。

五诊，天下无倒流之水，而有时倒流者，风激之也。人身无逆行之血，而有时逆行者，火迫之也。火迫血溢，吐血属痰火交煽者居多。现吐血已止多日，今又复发，其色鲜红，吐出自觉舒畅。荣热外泄，痰黄味辣，舌刺口干，胸脘偏右懊憹，内热不溲气秽，痰热蕴结肺络，如抽蕉剥茧，层出不穷。气液皆受燔灼，中无砥柱之权，饮食入中，咯痰较易，培补气液，未免助火碍痰，清化痰热，又恐将来气液难复，脉来细数，势未出险，补救颇难。暂时拟养阴清火，豁痰润肺之法。

此方中继续用冬青子、粉甘草、鲜生地、北沙参、玄参来清养肺阴，再用马兜铃、川贝母、瓜蒌、冬瓜子、生谷芽、杏仁、鲜竹茹、鲜竹沥来清热化痰，还用川石斛、天花粉、荸荠、生梨清胃热、养胃阴，用牡丹皮清热凉血以止血。

六诊，肝阳升腾之势渐平，津液宣布，咯血已止，舌润苔布，入夜肌热，脘右懊憹皆退，惟胸间胀痛不舒，呛咳痰色微黄，神倦力乏，气液皆虚，中无砥柱，已可概见。人参益气，未免甘温助火，犯缪仲醇肺热还伤肺之戒；阿胶、熟地填阴，又恐滋腻碍痰，犯叶香岩阴未生，徒令凝滞在脘之戒。必须气味轻清，补而不腻，与痰无碍，方合机宜。脉来数象已减，右寸关细滑。治宜补阴清火，兼化痰热。

此时用西洋参、玄参、生地、麦冬、白芍、生甘草、女贞子、石斛、天花粉、梨、荸荠清养肺胃之阴，再用川贝母、瓜蒌皮、杏仁、冬瓜子、生谷芽、广皮白、鲜竹茹、鲜竹沥继续清解余下的痰热以促胃阴来复。

七诊，气液极虚，法当益气滋液，益气未免甘温助火，滋阴又恐滋腻碍痰。当痰火猖獗之时，惟有清火豁痰，釜底抽薪，方合法度。若扬汤止沸，无济于事。现蕴结肺络中痰热，已宣化及半，尚有痰热凝结肺络，清肃无权，呛咳痰黄，胸腹作胀，入夜肌热，是有形之痰阻无形之气。清化痰热，气自肃降，诚恐将来火清痰化，液涸气散，补救不及，却有险关在后，不得不思患预防。培养将枯之阴液，清泄未尽之痰热，两面兼顾，似合机宜，脉来细数。方效不改，宗前法进一步给予治疗。

方中用女贞子、生地、北沙参、玄参滋补肝肾之阴，用甜杏仁、冬瓜子、生谷芽、鲜竹茹、鲜竹沥、茯神、瓜蒌皮、灯心、川贝母继续清化余下热痰，继续用石斛、天花粉、梨、荸荠滋养胃阴以清胃中余热。

此例七诊才愈，说明痰热内阻、脾胃虚弱在治疗上的困难。因此，临床上需要医者胆大心细，费老的治疗体现出他的中医基本功底深厚，对中药娴熟非一般人所比。

案4　肾阴久虚，水不涵木，肝阳升腾，销灼阴液

佚名，肾阴久虚，水不涵木，肝阳升腾无制，销灼肺胃阴液，气机肃降无权。呛咳气急，内热口干，胸胁作痛，脉来沉细，势已入损。治宜育阴制阳。

冬青子四钱　大白芍一钱五分　生甘草三分　南杜仲三钱　南沙参四钱　甜川贝三钱　瓜蒌皮三钱　川石斛三钱　天花粉三钱　冬瓜子四钱　生谷芽四钱　光杏仁三钱

【赏析】

患者呛咳气急，内热口干，胸胁作痛，脉来沉细。沉细当为虚证之脉，五脏之中肺主气司呼吸，故其呛咳气急主病在肺，患者病程已久，肾为气之根，故属肺肾两虚之证。治疗当凉血滋阴。药用冬青子、大白芍、生甘草清热凉血、缓急止痛；南杜仲补益肝肾；川石斛、天花粉、南沙参养阴生津；甜川贝、瓜蒌皮、冬瓜子、光杏仁、生谷芽化痰止咳。对于虚劳一证，先生尤有心得，其对虚劳的诊治，虽宗丹溪"阳常有余，阴常不足"之说，但苦寒之品则尽量避免，恐伤阳也。吾等后辈当谨记之。

案5　阴虚阳亢，虚火上扰

湖南曾某，肺虚干咳，阳明自汗日甚，交阴之时，每发寒热。久延成损，姑拟固本清降。

南沙参四钱　鲜石斛三钱　西洋参一钱　云茯苓二钱　怀山药三钱　制首乌三钱　青蒿梗一钱　花龙骨二钱　左牡蛎四钱　大玉竹三钱　大麦冬一钱五分　女贞子二钱　潼沙苑三钱　甜川贝三钱　甜杏仁三钱　苏子霜一钱　桑白皮二钱　旋覆花（绢包）一钱　竹叶十张

【赏析】

自汗者，汗无时而自出也。经曰："饮食饱甚，汗出于胃。惊而夺精，汗出于心。持重远行，汗出于肾。疾走恐惧，汗出于肝。摇体劳苦，汗出于脾。"又云："阴虚而阳必辏，则发热而自汗。"患者干咳，自汗，交阴之时，每发寒热。四诊合参，其当属阴虚阳亢，虚火上扰而发热，治疗当滋阴清热。方中南沙参、鲜石斛、西洋参、大玉竹、大麦冬益气养阴生津；云茯苓、怀山药补脾养胃，生津益肺；制首乌、女贞子、潼沙苑补肝肾、益精血；青蒿梗清热解暑、除蒸、截疟；花龙骨、左牡蛎潜阳补阴；甜川贝、甜杏仁、苏子霜、桑白皮、旋覆花、竹叶化痰平喘。虚劳者若为脾胃弱者，先生则着重脾胃而用培土生金之法，实宗东垣学说。但除宗气下陷者外，升提之品不可用，燥烈之品更当禁忌，恐伤阴也。

案 6 肝火灼伤肺络

佚名，身体虚弱，呛咳失音，时时漫热，咽喉破碎作痛，此肝火烁伤肺络之故。

蛤蚧一对　天冬（去心）二钱　麦冬（去心）二钱　生龟板四钱　南北沙参各三钱　薓皮三钱　女贞子二钱　石斛三钱　玉竹三钱　桔梗一钱　杏仁泥三钱　夜合花三钱　桑皮三钱　竹叶三十张　鸡蛋清一个

【赏析】

患者身体虚弱，呛咳失音，时时漫热，咽喉破碎作痛。《医通》曰：失音大都不越于肺，须分暴喑久喑。暴喑多是寒包热邪，宜辛凉和解。久病失音，气虚夹痰，宜滋肺肾之化源。因肝经络阴器而循喉咙，故失音之病常与肝经火盛或肝阴亏虚有关。先生脉症合参，认为此为肝火灼伤肺络，治宜清肝补肺，滋阴清热。方中蛤蚧补肺益肾、纳气定喘；天冬、麦冬、生龟板、南北沙参、女贞子、石斛、玉竹大剂滋阴药以濡养肺、肝之阴；薓皮、桔梗、杏仁泥、夜合花、桑皮宽胸理气化痰止咳；竹叶、鸡蛋清清血中之热。全方紧扣病机，组方严谨。

案 7 脾虚不运化

湖南王石庵，胸腹作痛，得食则安，大便溏泄，肢冷，诊脉细弱，此脾虚也。当甘温扶中。

别直参二钱　益智仁一钱五分　大白芍一钱五分　粉甘草五分　陈广皮一钱　大枣二枚

五剂即愈。

【赏析】

患者胸腹作痛，得食则安，大便溏泄，肢冷，诊脉细弱。脉来细弱为虚候；五脏之中，脾主运化，脾虚则水液运化乏权，水湿不运，流注肠中，故大便溏薄；脾胃居于中焦，为气机升降之枢纽，脾虚则气机升降失常，故而胸腹作痛。治疗宜甘温健脾，药用别直参、大枣甘温益气健脾；益智仁温脾止泻；大白芍、粉甘草缓急止痛；陈广皮理气健脾。全方药力精专，脾气得补，运化得健，则腹痛、便溏可解。全案理法分明，环环相扣，步步为营，令人拍案叫绝也。患者五剂即愈。

案8 肺阴亏虚，虚火上炎

安徽王某，六脉虚细而数，肾脏水亏，水不滋木，木火刑金，肺络受伤，呛咳痰多，漫热潮汗，四肢乏力，防有咯血之患，久延成损。急宜固本养阴，柔肝保肺。

鲜首乌三钱　女贞子二钱　南沙参四钱　西洋参一钱　川石斛三钱　麦门冬一钱五分　怀山药三钱　云茯苓二钱　潼沙苑三钱　五味子一钱　牡丹皮二钱　川贝母二钱　甜杏仁三钱　合欢花二钱　淡竹叶二十张

【赏析】

患者肺络受伤，呛咳痰多，漫热潮汗，四肢乏力，六脉虚细而数，脉症合参，患者当属肺阴亏虚，虚火上炎，而见上症。肾脏水亏，水不滋木，木火刑金，肺络受伤，久延成损，所谓肺为五脏之天，《理虚元鉴》中将阴虚之治统于肺。所以治疗急当固本养阴，柔肝保肺。药用鲜首乌、女贞子、潼沙苑补肝益肾；南沙参、西洋参、川石斛、麦门冬滋阴润肺；怀山药、云茯苓健脾，所谓虚则补其母也；五味子收敛止汗；牡丹皮、淡竹叶清热除烦；川贝母、甜杏仁化痰止咳；合欢花安神定志。

案9 肾阴久虚，水不涵木，肝阳升腾

泰州卢君瑞卿，病气自少腹上冲胸脘作痛，懊憹内热，头汗如雨，痰内带血。脉来沉细。肾阴久虚，水不涵木，肝阳升腾无制，销烁肺胃阴液。法当益肾清肝。

女贞子三钱　白芍一钱五分　川杜仲三钱　羚羊角五分　黑山栀一钱五分　玄参一钱　西洋参一钱　鲜生地三钱　川楝肉一钱五分　川石斛三钱　川贝母三钱　瓜蒌皮三钱　鲜竹茹一钱　冬瓜子四钱　冬虫夏草一钱

连服三十剂而愈。

【赏析】

患者病气自少腹上冲胸脘作痛，当为奔豚气。《医宗金鉴》指出：奔豚者，肾病也，以其病从少腹上冲咽喉，有如豚窜奔突之状，故名之也。发作则肾气上乘于心而欲死，作已则气衰复还于肾而止，故其病虽有微甚不同，然必皆从惊恐得之。患者懊憹内热，头汗如雨，痰内带血，脉来沉细，当属肾阴久虚，水不涵木，肝阳升腾无制，销烁肺胃阴液。治宜滋水涵木，养阴生津。药用女贞子、川杜仲、冬虫夏草补益肝肾；鲜生地、鲜竹茹、羚羊角、黑山栀、玄参清热凉血；白芍平肝止痛、养血调经、敛阴止汗；西洋参、川石斛益气生津；川楝肉舒肝行气止痛；冬瓜子、川贝母、瓜蒌皮燥湿化痰、宽胸理气。患者连服三十剂而愈。病奔豚者有实有虚，必当四诊合参，辨证论治如先生者也。

案10 肝阳上灼肺阴，清肃无权

湖北朱萌辉，咳嗽腹痛，肢冷神倦。余诊其脉微弦，是气液皆虚，中无砥柱，肝阳上灼肺阴，清肃无权。

党参三钱　黄芪二钱　甘草五分　白芍一钱五分　沙参四钱　川石斛三钱　肥玉竹三钱　燕窝根一钱五分　陈皮白八分

连进五剂，咳嗽、腹痛皆止，四肢温和，精神振作。此气液已复，而肝阳未平，故时觉心烦内热，口干头眩。

沙参四钱　麦冬三钱　川石斛三钱　天花粉三钱　黑山栀一钱五分　菊花二钱　甘草五分　贝母一钱　竹茹一钱

连进四剂，心烦内热、口干头眩皆退，惟间或遗精，此肾阴虚也。用补肾固精，遂愈。

【赏析】

患者咳嗽腹痛，肢冷神倦，脉来微弦，弦脉当为肝病，肝属木，木气旺则肺金反被其侮，肝阳上灼肺阴，清肃无权，故见咳嗽。木旺又可横逆克制脾土，脾主运化、升清无权故见腹痛，肢冷神倦。治宜健脾益肺、濡养肝阴。方中党参、黄芪益气健脾；甘草、白芍养阴和营、缓急止痛；沙参、川石斛、肥玉竹濡养肝阴，制约亢盛之肝阳；燕窝根养肺阴，化痰，止咳；陈皮白理气健脾。患者连进五剂，咳嗽、腹痛皆止，四肢温和，精神振作，仍时觉心烦内热，口干头眩。此气液已复，而肝阳未平，故应滋阴潜阳，遂另立一方：沙参、麦冬、川石斛、天花粉养阴生津；菊花、黑山栀、竹茹滋阴清热；甘草、贝母补脾益气、止咳化痰。患者连进四剂，心烦内热、口干头眩皆退，惟间或遗精，此肾阴虚也。用补肾固精，遂愈。

案 11　肝疏泄太过，精不藏而下泄

上海孙莲卿，患遗精。医用涩精固气，梦遗更甚，反加内热口渴，粒米不能下咽，每日只饮米汤数匙，神疲嗜卧，坐起即头眩难支。余诊其脉弦细。此肝疏泄太过，精不藏而下泄。固涩精气，肝阳转逆升而上，销烁胃阴，胃阴虚而气不下降，势将阴涸阳越。治必清肝阳，养胃阴，令谷气内充，化生阴液，方有转机。

北沙参四钱　麦冬三钱　川石斛四钱　杭白芍一钱五分　生甘草三分　冬瓜子四钱　生谷芽四钱　白莲子十粒

进五剂，内热口渴皆退，米粥每日可进四五盏。再服五剂，能起坐，精神振作，每日可进干饭三盏。照前方连服十剂，眠食如常，遗精亦止，遂愈。

【赏析】

患者得遗精之症，前医用涩精固气之剂，而患者梦遗更甚，反加内热口渴，粒米不能下咽，神疲嗜卧，坐起即头眩难支，脉来弦细。临床上，对于久治疗效不显患者，我们应从患者的症情及所用药物等进行综合分析。一是久病之人，纯实者较少。大抵"暴病多实，久病多虚"，或为虚实夹杂证。二是仔细辨析患者的症情。别人走过的路，给我们提供了教训和经验，使我们不重蹈覆辙，而考虑其他途径。五脏当中，肾主封藏，患者遗精，医以固涩之剂予之，当属正治；不料其病情加重，更兼脾胃内伤表现，可知其病位不在肾。其脉来弦细，当为肝病之脉，故先生脉症合参，认为此乃肝疏泄太过，精不藏而下泄。《灵枢·经脉》曰：

"肝者，筋之合也；筋者，聚于阴器。"阴器又称宗筋。乃筋之所聚，其振奋是男子精气溢泻的基础。肝疏泄正常则精液排泄通畅有度。若疏泄不利，则阳痿不能射，或遗精滑精，或阳强不泄等。《杂病广要》曰："阳痿皆耗散过度，伤于肝筋所致。经云足厥阴之经，其病伤于内，则不起是也。"故前医固涩精气，则肝阳转逆升而上，销烁胃阴，胃阴虚而气不下降，势将阴涸阳越。因此，治必清肝阳，养胃阴，令谷气内充，化生阴液，方有转机。方中北沙参、麦冬、川石斛乃甘凉濡润之品，用之濡养胃阴；杭白芍、生甘草、冬瓜子养阴和营，清其内热；生谷芽、白莲子健脾和胃，使中州得健。患者进五剂，内热口渴皆退，米粥每日可进四五盏。再服五剂，能起坐，精神振作，每日可进干饭三盏。照前方连服十剂，眠食如常，遗精亦止，遂愈。先生辩证精准，组方严谨，用药精当，常治诸医之所不能，由此可知矣。

案 12　气阴两虚

太仓周兰荪，腰痛遗精，腿足酸软，内热口干，饮食少进，养胃阴而大效。前方加女贞子三钱、黑料豆三钱而愈。嘉兴张吉甫，头眩眼花，内热口干，不思饮食，惊恐盗汗。亦养胃阴而大效。前方去谷芽，加浮小麦五钱而愈。苏州王瑞卿，咳嗽吐血，内热口干，肌肉消瘦，精神萎顿，纳谷日减。亦养胃阴而大效，前方去麦冬，加川贝母三钱、毛燕三钱而愈。江西萧月楼，大便溏泄，内热口干，饮食减少，四肢无力，神倦嗜卧。养胃阴兼益气而大效。前方加别直参一钱而愈。湖北熊少梅，心悸懊憹，内热口干，食少自汗，头眩神疲。养胃阴而兼益气而大效。前方加别直参一钱、川贝母三钱而愈。

【赏析】

先生列举其诊疗的六例虚损患者（上海孙莲卿、太仓周兰荪、嘉兴张吉甫、苏州王瑞卿、江西萧月楼、湖北熊少梅），各位病患虽证候不一，然胃阴亏虚实则一也。故先生指出：余思肾虚补肾，脾虚补脾，惟胃气调和者相宜。若胃气不和，则滋补肾阴，徒令凝滞在脘，温补脾阳，反致劫烁胃阴，饮食日减，虚何由复？《经》谓：有胃气则生，无胃气则死。又谓：胃为水谷之海，五脏六腑之大源。足见一身气血，皆从胃中谷气生化而来。胃病则宜调胃，若五脏，无论何脏虚而关于胃者，必从胃治。胃气有权，脏虚皆可弥补，故胃之关系于一身最重。余治虚证，人视为万无生理者：胃阴虚，即养胃阴；胃阴虚、胃气亦虚，即养胃阴，兼益胃气，无不应手取效，转危为安。生平治虚证，别有心得者在此。此类甚多，难以枚举，聊出以上六例，以告来学。凡遇虚证，千万勿忘有顾胃救人之第一必效之法在。吾辈当切切记之。

案 13　脾肾衰败

湖北向某，肺络大伤，不能右卧，动则喘咳，本有失血，语言气短，脾土败坏，四肢疲倦，屡有溏泄，损证可虑。治宜纳气归根，参以清养。

南沙参四钱　天麦冬各一钱五分　大生地三钱　大玉竹三钱　云茯苓二钱　怀山药三钱　大丹参三钱　五味子一钱　怀牛膝二钱　干河车一钱　女贞子二钱　生龟板八钱　甜川贝二钱　甜杏仁三钱　川百合二钱　合欢花二钱　莲子二十粒　毛燕四钱

【赏析】

五脏当中肺为气之主而肾为气之根，患者肺络大伤，不能右卧，动则喘咳，故应为肺肾两虚。肺属金，脾属土，子病而及母，致脾不健运，气血生化乏源，乃见语言气短，四肢疲倦，屡有溏泄。治疗急当纳肾平喘、止咳化痰、健脾和胃。方中干河车、生龟板、毛燕乃血肉有情之品，用以培补上中下三焦；怀牛膝、女贞子滋补肝肾、引血下行；南沙参、天麦冬、大生地、大玉竹、川百合养阴生津、甘凉补益肺胃；云茯苓、怀山药、莲子健脾；大丹参祛瘀止痛、活血通经，所谓瘀血不去、新血不生也；五味子、甜川贝、甜杏仁敛肺化痰止咳；合欢花解郁安神。中焦脾胃虽相表里，然纳食主胃，运化主脾。脾宜升则健，胃宜降则和。太阴湿土，得阳始运。阳明阳土。得阴自安。以脾喜刚燥。胃喜柔润也。故先生脾胃分治，深谙脏腑之功能也。

案 14 肺阴亏虚，虚火灼津

溧阳彭某，本体亏弱，行路太过，力竭受伤，以致两胁作痛，咳嗽痰红，口燥舌干，心悸遗泄，延绵入损。治宜除旧、布新、清纳。

参三七五分 怀牛膝二钱 刘寄奴二钱 全当归一钱五分 南沙参三钱 麦门冬一钱五分 大丹参三钱 甜川贝二钱 甜杏仁三钱 夜合花二钱 柏子仁二钱 云茯神二钱 潼沙苑三钱 左牡蛎四钱 牡丹皮二钱 旋覆花（绢包）一钱 藕节四枚

【赏析】

明·汪绮石《理虚元鉴》认为虚损的辨治应着眼于肺、脾、肾三脏。谓："治虚有三本：肺、脾、肾是也。肺为五脏之天，脾为百骸之母，肾为性命之根，治虚之道毕矣。"本例患者本体亏弱，因行路太过，力竭受伤，肺阴亏虚，虚火灼津，故见胸胁疼痛、痰中带血；肾阴亏耗，不能上济心火，心火独亢，心开窍于舌，故见口燥舌干，心悸遗泄。治疗当活血止血，补益肺肾，药用参三七、怀牛膝、刘寄奴、全当归散瘀止血、消肿定痛；南沙参、麦门冬、大丹参、牡丹皮、藕节清热凉血生津；甜川贝、甜杏仁化痰止咳；夜合花、柏子仁、云茯神、潼沙苑、左牡蛎重镇安神、潜阳补阴；旋覆花降气、消痰、行水、止呕。全方立意正合先生除旧、布新、清纳之意也。

案 15 水不涵木，肝阳上灼肺阴

某，《经》谓：肺属金，主声音。水不涵木，肝阳上灼肺阴，清肃无权，失音已经半载，向来遗精、耳鸣、气急，肾阴久虚，封藏不固，脉来沉细而弦，势已入损。治宜益肾清肝，化痰养肺。

女贞子三钱 黑料豆三钱 石菖蒲二钱 北沙参四钱 瓜蒌皮三钱 生甘草五分 川石斛三钱 川贝母二钱 荷梗一尺

【赏析】

肺为音所自出，而肾为之根，以肺通会厌，而肾脉夹舌本也。夫金空则鸣，

失音一症，亦如金实则喑，金碎则哑，必辨其虚实，而后治法可详。患者失音已经半载，向来遗精、耳鸣、气急，脉来沉细而弦，乃水不涵木，肝阳上灼肺阴，清肃无权，肾阴久虚，封藏不固，势已入损。治宜益肾清肝，化痰养肺。方中女贞子、黑料豆、补肝肾益精血；石菖蒲化湿开胃、开窍豁痰、醒神益智；川石斛、北沙参、川贝母、瓜蒌皮、荷梗、生甘草止咳化痰、养阴生津。此例失音因虚所致，故治疗以补益为主。徐灵胎在《指南批本》中曾指出曰：诸症失音，皆有可愈之理，惟用麦冬、五味、熟地、桂枝等药，补住肺中痰火以致失音，则百无一生。又云：久嗽失音，必由药误。麦冬、五味是失音之灵药也，服之久无不失音者。吾辈切不可见失音即用麦冬、五味子之属，而应依先生之见，辨析根源，方为正治。

案 16　肺肾阴虚，精宫不固

无锡王某，肺肾阴虚，呛咳内热，精宫不固，久延成损。急宜壮水清金。

制首乌三钱　云茯苓二钱　怀山药三钱　潼沙苑三钱　左牡蛎四钱　剪芡实三钱　女贞子二钱　黑料豆三钱　川续断二钱　牡丹皮二钱　川石斛二钱　南沙参四钱　瓜蒌皮三钱　大丹参二钱　甜川贝二钱　甜杏仁三钱　莲子二十粒

【赏析】

患者呛咳内热，精宫不固。遗精一病初起，一般以实证多见，日久不愈，可逐渐转变为虚证。阴虚者可兼火旺，肾虚者可兼有湿热痰火。精属阴液，故开始多以伤及肾阴为主，因精与气互生，阴与阳互根，所以病久往往表现为肾气虚弱，甚则导致肾阳衰惫。因此，遗精日久，可兼见早泄，或导致阳痿。遗精预后较佳，但若调摄不当，或失治，也可致使久延不愈，可发展成虚劳。本例患者即久延成损，当属肺肾阴虚，虚火扰动精室而成遗精。治疗宜补肾益肺、滋阴清热，方中制首乌、续断、左牡蛎、剪芡实、女贞子、黑料豆、潼沙苑补肝、益肾、固精；云茯苓、怀山药、甜川贝、甜杏仁、莲子、瓜蒌皮健脾益肺、止咳化痰；牡丹皮、川石斛、南沙参、大丹参滋阴清热。全方以固本入手，所谓治病求本，真其治也。

案17 血虚火升

湖南谭馥亭，心悸火升，头眩汗多，遍治无功。延余诊之，脉极沉细，此血虚也。当温养血分。

枸杞子三钱　全当归二钱　柏子仁二钱　云茯神二钱　淮小麦三钱　甘草三分　大枣三枚

连服十剂即霍然。

【赏析】

患者主症为心悸，头眩，汗多，脉来沉细，因遍治无功故而辗转请先生治之。从脉象来看，患者当属虚证，心主血脉，其心悸、头眩当为血虚不能充养心脉及髓海；阴虚不能制阳故患者有虚阳上扰之证，四诊合参，先生认为此乃血虚也。薛立斋云：胃为人身之根蒂，气血生化之源，故先生治以养血和营，兼健脾止汗。药用枸杞子、全当归养血滋阴；柏子仁、云茯神养心安神；甘草、大枣健脾和营；淮小麦收敛止汗。患者连服十剂即霍然。

案18 肺气大虚

徽州张芝圃，咳嗽半年，所奇者每咳痰内必带毛如毫毛。诊脉右寸细如蛛丝。《经》谓：肺合皮毛，此岂肺气大虚，不能托毛外长，而倒生于里耶！人有毫毛，犹地有草木，全是生生之气敷布于外。此证非大补肺气不为功。

潞党参四钱　绵黄芪三钱　大白芍一钱五分　粉甘草一钱

连服三十剂而全愈。

【赏析】

此患者咳嗽半年，所奇之处在于每咳痰内必带毫毛。寸口之脉可候五脏六腑，左手心肝肾，右手肺脾命，先生诊其右寸细如蛛丝，结合肺主皮毛之论，先生认为此乃肺气大虚，不能托毛外长，而倒生于里。人有毫毛，犹地有草木，全是生生之气敷布于外。此证非大补肺气不为功。故以党参、黄芪大补肺气，白芍、甘草养血和营兼缓气道之急。患者虽以咳嗽为主症，但先生所用之药无一药专为止咳化痰而设。所谓治病求本，乃本于病机也，断不可头痛医头，脚痛医脚。世云先生善治危、大、奇、急诸病，于此例可见一斑矣。

二十、血 证

鼻 衄

案1 感受风热，逼血上行

湖北殷某，伤力受风热，逼血上行，衄血，脘中嘈杂，四肢发冷。治宜和荣调畅，兼以清疏。

全当归二钱　大丹参二钱　怀牛膝二钱　净红花六分　杭菊花二钱　净蝉蜕一钱半　柏子仁二钱　酸枣仁一钱半　陈广皮一钱　半夏曲一钱半　白蒺藜三钱　川郁金二钱　荞饼四钱　桑枝二尺

【赏析】

本案感受风热外邪，逼血上行，衄血，脘中嘈杂，四肢发冷。方以怀牛膝引血下行，当归补血活血，润肠通便。丹参、红花凉血消痈，活血祛瘀。菊花、蝉蜕、荞饼清热解毒，疏散风热。酸枣仁、柏子仁养心补肝，敛汗生津。陈皮理气健脾，燥湿化痰。半夏降逆止呕，消痞散结，消肿止痛。郁金清心凉血。白蒺藜平肝解郁，祛风明目。桑枝祛风湿，利关节。

案2 脾胃不和

和桥蒋某，脾胃不和，寒热鼻血，是谓之红汗，兼有肠红。治宜清化。

青蒿梗一钱半　净蝉蜕二钱　粉葛根二钱　薄荷炭一钱半　牡丹皮一钱半　川石斛二钱　杭菊花二钱　南楂炭一钱半　陈广皮一钱　大丹参二钱　六神曲三钱　江枳壳一钱半　白茅根四钱　荷叶一角

【赏析】

本案脾胃不和，脾胃乃气血生化之源，脾胃不和则出现寒热不和，不能统摄血液故出现鼻血、肠红。方以薄荷炭、南楂炭止血。青蒿清利湿热。菊花、蝉蜕清热解毒。葛根退热解肌。陈皮、枳壳理气健脾，燥湿化痰。石斛益胃生津，滋阴清热。

案3 体虚受风邪，肺气不通，胃气不和

镇江姚某，本属虚体，风阳鼓动肺胃，痰红鼻衄，咳呛寒热。治宜肃肺和营，佐达清阳。

青蒿梗一钱 粉葛根一钱半 黑荆芥一钱 薄荷炭一钱半 羚羊角八分 川石斛二钱 牡丹皮二钱 广皮白一钱 茜草根二钱 紫丹参三钱 桑白皮一钱 瓜蒌仁三钱 南沙参四钱 象贝母二钱 大杏仁三钱 白茅根三钱 藕五片

【赏析】

本案风邪犯肺，肺气宣降不通，胃气不和，出现鼻衄。方以薄荷炭、黑荆芥止血。桑白皮、青蒿、清虚热，解暑热。葛根解肌退热，生津止渴，升阳止泻，通经活络。羚羊角、贝母、藕平肝息风，清热解毒，清肺热。石斛益胃生津，滋阴清热。牡丹皮清热凉血，活血化瘀。陈皮理气健脾，燥湿化痰，行气通痹止痛。茜草、丹参凉血止血，活血通经。桑白皮泻肺平喘，利水消肿。瓜蒌仁清肺化痰，润肠通便。南沙参养阴清热润肺化痰，益胃生津。杏仁降气止咳平喘，宣发疏通肺气。白茅根凉血止血，清热利尿，清肺胃热。

案4 风阳鼓动，逼血上行

江堰黄某，风阳鼓动，逼血上行，不时鼻衄。治宜和荣柔息。

南沙参三钱 紫丹参三钱 怀牛膝二钱 羚羊角一钱半 薄荷炭一钱半 茜草根二钱 甘菊花二钱 净蝉蜕二钱 桑叶屑一钱半 牡丹皮二钱 柏子仁一钱半 广皮白一钱 象贝母二钱 合欢花二钱 藕五片 甘蔗一两

【赏析】

本案风阳鼓动，风性主动，逼血上行，故出现鼻衄。方以薄荷炭止血。南沙参、丹参、甘蔗养阴清热，润肺化痰，益胃生津。怀牛膝引血下行。羚羊角息风止痉。藕、菊花、桑叶、蝉蜕、贝母疏散风热，平抑肝阳，清热解毒。茜草凉血止血。柏子仁、合欢花宁心安神。陈皮理气健脾，燥湿化痰，行气通痹止痛。

吐血、咯血

案1　阴血久虚，肝火上亢，销灼肺阴

佚名，阴血久虚，肝火上亢，销灼肺阴，金受火刑，清肃无权，络血因此上溢，内热头眩，屡次咯血，乍寒乍热，脉来虚细而弦，势已入损。治宜养阴清肝，兼肃肺气，消痰热法。

北沙参四钱　大白芍一钱五分　女贞子四钱　牡丹皮一钱　甜杏仁三钱　瓜蒌皮三钱　天花粉三钱　川贝母三钱　川石斛三钱　生谷芽四钱　毛燕（绢包，煎汤代水）三钱

【赏析】

本案阴血久虚，肝火上亢，灼伤肺阴，肺主宣降，宣降无权，气血运化无益。方以北沙参养阴清肺，益胃生津。大白芍敛阴止汗，平抑肝阳。女贞子滋补肝肾。牡丹皮清热凉血，活血化瘀。杏仁降气止咳平喘，润肠通便，宣发疏通肺气。瓜蒌皮清肺化痰，润肠通便。天花粉清热泻火，生津止渴。川贝母清热润肺，化痰止咳。石斛、生谷芽益胃生津，滋阴清热。

案2　肝阳上升，痰热阻肺

苏州侯春江，呛咳内热，鼻衄咯血，已经数月，损症将成。余诊脉滑大。肝阳夹痰热，销铄肺阴，清肃无权。治必清肝化痰，肃肺和营。

沙参四钱　玄参一钱　鲜生地四钱　女贞子三钱　丹皮二钱　赤芍一钱半　贝母三钱

天花粉三钱　白茅花二钱　藕五片

【赏析】

本案肝阳上升，痰热阻肺，肺主宣降，宣降无权，上逆为咳。方以生地、玄参、沙参清热凉血，养阴生津。丹皮、赤芍清热凉血，活血化瘀。女贞滋补肝肾。川贝母清热润肺，化痰止咳。天花粉清热泻火，生津止渴。白茅根、藕凉血止血。

案3　肾阴久虚，水不涵木，肝阳上升

山西侯其相病，吐血不止，内热口干，势极危险。诊脉弦数。肾阴久虚，水不涵木，肝阳上升，销铄营阴。络血上溢。

玄参一钱　北沙参四钱　鲜生地四钱　女贞子三钱　白芍一钱半　甘草五分　生柏叶一钱半　川贝三钱　天花粉三钱　生谷芽四钱　冬虫夏草一钱

一剂血止。照前方加川石斛三钱，热退而瘥。

【赏析】

本案肾阴久虚，肾水不济，不能滋养肝木，导致肝阳上升，灼伤营阴。方以生地、玄参、北沙参、川石斛益胃生津，滋阴清热。女贞子、冬虫夏草滋补肝肾益精。白芍平抑肝阳，柔肝止痛，敛阴止汗。甘草清热解毒，调和药性。川贝清热润肺，化痰止咳。侧柏叶凉血止血，化痰止咳。天花粉清热泻火，生津止渴。生谷芽消食和中，健胃开脾。

案4　痰热销铄胃阴，胃气宣布无权

佚名，呛咳气急，鼻塞有血，较前已减，肺金清肃之令下行。惟作寒作热，脘闷咯血，大便不畅。脉来沉滑。痰热销铄胃阴，胃气宣布无权。治宜清化痰热，肃肺和胃。

川贝母三钱　瓜蒌皮三钱　南沙参四钱　牡丹皮一钱半　杭菊花二钱　川石斛三钱

京玄参一钱　生甘草五分　光杏仁三钱　冬瓜子四钱　生谷芽四钱　鲜竹茹一钱半　白

茅根三钱　生梨片五片

又，膏滋方：

吉林参须（另煎）二两　北沙参八两　大生地六两　女贞子六两　生白芍三两　生谷芽五两　生甘草三两　大玉竹六两　甜川贝六两　瓜蒌皮六两　川石斛六两　云茯神四两　玄参心二两　广白皮二两　甜杏仁六两　冬瓜子八两　怀山药四两　灯心三十尺

上药煎三次，取汁，以冰糖一斤收膏。

【赏析】

本案肺气宣降不利，致使胃气宣布无权，脘闷咯血，大便不畅。出现方以川贝母、瓜蒌皮清热润肺，化痰止咳。南沙参、川石斛养阴清热，益胃生津，润肺化痰。牡丹皮清热凉血，活血化瘀。菊花疏散风热，平抑肝阳，清肝明目，清热解毒。玄参清热凉血，滋阴降火。甘草清热解毒，调和诸药。杏仁降气止咳平喘，宣发疏通肺气，润肠通便。冬瓜子清热化痰，排脓利湿。生谷芽健胃消食，益胃生津。鲜竹茹清热化痰，除烦止呕，凉血止血。白茅根凉血止血，清肺胃热，清热利尿。梨片清心润肺，降火生津。又以人参补脾益肺，生津养血。北沙参养阴清肺，益胃生津。大生地清热凉血，养阴生津。女贞子滋补肝肾。白芍平抑肝阳，柔肝止痛，敛阴止汗。生谷芽健胃消食，益胃生津。大玉竹养阴润燥，生津止渴。玄参清热凉血，滋阴降火。陈皮理气化痰，燥湿健脾。山药补脾养胃，益肺生津。灯心清心火，利小便。

案5　肝阳上升，夹痰热侮土铄金

绍兴陈君辅庭病，呛咳咯血，脘闷食少，大便燥结难下，溲短色赤。脉来沉弦。肝阳上升，夹痰热侮土铄金，肺失清肃之权，胃少冲和之气。必须清肝化痰，肃肺和胃。

玄参一钱　北沙参四钱　川贝母三钱　蒌皮三钱　甜杏仁三钱　川石斛三钱　郁李仁二钱　松子仁三钱　火麻仁五钱　炙内金三钱　肥知母一钱　冬虫夏草一钱　女贞子三钱　生谷芽四钱　熟谷芽四钱

连服二十剂而安。

【赏析】

本案肝阳上升，灼伤肺胃之阴。肺主宣降，宣降不利，胃气上逆，出现呛咳咯血，脘闷食少。方以玄参清热凉血，滋阴降火。川贝母、瓜蒌皮清热润肺，化痰止咳。北沙参养阴清肺，益胃生津。杏仁降气止咳平喘，宣发疏通肺气，润肠通便。川石斛养阴清热，益胃生津，润肺化痰。火麻仁、郁李仁、松子仁润肠通便。女贞子滋补肝肾。生谷芽、熟谷芽健胃消食，益胃生津。炙内金健脾消食。知母清热泻火，滋阴润燥。冬虫夏草补肾益精。

案6 水亏不能涵木，肝火上灼肺阴

无锡朱酉山先生，前任山西学政，世家也。其长子敬堂，咳嗽吐血，内热口干，心悸头怯，足软无力，势甚可危。延余诊之，脉来细弦而数。水亏不能涵木，肝火上灼肺阴，清肃无权，络血上溢。治必壮水制火，清养肺阴，方可挽救。

大生地四钱　女贞子三钱　生白芍一钱半　丹皮二钱　甘草四分　侧柏叶二钱　北沙参四钱　川贝母二钱　天花粉三钱　川石斛三钱　茯苓二钱　旋覆花一钱半　毛燕（绢包，煎汤代水）三钱

进二剂，血止咳平。内热口干皆退。照前方去旋覆花，加怀山药三钱、白莲子（去心）十粒。进二剂，心悸、头眩皆退，腿足亦觉有力。照前方去北沙参、侧柏叶，加福泽泻一钱五分、西洋参一钱，连服三十剂，即康复如初。

【赏析】

本案肾水亏损，不能滋养肝木，肝火上升，灼伤肺阴。肺气上逆为咳伴有咳血。方以生地益胃生津，滋阴清热。女贞子滋补肝肾。白芍平抑肝阳，柔肝止痛，敛阴止汗。茯苓利水渗湿健脾。侧柏叶凉血止血，化痰止咳，生发乌发。北沙参养阴清肺，益胃生津。川贝母清热润肺，化痰止咳。川石斛益胃生津，滋阴清热。旋覆花消痰降气行水止呕。天花粉清热泻火，生津止渴。丹皮清热凉血，活血化瘀。白莲子补脾止泻，益肾涩精，养心安神，止带。泽泻利水渗湿，泄热。

案 7 　脾肾久虚，中州无权，下元不固，肝阳上亢

佚名，脾肾久虚，中州砥柱无权，下元封藏不固，肝阳上亢，销铄荣阴，络血因此上溢，呛咳内热，屡次咯血，脉来虚细而弦。治宜脾肾兼补，养阴清肝。

冬青子四钱　黑料豆四钱　川石斛三钱　大白芍一钱五分　瓜蒌皮三钱　北沙参四钱　牡丹皮一钱五分　川贝母二钱　天花粉三钱　冬瓜子三钱　生甘草五分　生谷芽四钱　毛燕（绢包，煎汤代水）三钱

【赏析】

脾为气血生化之源，后天之本，脾肾久虚，致使肝阳上亢，灼伤肺阴，血溢脉外，呛咳内热伴有咳血。方以冬青子滋补肝肾，明目乌发。黑料豆益精明目，养血祛风，利水解毒。川石斛益胃生津，滋阴清热。白芍平抑肝阳，柔肝止痛，敛阴止汗。瓜蒌皮清肺化痰，润肠通便。北沙参益胃生津，滋阴清热。牡丹皮清热凉血，活血化瘀。川贝母清热润肺，化痰止咳。天花粉清热泻火，生津止渴。冬瓜子清热化痰，排脓利湿。生甘草补脾益气，清热解毒，祛痰止咳，缓急止痛，调和诸痛。生谷芽消食和中，健胃开脾。

案 8 　肾阴久虚，水不涵木，肝阳上亢，销铄肺阴

浙江陈子高，呛咳咯血，内热口干，饮食减少，肌肉消瘦，精神萎顿，势濒于危。延余诊治，脉来细弦而数。肾阴久虚，水不涵木，肝阳上亢，销铄肺阴，金受火刑，清肃无权。势已成损，不易挽回。

西洋参一钱半　女贞子三钱　生白芍一钱半　生甘草三分　川贝母三钱　川石斛三钱　冬瓜子四钱　生谷芽四钱　冬虫夏草一钱　毛燕（绢包，煎汤代水）三钱

服药二剂，血止热退，餐饭已加。再服二剂，呛咳渐平，精神亦振。照方分量加二十倍，再加大生地八两，煎三次取汁，冰糖一斤收膏。每用一大匙，约六钱，开水化服。每日早晚各服一次。膏滋一料服完，病已霍然。

【赏析】

本案肾阴久虚，不能滋养肝木，水不涵木，肝阳上亢，灼伤肺阴，致使肺气清肃无权。方以西洋参补气养阴，清热生津。女贞子滋补肝肾。生甘草补脾益气，清热解毒，祛痰止咳，缓急止痛，调和诸痛。川贝母清热润肺，化痰止咳。川石斛益胃生津，滋阴清热。冬瓜子清热化痰，排脓利湿。生谷芽消食和中，健胃开脾。冬虫夏草补肾益精。二诊时，守方效不改之原则，便在一诊基础上加量用膏方缓缓调理之。

案9　水不涵木，肝阳上灼肺阴

宜兴任君云生，呛咳咯血，内热口干，已经半载。诊脉弦细。因水不涵木，肝阳上灼肺阴，清肃无权，故络血上溢。治当益肾清肝，培养肺阴。

女贞子三钱　生白芍一钱半　生甘草五分　北沙参四钱　玄参一钱　鲜生地四钱
川贝母三钱　瓜蒌皮三钱　川石斛三钱　甜杏仁三钱　冬瓜子四钱　谷芽四钱

连服三十剂而愈。

【赏析】

本案水不涵木，肝阳上升，灼伤肺阴，肺阴亏损，宣降无权，上逆为咳。方以女贞子滋补肝肾。川贝母清热润肺，化痰止咳。谷芽消食和中，健胃开脾。川石斛益胃生津，滋阴清热。瓜蒌皮清肺化痰，润肠通便。北沙参益胃生津，滋阴清热。玄参、生地养阴生津，清热凉血。甜杏仁宣肺止咳，润肠通便。生甘草补脾益气，清热解毒，祛痰止咳，缓急止痛，调和诸痛。白芍平抑肝阳，柔肝止痛，敛阴止汗。

案10　风邪犯肺，肺失宣降

上海吴君德如，伤风咳嗽六七日，痰内带血，内热口干。脉象弦滑。邪热耗气灼营，肺失清肃。治当清泄邪热，气血两清。

白茅根三钱　京玄参一钱半　鲜生地四钱　象贝母三钱　瓜蒌皮三钱　川石斛三钱

生甘草五分

一剂血止，再剂咳痉。

【赏析】

本案风邪犯肺，肺失宣降，肺气上逆为咳。方以白茅根凉血止血，清热利尿，清肺胃热。生地、玄参清热凉血，益胃生津。贝母清热润肺，化痰止咳。瓜蒌皮清肺化痰，润肠通便。川石斛益胃生津，滋阴清热。生甘草补脾益气，清热解毒，祛痰止咳，缓急止痛，调和诸痛。

案11 水亏于下，火越于上

山西忻君锡五，患吐血盈碗盈盆，呛咳内热，势濒于危。予诊脉细弦而数。缘水亏于下，火越于上，销铄营阴，络血上溢，李士材所谓阳乘阴者是也。壮水涵木，其火自平。

生地三钱　玄参一钱　沙参四钱　女贞子三钱　天花粉三钱　白芍一钱半　甘草五分
冬虫夏草一钱　川贝母三钱　石斛三钱　侧柏叶一钱半

一剂血止，再剂咳平。用甘润养阴善其后。

【赏析】

本案肾水亏损，水不涵木，致使肝阳上升，灼伤肺阴，肺气上逆则为咳。方以生地、玄参清热凉血，益胃生津。沙参养阴清热，润肺化痰，益胃生津。女贞子滋补肝肾。天花粉清热泻火，生津止渴。白芍平抑肝阳，柔肝止痛，敛阴止汗。甘草补脾益气，清热解毒，祛痰止咳，缓急止痛，调和诸痛。川贝母清热润肺，化痰止咳。冬虫夏草补肾益精。石斛益胃生津，滋阴清热。侧柏叶凉血止血，化痰止咳，生发乌发。

案12 肝阳上升，夹湿痰阻塞胃气

佚名，胸腹作痛，牵引腰背，纳谷无多，吐血而痛不减。脉来弦细，病不在血而在气，肝阳上升，夹湿痰阻塞胃气，宣布无权。治以养血清肝，化痰和胃颇合，宜宗前法。

生白芍一钱半　全当归二钱　白茯苓三钱　吉林参须五分　生甘草五分　陈广皮一钱　制半夏一钱半　生杜仲三钱　枸杞子三钱　金香附一钱半　毕澄茄一钱　补骨脂一钱
生熟谷芽各四钱

【赏析】

本案肝阳上升，夹痰阻塞肺胃，致使肺气宣降不利，胃气上逆，吐血且纳谷无多。方以白芍平抑肝阳，柔肝止痛，敛阴止汗。当归补血活血，调经止痛，润肠通便。茯苓利水渗湿，健脾宁心。吉林参大补元气，复脉固脱，补脾益肺，生津养血，安神益智。甘草补脾益气，清热解毒，祛痰止咳，缓急止痛，调和诸痛。陈皮理气健脾，燥湿化痰，行气通痹止痛。制半夏燥湿化痰，降逆止呕，消痞散结，消肿止痛。杜仲补肝肾，强筋骨，安胎。枸杞子滋补肝肾，益精明目。香附疏肝解郁，理气宽中，调经止痛。生熟谷芽消食和中，健胃开脾。毕澄茄行气止痛，温中散寒。补骨脂补肾壮阳，暖脾止泻，纳气平喘，固精缩尿。

案 13　龙雷之火，升腾无制

安徽张莘叔，患咳嗽吐血，其色鲜红，发必盈碗盈盆，面赤足冷，其势甚危。余诊其脉细弦。此龙雷之火，升腾无制，络血因此上溢，非阴虚阳亢，宜用清滋，可以引火归原，别无良法。

九制熟地四钱　山萸肉一钱　半怀山药二钱　牡丹皮一钱半　云茯苓二钱　福泽泻一钱半　上肉桂（饭丸过服）三分

一剂血止，面赤退。再剂咳平，足亦温。遂照前方分量加二十倍，研为细末，另用猪脊髓一斤半，牛脊髓八两，羊脊髓八两，煮烂打和为丸，如梧桐子大，每服三钱，开水送下。丸药服毕，恙已不发，康健胜常。

【赏析】

本案肾阴亏虚，肝火上升，灼伤肺阴，故咳嗽吐血。方以熟地补血滋阴，益精填髓。山萸肉补益肝肾，收敛固脱。山药补脾养胃，生津益肺，补肾涩精。牡丹皮清热凉血，活血化瘀。茯苓、泽泻利水渗湿，健脾。肉桂补火助阳，散寒止痛，温通经脉。

案14　水不涵木，木火刑金

安徽薛某，水不涵木，木火刑金，小呛咯血，动则喘急，久延入损。治宜固本养阴，祛瘀摄纳。

南沙参三钱　紫丹参三钱　云茯苓二钱　怀牛膝二钱　茜草根二钱　补骨脂八分　川续断二钱　女贞子二钱　黑料豆三钱　广皮白八分　怀山药三钱　甜杏仁三钱　川贝母二钱　桑白皮二钱　合欢花二钱　藕五片　降香五分

【赏析】

本案肾阴亏虚，水不涵木，木火上升，灼伤肺阴，肺失宣降，动则喘急。方以南沙参养阴清热，润肺化痰，益胃生津。紫丹参活血祛瘀，调经止痛，清心除烦，凉血消痈。茯苓利水渗湿，健脾宁心。怀牛膝逐瘀通经，强筋骨，补肝肾，引血下行，利尿通淋。茜草根凉血止血，活血通经。补骨脂补肾壮阳，暖脾止泻，纳气平喘，固精缩尿。川续断补肝肾，强筋骨，续折伤，止崩漏。女贞子滋补肝肾。黑料豆益精明目，养血祛风，利水，解毒。广皮白理气健脾，燥湿化痰，行气通痹止痛。山药补脾养胃，生津益肺，补肾涩精。甜杏仁降气止咳平喘，润肠通便，宣发疏通肺气。川贝母清热润肺，化痰止咳，散结消肿。桑白皮泻肺平喘，利水消肿。合欢花活血。藕补脾止泻，益肾涩精，养心安神，止带。降香行气活血，止痛，止血。

案15　阳升无制，上灼肺阴

佚名，躁烦损血，抑郁伤肝，阳升无制，上灼肺阴，金受火刑，清肃无权，络血因此上溢，屡次咯血，内热呛咳，头眩口干，甚则饮食难下，大便溏泄，中无砥柱，已可概见，脉来虚细而弦。势已成损，难以挽回，姑拟养血清肝，兼益肺金法，聊尽人工。

西洋参三钱　北沙参四钱　生白芍一钱五分　生甘草三钱　川石斛三钱　甜川贝二

钱　云茯神二钱　怀山药三钱　大玉竹三钱　冬瓜子四钱　生谷芽四钱　毛燕（绢包）
三钱　莲子十粒

【赏析】

本案肝阳上升，灼伤肺阴，肺失宣降，肺气上逆为咳，肺气不能下降，胃气
不能上升，故饮食难下，大便溏泄。方以西洋参、北沙参补气养阴，清热生津。
白芍养血调经，平抑肝阳，柔肝止痛，敛阴止汗。甘草补脾益气，清热解毒，祛
痰止咳，缓急止痛，调和诸痛。石斛益胃生津，滋阴清热。川贝清热润肺，化痰
止咳，散结消肿。茯神宁心安神。山药补脾养胃，生津益肺，补肾涩精。玉竹养
阴润燥，生津止渴。冬瓜子清热化痰，排脓利湿。生谷芽消食和中，健脾开胃。
莲子补脾止泻，益肾涩精，养心安神，止带。

案16　肾水久亏，不滋肝木，木火刑金，肺胃受克

湖北冯某，脉来两寸虚细而数，肾水久亏，不滋肝木，木火刑金，肺胃受克，
以致小呛咯血，内热食减。治宜养阴柔木，壮水清金。

南沙参三钱　云茯苓二钱　怀山药三钱　广皮白八分　紫丹参三钱　参三七五分
牡丹皮二钱　怀牛膝二钱　女贞子二钱　潼蒺藜三钱　甜川贝二钱　瓜蒌皮三钱　合欢
花二钱　甜杏仁三钱　藕六片

【赏析】

本案肾水亏虚，不能滋养肝木，肝火上升，灼伤肺阴，肺胃之气不能降。治
宜养阴柔木，壮水清金。方以南沙参养阴清热，润肺化痰，益胃生津。茯苓利水
渗湿，健脾宁心。山药补脾养胃，生津益肺，补肾涩精。陈皮理气健脾，燥湿化
痰，行气通痹止痛。紫丹参活血祛瘀，调经止痛，清心除烦，凉血消痈。三七散
瘀止血，消肿定痛。牡丹皮清热凉血，活血化瘀。怀牛膝逐瘀通经，强筋骨，补
肝肾，引血下行，利尿通淋。女贞子滋补肝肾。刺蒺藜平肝解郁，活血祛风，明
目，止痒。川贝清热润肺，化痰止咳，散结消肿。瓜蒌皮清肺化痰，滑肠通便。
合欢花活血。藕补脾止泻，益肾涩精，养心安神，止带。甜杏仁降气止咳平喘，
润肠通便，宣发疏通肺气。

案 17　肺络受伤，胃有积瘀

宜兴吴某，肺络受伤，胃有积瘀，呛咳胁痛，慎防咯血。治宜除旧布新，兼之清肃。

大丹参三钱　云茯苓二钱　怀牛膝二钱　苏子霜一钱　广皮白一钱　桑白皮二钱　南沙参四钱　川郁金二钱　合欢花二钱　甜川贝二钱　甜杏仁三钱　瓜蒌仁三钱　藕节三枚　降香五分

【赏析】

本案肺胃受损，肺气上逆则为咳，胃气不能降。方以大丹参活血祛瘀，调经止痛，清心除烦，凉血消痈。茯苓利水渗湿，健脾宁心。怀牛膝逐瘀通经，强筋骨，补肝肾，引血下行，利尿通淋。苏子降气化痰，止咳平喘，润肠通便。陈皮理气健脾，燥湿化痰，行气通痹止痛。桑白皮泻肺平喘，利水消肿。南沙参养阴清热，润肺化痰，益胃生津。川郁金活血止痛，行气解郁，清心凉血，利胆退黄。合欢花安神活血消痈。川贝清热润肺，化痰止咳，散结消肿。甜杏仁降气止咳平喘，润肠通便，宣发疏通肺气。瓜蒌仁清肺化痰，滑肠通便。藕补脾止泻，益肾涩精，养心安神，止带。降香行气活血，止痛，止血。

案 18　肺肾阴亏，肝阳独旺

丹阳周某，肺肾阴亏，肝阳独旺，呛咳胁痛，甚则咯红。治宜壮水涵木以保肺。

南沙参三钱　川石斛二钱　女贞子二钱　黑料豆三钱　潼沙苑三钱　生石决六钱　牡丹皮二钱　大丹参三钱　茜草根二钱　参三七五分　怀牛膝二钱　瓜蒌皮三钱　甜川贝二钱　甜杏仁二钱　毛燕三钱　藕一两

【赏析】

本案肾阴亏虚，水不涵木，肝阳上升，灼伤肺阴，肺气上逆为咳。方以南沙参养阴清热，润肺化痰，益胃生津。女贞子滋补肝肾。黑料豆益精明目，养血祛风，利水，解毒。沙苑子温补肝肾，固精，缩尿，明目。石决明平肝潜阳，清肝明目。大丹参活血祛瘀，调经止痛，清心除烦，凉血消痈。牡丹皮清热凉血，活血化瘀。三七散瘀止血，消肿定痛。茜草根凉血止血，活血通经。瓜蒌皮清肺化痰，滑肠通便。怀牛膝逐瘀通经，强筋骨，补肝肾，引血下行，利尿通淋。甜杏仁降气止咳平喘，润肠通便，宣发疏通肺气。川贝清热润肺，化痰止咳，散结消肿。藕补脾止泻，益肾涩精，养心安神，止带。

案 19　肺自蕴热，耗气灼营

某，肺自蕴热，耗气灼营，络血上溢，今早咯血，口干不欲多饮，痰为热遏，无从宣泄，清肃无权，已可概见。脉来细弦，治宜化痰清热，兼肃肺气。

京元参一钱　牡丹皮一钱五分　鲜竹茹一钱　冬瓜子四钱　川石斛三钱　川贝母二钱　瓜蒌皮三钱　白茅根（去心）二钱

【赏析】

本案热邪犯肺，耗伤肺气，鼓动血溢脉外，肺清肃无权。方以石斛益胃生津，滋阴清热。京元参清热凉血，滋阴降火，解毒散结。牡丹皮清热凉血，活血化瘀。鲜竹茹清热化痰，除烦止呕，凉血止血。冬瓜子清热化痰，排脓利湿。川贝母清热润肺，化痰止咳，散结消肿。瓜蒌皮清肺化痰，滑肠通便。白茅根凉血止血，清热利尿，清肺胃热。

案 20　肺阴尚虚，清肃无权

某，血分之热已清，早起咯血已止，饮食加增，胃气流行，惟肺阴尚虚，清肃无权，呛咳气急虽减而未尽退，脉来缓滑。治宜清养肺阴，兼化痰热。

大玉竹二钱　北沙参四钱　生甘草五分　瓜蒌皮三钱　川石斛三钱　天花粉三钱　川贝母三钱　冬瓜子四钱　广皮白五分　生谷芽四钱　鲜竹茹一钱

【赏析】

本案肺阴虚，清肃无权，呛咳气急。方以大玉竹养阴润燥，生津止渴。北沙参养阴清肺，益胃生津。生甘草补脾益气，清热解毒，祛痰止咳，缓急止痛，调和诸痛。瓜蒌皮清肺化痰，滑肠通便。石斛益胃生津，滋阴清热。天花粉清热泻火，生津止渴，消肿排脓。川贝母清热润肺，化痰止咳，散结消肿。冬瓜子清热化痰，排脓利湿。陈皮理气健脾，行气通痹止痛，燥湿化痰。生谷芽消食和中，健胃开脾。鲜竹茹清热化痰，除烦止呕，凉血止血。

尿　血

案　心热下移小肠

苏州黄麟生，尿血月余，遍治罔效。余诊脉左寸弦数，心与小肠之火销灼血分。

犀角尖（磨冲）五分　丹皮二钱　大生地三钱　赤芍一钱　玄参一钱　麦冬三钱　竹叶心三钱

三剂霍然。

【赏析】

本案心与小肠互为表里，诊脉左寸弦数，说明有心之热。故尿血月余。方用犀牛角清热凉血，泻火解毒。大生地、丹皮、赤芍、玄参清热凉血，滋阴降火。麦冬养阴生津，润肺清心。竹叶心清热泻火生津。

便　血

案1　脾土不运，积湿生痰，肺气阻塞

南京程姓，脾土不运，积湿生痰，阻气灼荣，流灌失职，便血已两月，面色萎黄，腿足浮肿，神倦力乏，呛咳气急，脉来沉弦。治宜培土生金，化湿消痰。

吉林参须一钱　北沙参四钱　连皮苓四钱　生白术一钱　杭白芍一钱五分　生甘草

五钱 阿胶珠一钱五分 薄橘红一钱 甜川贝三钱 冬瓜子四钱 生熟谷芽各四钱 红枣五枚

后加厚杜仲三钱、生川断二钱，服三剂而愈。

【赏析】

本案脾土不运，积湿生痰，阻气灼荣于肺，故呛咳气急，流灌失职，故腿足浮肿，治宜培土生金，化湿消痰。方用吉林参须、北沙参养阴补脾益肺，生津养血。连皮苓、冬瓜子利水渗湿健脾。白术、生甘草、薄橘红、生熟谷芽健脾益气，燥湿利水。白芍敛阴止汗。阿胶珠补血滋阴，以治便血。川贝散结消肿，治疗腿足浮肿。大枣补中益气，缓和药性。杜仲入手太阴肺经，补益脾肺。川断补益脾肺之气。

案2 脾虚气弱，肝阳炽盛，耗气伤阴

嘉兴陈厚垒之室，病腹疼便血，每日数十行，内热口干，神倦力乏，颇觉难支。予诊脉细缓，脾虚气弱，中无砥柱，肝阳甚炽，耗气灼营。血不藏而下溢，气不摄而横行，有油干灯尽之势。法当益气培脾，养血清肝，方能奏效。

人参一钱 北沙参四钱 茯苓二钱 白术一钱 白芍一钱半 甘草五分 阿胶珠一钱半 川石斛四钱 陈皮一钱 冬瓜子四钱 生熟谷芽各四钱 红枣五枚

连服四剂，其病若失。再进大补气血调养半月，身体已强健胜常。

【赏析】

本案脾虚气弱，肝阳炽盛，耗气伤阴，腹痛便血。方以人参、北沙参益气健脾。茯苓、白术、白芍、甘草利水渗湿健脾。川石斛益胃生津，滋阴清热。阿胶补血滋阴，以治便血。陈皮、冬瓜子、生熟谷芽、红枣理气健脾。便血每日数十行，故大补气血调养半月，身体已强健胜常。

案3 失血伤阴，阴液不足

上海陆彩宝校书，发热口渴，鼻衄，吐血三四盏，便血半桶，人事昏沉，嘱余诊之。脉来弦细，此邪从血泄，因失血过多，阴液伤残，最虑内风鼓动。

犀角尖五分　鲜生地四钱　牡丹皮二钱　赤芍药一钱五分　冬桑叶一钱　白茅根一钱五分　西洋参一钱五分　大麦冬三钱　川石斛三钱　川贝母二钱　甘草五分　天花粉二钱

两剂霍然。

【赏析】

本案失血伤阴，阴液不足，发热口渴。方用犀牛角清热凉血，安神定惊，泻火解毒。生地、牡丹皮、赤芍清热生津滋阴养血。桑叶疏散风热，平抑肝阳，清热解毒，清肝明目。白茅根凉血止血。西洋参补气养阴，清热生津。大麦冬养阴生津，润肺清心。天花粉、川石斛益胃生津，滋阴清热。川贝母清热润肺，化痰止咳。甘草补脾益气，清热解毒，调和药性。

二十一、诸 痛

胃 痛

案1 营血久虚，肝阳上升，素夹湿痰，阻塞肺胃

佚名，营血久虚，肝阳上升，夹素蕴之湿痰，阻塞肺胃，气不下降，是以胸脘作痛，举发无常，甚则噫气，纳谷无多，脉来沉弦而滑。治以养血柔肝，兼化痰湿。

全当归二钱　杭白芍一钱五分　陈广皮一钱　法半夏一钱五分　毕澄茄一钱　金香附二钱　薤白头一钱　紫菀茸一钱　赤茯苓三钱　冬瓜子四钱　光杏仁三钱　生熟谷芽各四钱

【赏析】

本案营血久虚，肝阳上升，湿邪困脾，肺胃之气不能降，是以胸脘作痛。当归，补血活血，调经止痛，润肠通便。白芍，养血调经，敛阴止汗，柔肝止痛，平抑肝阳。陈皮、香附，疏肝解郁，理气健脾，燥湿化痰。半夏，燥湿化痰，降逆止呕，消痞散结。毕澄茄，温中散寒，行气止痛。薤白，通阳散结，行气导滞。紫菀，润肺下气，化痰止咳。茯苓，利水渗湿，健脾，宁心安神。冬瓜子，清热化痰，排脓利湿。杏仁，降气止咳平喘，润肠通便，宣发疏通肺气。谷芽，消食和中，健脾开胃。该方以疏肝行气和胃化湿为主，兼以开胃消食。

案2 肝木太强，冲克犯胃

常州陈某，肝木太强，冲克犯胃，胸脘胀闷，时吐痰涎。治宜流畅中脘。

白归身二钱　云茯苓二钱　陈广皮一钱　制半夏一钱五分　代赭石三钱　旋覆花一钱　家苏子一钱　白蒺藜三钱　川郁金二钱　细青皮一钱五分　白蔻壳一钱五分　毕澄茄一钱半　甜冬术一钱半　川厚朴一钱　玫瑰花一钱　金橘饼二枚　白檀香五分

【赏析】

本案肝气犯胃，故胸脘胀闷。治宜流畅中脘。方用陈皮、茯苓理气健脾，燥湿化痰。半夏燥湿化痰，降逆止呕，消痞散结。代赭石平肝潜阳，凉血止血，重镇降逆。旋覆花降气消痰，行水止呕。毕澄茄温中散寒，行气止痛。玫瑰花行气解瘀，活血止痛。白檀香行气温中，开胃止痛。细青皮疏肝破气，消积化滞。白蔻壳化湿行气，温中止呕，开胃消食。厚朴燥湿消痰，降气除满。

案 3　湿痰未清，灼阴耗气

陶云泉之夫人，胸腹作痛，时常惊恐皆渐退，气机业已通降，湿痰虽化未清，灼阴耗气，身不自主。治痰必先理脾，脾健则湿痰自化。脉来沉滑，宜宗前法更进一筹。

薄橘红一钱　制半夏一钱五分　北沙参四钱　酒炒黄连一分　淡吴萸一分　天竺黄五分　大麦冬三钱　黑料豆三钱　左牡蛎四钱　花龙齿二钱　甜川贝三钱　云茯神二钱　钩藤钩一钱五分　鲜竹茹一钱　直僵蚕二钱　瓜蒌皮三钱　海浮石二钱　荸荠五枚

【赏析】

本案湿痰虽化未清，湿性重著，湿性黏腻，故身不自主、胸腹作痛。脾为生痰之源，肺为储痰之器。故治痰必先理脾，又云：治湿不理脾，非其治也。故曰脾健则湿痰自化。方以薄橘红、制半夏、甜川贝、直僵蚕、瓜蒌皮、海浮石燥湿化痰，理气宽中，消痞散结，降逆止呕。酒炒黄连、天竺黄清热燥湿兼以北沙参、大麦冬、荸荠养阴清肺，益胃生津。黑料豆健脾助运，利水渗湿。钩藤钩、云茯神、鲜竹茹宁心安神，清热定惊。

案 4　病久正亏，气血阻滞

丹阳许某，病久正亏，气血阻滞，胸有痞块，不时胀痛。姑拟和荣畅中，兼以消散。

全当归二钱　紫丹参二钱　延胡索一钱　净红花六分　川楝子二钱　怀牛膝二钱　白蒺藜三钱　细青皮一钱五分　台乌药一钱　陈广皮一钱　江枳实一钱　广木香五分　甜冬术一钱五分　川厚朴一钱　大砂仁一钱　椒目二十四粒　降香五分

【赏析】

本案久病正气亏损，气行则血行，气滞则血瘀。气虚推动无力致气血阻滞，不通则痛，故不时胀痛。方用当归、丹参、延胡索、净红花补血活血，补气养阴，解瘀止痛。川楝子、怀牛膝、白蒺藜解血瘀并引血下行。陈广皮、江枳实、广木香、川厚朴、细青皮、台乌药、大砂仁、降香理气行气，和荣畅中，兼以消散。

案 5　伤力受寒，气血凝滞

无锡周某，伤力受寒，气血凝滞，中脘不畅，四肢乏力。治宜和荣畅中，参以通络。

全当归二钱　紫丹参二钱　怀牛膝二钱　净红花六分　陈广皮一钱　制半夏一钱　家苏子一钱　广木香五分　西秦艽一钱五分　川独活一钱　大砂仁一钱　金毛脊二钱　荞饼三钱　桑枝二尺

【赏析】

本案因伤力受寒，寒性凝滞，寒凝气滞于中脘，治宜和荣畅中，参以通络。方以全当归、紫丹参、怀牛膝、净红花补血养血，活血通络；又以陈广皮、制半夏、家苏子、广木香、西秦艽、川独活、大砂仁、金毛脊、荞饼、桑枝降气降逆，理气止痛，以疏中脘之不畅。

案6 肝阳刑胃，胃气失降

上海姚妪，胸腹作痛，饮食减少，数年图治无功。余治其脉沉弦，此肝阳刑胃，胃气失降。酸苦泄肝，甘凉养胃，必能获效。

白芍一钱五分　牡蛎四钱　川楝肉一钱五分　木瓜一钱五分　酒炒黄连二分　吴茱萸一分　北沙参四钱　瓜蒌皮三钱　川石斛三钱　陈皮一钱

连进三十剂而痊愈。

【赏析】

本案肝阳刑胃，甘性能补能缓能和，苦能泄能燥能坚阴，酸能收能涩，故酸苦泄肝，甘凉养胃，必能获效。方用白芍柔肝止痛，平抑肝阳。牡蛎潜阳补阴，制酸止痛。川楝肉疏肝泄热，行气止痛。酒炒黄连清热。木瓜和胃。吴茱萸散寒止痛，降逆止呕，助阳止泻。北沙参、川石斛养阴益胃生津。胃气失降，故用陈皮理气宽中止痛。

案7 肝胃气痛，夹有肝风

徽州胡某，肝胃气痛，夹有肝风，巅顶头眩作疼。姑拟和荣畅中，参以柔息。

白归身二钱　大白芍一钱五分　白蒺藜三钱　大丹参二钱　抚川芎八分　川桂枝八分　香白芷六分　甘菊花二钱　细青皮一钱五分　台乌药一钱　川郁金二钱　延胡索一钱　制半夏一钱五分　陈广皮一钱　川厚朴一钱　生石决六钱　白檀香六分

【赏析】

本案肝风上扰，巅顶头眩作疼；故用生石决、甘菊花、大白芍、白蒺藜平肝潜阳，柔肝息风。肝胃气滞，故用陈广皮、川厚朴、台乌药、细青皮、制半夏理气健脾，化痰降气，和胃生津。肝胃、巅顶疼痛，故用抚川芎、延胡索、川郁金、白檀香行气止痛。香白芷、川桂枝平冲降逆，祛风止痛，柔肝息风。

案 8　湿痰阻塞肺胃，气不下降

江西李德元，患胸脘作痛，咳嗽食少，余诊脉弦滑，此湿痰阻塞肺胃，气不下降。治宜化湿痰而肃肺胃，方为合法。

酒炒薤白三钱　制半夏一钱五分　全瓜蒌三钱　橘红一钱　杏仁三钱　炙紫菀一钱
冬瓜子四钱

一剂痛止，再剂咳平，遂愈。

【赏析】

本案湿痰阻塞肺胃，气不下降，上逆为咳。湿痰阻塞肺胃，则胸脘作痛。方为酒炒薤白通阳散结，行气导滞，治疗脘腹痞满胀痛。制半夏、冬瓜子燥湿化痰，降逆止呕，消痞散结，消肿止痛。全瓜蒌清肺化痰。杏仁降气止咳平喘，宣发疏通肺气。橘红燥湿化痰，理气宽中。化脾胃之痰，宣降肺胃之气。

案 9　木旺土衰，肝气冲激

湖南陈某，木旺土衰，肝气冲激，厥痛，痛不可忍。治宜平调营卫，兼壮水柔木。

全当归二钱　云茯苓二钱　大白芍（肉桂二分拌炒）一钱五分　灵磁石三钱　毕澄茄一钱五分　川黄连三分　淡吴萸二分　瓦楞子三钱　菟丝子三钱　潼蒺藜三钱　白蒺藜三钱　黑料豆四钱　川厚朴一钱　台乌药一钱　白蔻壳一钱　玫瑰花一钱　金橘叶三十张　白檀香五分

【赏析】

本案木旺土衰。肝气冲激，厥痛，痛不可忍，故用台乌药行气止痛。滋水涵木法，滋肾水以涵肝木，制约木之乘土。方用全当归、大白芍活血补血，润肠通便，调经止痛。黄连、吴茱萸清肝泻火，降逆止呕。菟丝子补益肝肾。瓦楞子消痰化瘀，软坚散结，制酸止痛。潼蒺藜、白蒺藜平肝解瘀，祛风明目。毕澄茄能温中散寒，行气止痛。玫瑰花行气解瘀，和血止痛。厚朴燥湿化痰，降气除满。

木旺土衰，故用黑料豆健脾助运，利水渗湿。

案 10　胃气虚寒，肝阳疏泄太过

安徽陈竹亭，患胸腹作痛，心烦遗精。余诊其脉细弦，此胃气虚寒，而肝阳疏泄太过也。治必温胃清肝。

别直参一钱　毕澄茄一钱　淡吴萸二分　陈广皮一钱　制半夏一钱五分　全当归二钱　左牡蛎四钱　广木香五分

连服八剂而愈。

【赏析】

本案肝阳疏泄太过，胃气虚寒，故胸腹作痛。方用别直参补脾益肺，生津养血，安神益智。淡吴萸、毕澄茄能温中散寒，行气止痛。制半夏燥湿化痰，降逆止呕，消痞散结，消肿止痛。陈广皮、广木香、全当归理气健脾，活血行气止痛。因心烦遗精，故用左牡蛎潜阳补阴，重镇安神，制酸止痛。

案 11　肝风内动，肝胃气滞

江阴方某，荣分久亏，肝胃气板痛，肝风上扰，头目眩胀，入夜更甚。治宜养血祛风。流畅中脘。

全当归二钱　大白芍一钱五分　抚川芎八分　上肉桂三分　川桂枝一钱　明天麻六分　蔓荆子一钱　甘菊花二钱　陈广皮一钱五分　制半夏一钱五分　川厚朴一钱　连壳蔻一钱　白蒺藜三钱　台乌药一钱　细青皮一钱五分　玫瑰花三朵　白檀香六分

【赏析】

本案肝风内动，上扰头目，故头目眩胀，肝胃气滞，故中脘不舒。方用白蒺藜平肝解瘀，祛风明目。全当归、大白芍、玫瑰花、抚川芎、上肉桂补血活血，行气止痛。白檀香、玫瑰花、川厚朴、陈广皮、细青皮、台乌药理气健脾胃。制半夏消痞散结，消肿止痛。

案 12　瘀血阻气

如皋刘清溪，入夜脘痛，诸药不效。余诊脉弦大而牢。此瘀血阻气，徒调肝胃无益。

延胡索一钱　川楝子一钱半　红花五分　桃仁一钱　广木香五分　陈广皮一钱　当归二钱　丹参二钱

连服二剂，粪如胶漆而愈。

【赏析】

本案气行则血行，气滞则血瘀。不通则痛，故入夜脘痛。方用延胡索、川楝子活血行气止痛。丹参、红花、桃仁活血通经，散瘀止痛。陈广皮、广木香理气健脾。当归补血活血，配伍以达活血逐瘀，通气止痛的功效。

案 13　脾阳久困，胃气不通

海宁袁某，脾阳久困，胃腑中攻痛，牵引后心背脊酸强不舒，久延有羸弱之虞。治宜固本和荣，流畅胸脘。

全当归二钱　云茯苓二钱　甜冬术一钱五分　陈广皮一钱　制半夏一钱五分　毕澄茄一钱五分　瓦楞子三钱　灵磁石三钱　延胡索一钱　金毛脊二钱　玫瑰花一钱　白蒺藜三钱　川厚朴一钱　大砂仁一钱　广木香五分　橘饼四钱　白檀香六分

【赏析】

本案脾阳久困，胃气不通，牵引后心背脊酸强不舒，久延有羸弱之虞。脾乃后天之本，脾阳虚则湿邪困脾，故胃腑中攻痛。方用金毛脊、制半夏、云茯苓、陈广皮、甜冬术、广木香、橘饼利水渗湿，理气健脾。川厚朴、大砂仁和胃化湿。全当归、毕澄茄、白檀香、延胡索、瓦楞子、玫瑰花温中行气、开胃止痛，治疗胃腑中攻痛。白蒺藜、灵磁石平肝潜阳，纳气平喘。

嘈 杂

案1 血虚，湿重痰多

常熟孙某，本属血虚，（左仓右曹）食，肠胃鞭结，牙龈浮痛，湿重痰多。治宜养阴和荣，兼之清润。

胡黄连一钱　酸枣仁一钱半　柏子二钱　白归身二钱　赤茯苓二钱　怀山药三钱　天花粉二钱　川石斛二钱　牡丹皮二钱　瓜蒌仁三钱　夜合花二钱　广皮白一钱　制半夏一钱半　江枳壳一钱　大麻仁二钱　甘蔗一两　莲子二十粒

【赏析】

本案血虚，故治宜养阴和荣，肠胃鞭结，牙龈浮痛，湿重痰多，故要清之润之。方用胡黄连清热燥湿，泻火解毒。酸枣仁、柏子生津润肠通便，养心安神。白归身补血活血，润肠通便。赤茯苓利水渗湿健脾。怀山药生津益肺。天花粉清热泻火，生津止渴。川石斛益胃生津，滋阴清热。牡丹皮清热凉血，活血化瘀。瓜蒌仁清肺化痰，润肠通便。夜合花、广皮白养阴润燥，补脾健胃。制半夏燥湿化痰，降逆止呕，消痞散结，消肿止痛。枳壳破气消积，化痰散痞。大麻仁润肠通便。莲子补脾止泻，益肾涩精。甘蔗和中润燥，清热除烦。

案2 肝木太强，胃火炽甚

湖南方某，肝木太强，胃火炽甚，烦渴（左仓右曹）食，引饮欲吐，兼有肠红。治宜平调荣卫，参以清利。

全当归一钱半　赤茯苓三钱　大天冬一钱半　胡黄连一钱半　天花粉二钱　川石斛三钱　牡丹皮二钱　江枳壳一钱半　广皮白一钱　制半夏一钱　车前子三钱　川通草五分　细木通一钱　生苡仁四钱　甘蔗二两　白茅根二钱　荷叶灰八分

【赏析】

本案肝木太强，胃火炽盛，故烦渴，引饮欲吐，兼有肠红。方用全当归补血活血，润肠通便，调经止痛。赤茯苓、生苡仁利水渗湿健脾。天门冬滋阴润燥，生津止渴。胡黄连退虚热，清疳热，除湿热。天花粉清热泻火，生津止渴。川石斛、甘蔗益胃生津，滋阴清热。牡丹皮清热凉血，活血化瘀。广皮白、江枳壳理气化痰散痞。川通草、细木通、车前子清热利尿。制半夏燥湿化痰，降逆止呕，消痞散结，消肿止痛。白茅根、荷叶灰凉血止血，清热利尿。

案3 郁怒伤肝，阳升灼胃，气失降令

安徽程慕唐总戎之夫人，胸腹痛不可忍，内热口干，咳痰带血，饮食不进，已经六日，每日但进米汤数匙，已备后事。程氏请余往诊，以决行期，非敢望愈也。诊脉左关沉弦，右关细弱。此郁怒伤肝，阳升灼胃，气失降令。误投辛温下气，助肝火而劫胃阴，阴液将枯，木火愈炽，势虽危险，非死证也，尚可设法挽回，程氏喜出望外，请速处方。

白芍一钱五分　牡蛎四钱　酒炒黄连二分　吴茱萸一分　北沙参四钱　麦冬三钱石斛三钱　甘蔗三分　广皮白五分

一剂，胸腹作痛即止，内热口干皆退。再剂，咳痰带血已止，饮食渐进。照方去黄连、吴萸加毛燕三钱（绢包）煎汤代水。服十剂，饮食如常而愈。

【赏析】

本案胸腹痛不可忍，内热口干，咳痰带血，饮食不进，诊脉左关沉弦，右关细弱。此郁怒伤肝，阳升灼胃，气失降令。方用酒炒黄连清热燥湿，泻火解毒。白芍养血调经，柔肝止痛，平抑肝阳。牡蛎潜阳补阴，收敛固涩，制酸止痛。吴茱萸散寒止痛、降逆止呕、助阳止泻。北沙参、麦冬、石斛、甘蔗养阴清肺，益胃生津。广皮白理气健脾，燥湿化痰。

胸　痛

案　风寒湿三气杂至

胸痛彻背，夜不能卧，脉来微弦，此胸痹作痛也。治宜通胸中之阳，滑以去着。

薤白头（酒炒）三钱　瓜蒌果三钱　制半夏一钱半　白酒一杯

真心痛者，寒邪犯心。厥心痛者，寒邪犯包络，手足青至节，旦发夕死，多不可救。勉用通阳祛寒。

制附子一钱　云茯神二钱　吉林参一钱　炮姜炭一钱　炙甘草五分　小茴香一钱　全当归二钱　上肉桂三分　川椒一钱

【赏析】

风寒湿三气杂至，合而为痹。本案胸痛彻背，为胸痹，治以通胸中之阳，滑以去着。薤白行气导滞，通阳散结。瓜蒌清肺化痰，滑肠通便。制半夏温化寒痰。白酒通经活络。真心痛，乃寒邪犯心，厥心痛，乃寒邪犯心包，手足青至节，旦发夕死，多不可救。治用通阳散结。方以制附子、炮姜、肉桂回阳救逆。茯苓利水。人参大补元气，复脉固脱。炙甘草调和药性。当归补血活血。川椒温中止痛。

胁　痛

案1　肺郁不舒

金坛冯振清，右胁作痛，牵引胸腹，即大便频行，咳嗽口干。余诊其脉，右寸弦结。此肺郁不舒，经所谓肺心痛者是也。

嫩桔梗一钱　粉甘草五分　大白芍一钱五分　南沙参四钱　甜杏仁三钱　薄橘红五

分 冬瓜子四钱

一剂知，二剂已。

【赏析】

肺郁不舒，肺与大肠相表里，故大便频行、右寸弦结、右胁作痛。方以桔梗宣肺祛痰，被誉为舟楫之剂，载药上行。甘草缓急止痛，调和诸药。白芍缓急止痛。南沙参润肺化痰，益胃生津。杏仁降气止咳平喘，宣发疏通肺气。橘红理气宽中。冬瓜子清热化痰。

案2　肺阴虚而痰火盛

上海吕润泉，右胁肋作痛异常，坐卧不安，已经匝月，就余治之。诊脉细弦。此肺阴虚而痰火盛也。

西洋参一钱　麦冬二钱　白芍一钱五分　甘草五分　酒炒黄连二分　吴茱萸一分瓜蒌皮三钱　川石斛三钱　杏仁三钱　竹茹一钱　广皮五分

两剂而安。

【赏析】

肺阴虚而痰火盛，故右胁肋作痛异常。方以西洋参补气养阴，清热生津。麦冬养阴生津，润肺清心。白芍缓急止痛，甘草调和药性。黄连清热燥湿，泻火解毒。吴茱萸散寒止痛，降逆止呕，助阳止泻。瓜蒌、竹茹清肺化痰。石斛益胃生津，滋阴清热。陈皮理气健脾，行气通痹止痛。

案3　痰热阻气灼阴，阴液宣布无权

松江朱君明昌，病胸胁作痛。服辛通药，其痛更甚，溲浊带血，茎中刺痛。西药治之，时减时增，反加呛咳吐血，就余诊治。脉象滑大而数。痰热阻气灼阴，阴液宣布无权，气机流行失职。

北沙参四钱　川石斛三钱　瓜蒌皮三钱　甜杏仁三钱　京玄参一钱　女贞子三钱生白芍一钱五分　川楝子一钱五分　冬瓜子四钱　生熟谷芽各四钱　云茯神二钱　银杏肉

（去皮、壳）十粒　莲子心五分

服六剂而安。

【赏析】

气机阻滞不通，故胸胁作痛。痰热阻气灼阴，阴液宣布无权，脉象滑大而数。方以北沙参养阴清肺生津。石斛滋阴清热。瓜蒌清肺化痰。杏仁降气止咳。玄参清热凉血，泻火解毒，滋阴降火。女贞子滋补肝肾。白芍缓急止痛。川楝子行气止痛。冬瓜子清热化痰，排脓利湿。生熟谷芽健胃消食。云茯神宁心安神。白果敛肺平喘。莲子心益气补脾。

案4　肝气犯胃，木旺土衰

某，肝气上升，克脾犯胃，土受木制，运化无权，积湿生痰，阻塞气机，胸胁作痛，受寒咳嗽，湿痰凝结已著，脉来细弦，月经不行，已经四载。治宜养血润肝，扶土化痰。

北沙参四钱　大白芍二钱　川楝子二钱　瓜蒌皮三钱　川石斛三钱　薄橘红八分
左牡蛎四钱　冬瓜仁四钱　冬青子三钱　白茯苓三钱　甜杏仁三钱　生谷芽四钱

【赏析】

肝气犯胃，木旺土衰。脾气虚则运化无权，脾为生痰之源，故易积湿生痰，阻塞气机，胸胁作痛，受痰咳嗽，湿痰瘀滞，阻滞气血运行。治宜养血润肝，扶土化痰。方以北沙参养阴清肺，益胃生津。白芍、川石斛养血调经，平抑肝阳，柔肝止痛，敛阴止汗。川楝子疏肝泄热，行气泄热。瓜蒌清肺化痰。橘红燥湿化痰，理气宽中。牡蛎重镇安神，软坚散结，收敛固涩，制酸止痛。冬瓜仁、茯苓清热化痰，排脓利湿。冬青子滋补肝肾。谷芽健胃消食。杏仁降气止咳平喘，润肠通便，宣发疏通肺气。

腹 痛

案1 寒气凝滞

琴溪张某，寒气凝滞，肚腹作痛，夹有咳嗽寒热。治宜疏通化痰和解。

全当归一钱五分　金香附二钱　藿香梗八分　苏子霜一钱五分　薄橘红一钱　半夏曲二钱　薄荷炭一钱五分　牡丹皮一钱五分　川石斛二钱　台乌药一钱　江枳壳一钱五分　瓜蒌仁三钱　甜杏仁三钱　炙桑皮二钱　合欢花一钱　淡竹叶二十张　荷叶一角　鲜姜皮五分

【赏析】

本案寒气凝滞，寒性收引，肚腹作痛，夹有咳嗽寒热。方以当归补血活血止痛，香附调经止痛，藿香芳香化湿，苏子降气化痰，橘红燥湿化痰，理气宽中。半夏温化寒痰。薄荷疏肝行气，化湿和中。牡丹皮清热凉血，活血化瘀。石斛益胃生津，滋阴清热。乌药行气止痛，温中散寒。枳壳破气消积，化痰散痞。瓜蒌仁清肺化痰，润肠通便。杏仁降气止咳平喘，宣发疏通肺气。桑皮泻肺平喘，利水消肿。合欢花安神解郁。淡竹叶清热泻火，除烦止渴，利尿通淋。荷叶升发清阳，凉血止血。姜皮温中散寒，降气止呕。

案2 虫积

湖州施紫卿太守，胸腹作痛，陡然而来，截然而止，痛时口多清涎。余诊其脉，细弦而结，此虫痛也。

大雷丸三钱　使君子三钱　陈鹤虱三钱　南沙参四钱　川石斛三钱　陈广皮一钱　开口花椒子十粒

二剂，大便下虫一条而愈。

【赏析】

本案虫积，即现代医学中的胆道蛔虫症，发作时，因蛔虫蠕动引起胆道强烈收缩的缘故而致胸腹作痛，陡然而来，蛔虫静止则胸腹痛随之截然而止。方以花椒、雷丸、使君子、陈鹤虱杀虫消积。南沙参、石斛养阴清热，润肺化痰，益胃生津。陈皮理气健脾，燥湿化痰，行气通痹止痛。

案3　脾肾久虚

某，温痰渐化，胃气流行，胸脘皆舒，呕吐已止，大便通畅，惟精神萎顿，腿足软弱无力。脾肾久虚，中无砥柱之权，下少生发之气。脉来沉细，宜宗前法更进一筹。

高丽参一钱　西洋参一钱　生杜仲三钱　大白芍一钱五分　黑料豆三钱　左牡蛎四钱　焦苡仁二钱　陈广皮一钱　制半夏一钱五分　佩兰叶一钱五分　冬瓜子四钱　红枣五枚　生熟谷芽各四钱

【赏析】

本案脾肾久虚，水谷运化无力，脉沉细。方以人参补脾益肺，生津养血。西洋参补气养阴，清热生津。杜仲补肝肾。白芍敛阴止汗。黑料豆补益肾气。牡蛎潜阳补阴，收敛固涩。薏苡仁利水渗湿，健脾止泻。陈皮理气健脾。半夏燥湿化痰，降逆止呕，消痞散结，消肿止痛。佩兰、冬瓜子芳香化湿。生熟谷芽健胃消食。红枣缓和药性。

案4　肝郁气逆，胃失降令

某，肝郁气逆，胃失降令，胸脘胀痛，举发无常，甚则口多涎沫，调胃必先平肝，木能条达，胃自宣通。脉来沉弦，治宜养血、柔肝，兼以和胃。

陈广皮一钱　制半夏一钱五分　台乌药一钱　荜澄茄一钱　淡吴萸二分　金香附一钱五分　大白芍一钱五分　生甘草五分　冬瓜子四钱　赤茯苓三钱　生熟谷芽各四钱　煨姜两片　红枣五枚

【赏析】

本案肝郁气逆，肝气犯胃，胃失和降。故胸脘胀痛，调胃应先平肝，方以陈皮理气止痛。半夏消痞散结，消肿止痛。乌药行气止痛。荜澄茄温暖脾肾，健胃消食。吴茱萸散寒止痛，降逆止呕，助阳止泻。香附理气健脾。白芍缓急止痛。甘草调和诸药。冬瓜子、茯苓利水渗湿健脾。生熟谷芽健胃消食。姜片、红枣温中养阴。

案 5 湿痰渐化，胃气通行，脾土未健

某，胸腹作痛已止，大便亦调，湿痰渐化，胃气通行，惟脾土未健，运化失职。腹胀贲响，夜寐不甜，脉来沉细。治宜健脾渗湿，兼和胃气。

南沙参四钱 云茯神三钱 大白芍一钱五分 川石斛三钱 白蔻壳八分 粉甘草五分 金香附一钱五分 酒炒黄连一分 淡吴萸一分 陈广皮一钱 冬瓜子皮各三钱 生熟谷芽各四钱

【赏析】

本案脾土未健，脾胃乃后天之本，运化失职，故腹胀，胃不和则卧不安，故夜寐不甜。治宜健脾渗湿，兼和胃气。方以南沙参养阴清热，益胃生津。茯苓利水渗湿健脾。白芍柔肝止痛。石斛益胃生津，滋阴清热。白豆蔻化湿行气，温中止呕。甘草清热，调和诸药。香附调经止痛。黄连清热燥湿，泻火解毒。吴茱萸散寒止痛，降逆止呕，助阳止泻。陈皮力气健脾，燥湿化痰。冬瓜皮利水渗湿健脾。生熟谷芽益胃生津，开胃消食。

腰 痛

案 脾肾久虚，肝阳上亢，夹杂湿痰

佚名，脾肾久虚，肝阳上亢，夹素蕴之湿痰，流窜节络，营卫不能通行，是

以腰背酸痛，内热口干，脉来弦滑。治宜益肾清肝，兼化湿痰。

南沙参四钱　　大白芍一钱五分　　左牡蛎四钱　　川石斛三钱　　川楝肉一钱五分　　金毛脊一钱　　冬瓜子四钱　　薄橘红一钱　　赤茯苓二钱　　生谷芽四钱　　宣木瓜一钱　　牡丹皮一钱五分　　桑枝三钱　　生甘草五分

【赏析】

本案脾肾久虚，肝阳上亢，夹素蕴之湿痰，流窜节络，营卫不能通行，是以腰背酸痛，内热口干，脉来弦滑。方以南沙参、大白芍、川石斛养阴清热，润肺化痰，益胃生津。左牡蛎重镇安神，潜阳补阴。川楝肉疏肝泻火，行气止痛。金毛脊补益肝肾。冬瓜子、赤茯苓、宣木瓜利水渗湿健脾。薄橘红燥湿化痰，理气宽中。牡丹皮清热凉血，活血化瘀。桑枝祛风除湿，通利关节。甘草调和诸药，泻火解毒。

伤　痛

案1　天癸不调，气血阻滞

常州毛某，天癸不调，忽跌外伤，气血阻滞，胸脘及背脊牵酸作痛。治宜和荣通理舒筋。

自然铜三钱　　净红花八分　　广木香五分　　鲜毛姜三钱　　全当归二钱　　金香附二钱　　川厚朴八分　　川续断二钱　　金毛脊二钱　　西秦艽一钱五分　　甜瓜子三钱　　陈广皮一钱　　焦白术一钱五分　　台乌药一钱　　小胡麻二钱　　红枣五枚　　桑枝三尺

【赏析】

本案天癸不调，加上外受跌仆损伤，导致气血阻滞，不通则痛，胸脘及背脊牵酸作痛。方以自然铜、鲜毛姜、净红花活血化瘀止痛。木香行气止痛。当归补血活血止痛。香附疏肝解郁，理气宽中，调经止痛。为气病之总司，女科之主帅。厚朴燥湿消痰，下气除满。续断、狗脊补肝肾，强筋骨。秦艽祛风湿，退虚热。甜瓜子、麻仁润肠通便。陈皮、白术、乌药理气健脾，燥湿化痰，行气通痹止痛。

红枣缓和药性。桑枝通利关节。

案 2　气滞血瘀，经络不通

江北王某，用力受伤，遍体作痛，四肢疲倦乏力。治宜养血通络。

鲜毛姜三钱　金毛脊二钱　广木香五分　全当归二钱　大丹参三钱　净红花八分
南杜仲二钱　川续断二钱　怀牛膝二钱　西秦艽一钱五分　陈广皮一钱　川独活一钱
荞饼四钱　桑枝三尺

【赏析】

本案因患者平时劳作不慎，用力过度导致体内瘀血积聚，继而出现遍体作痛，因瘀血内阻，不通则痛。故治宜养血通络。方以木香行气止痛。净红花、当归、丹参养血活血。毛姜温中止呕。狗脊补肾。杜仲、续断补肝肾，强筋骨。牛膝引血下行。秦艽祛风湿退虚热。陈皮理气健脾。独活治疗风湿痹痛。荞饼健脾消食。桑枝祛风湿，利关节。

头　痛

案 1　气郁化火，火盛生痰

佚名，气郁化火，火盛生痰，上阻清道，清阳不能展舒，头痛日久，夜寐因此不安，治痰必先清火，火平则痰自化，脉来弦滑。治宜养阴柔肝，清化痰火。

生石决四钱　黑山栀一钱五分　牡丹皮二钱　霜桑叶一钱五分　川楝肉（切）一钱五分　川贝母三钱　天花粉三钱　川石斛三钱　女贞子四钱　全瓜蒌三钱　甘菊花二钱
薄橘红一钱　鲜竹茹一钱　荷叶一角

【赏析】

本案气机郁滞，化为火邪。火盛生痰，痰阻清道，清阳不能舒展，故头痛。方以石决明平肝潜阳，清肝明目。栀子泻火解毒。牡丹皮清热凉血，活血化瘀。

桑叶平抑肝阳，清热解毒。川楝子疏肝泄热，行气止痛。川贝母清热润肺，化痰止咳。天花粉清热泻火，生津止渴。石斛益胃生津，滋阴清热。女贞子滋补肝肾。瓜蒌皮清肺化痰，润肠通便。菊花清热解毒。橘红燥湿化痰。竹茹清热化痰。荷叶升发清阳，凉血止血。

案2　心营肝血俱亏，肝火升腾无制

佚名，心营肝血俱亏，肝火升腾无制，销灼津液，宣布无权，是以头痛偏左，牵引齿痛，龈肿，脉来弦大而数。考《灵素》治肝三法，不外甘缓、酸泻、辛补。治宜育阴、制阳。

鲜首乌二钱　左牡蛎四钱　牡丹皮一钱五分　杭菊花一钱五分　淮小麦五钱　黑料豆三钱　川石斛三钱　生甘草五分　冬瓜子四钱　女贞子四钱　天花粉三钱　淡黄芩二钱　桑枝三钱

【赏析】

本案心肝血虚，肝火旺盛，销灼津液，致使津液输布无权。方以何首乌补肝肾，益精血。牡蛎平肝潜阳。牡丹皮清热凉血，活血化瘀。菊花清热解毒。小麦健胃消食。黑料豆补益肝肾，益精明目。石斛益胃生津，滋阴清热。甘草缓急止痛，调和诸药。冬瓜子利湿健脾。女贞子滋补肝肾。天花粉清热泻火，生津止渴。黄芩、桑枝清热燥湿，泻火解毒。

牙　痛

案　外感风邪，引动湿痰，胃气不降，郁而化热

镇江吴君季农，患齿痛龈肿，外科指为牙痛，用凉药清热，齿龈肿痛更甚。又加胸脘气闷，夜难平卧，汗出颇多。余诊其脉弦细。此外感见邪，引动湿痰阻塞，胃气不降，郁而化热。《经》云："火郁发之。"邪解气通，其热自清。

冬桑叶一钱五分　　陈皮一钱　　半夏一钱五分　　象贝母三钱　　厚朴花八分　　台乌药一钱　　苡仁二钱　　茯苓二钱　　冬瓜子四钱　　佛手五分

两剂而愈。

【赏析】

本案外感风邪，引动湿痰阻塞，胃气不降，郁而化热。方以桑叶疏散风热，清热解毒。陈皮理气健脾。半夏燥湿化痰。贝母清热化痰。厚朴燥湿消痰，下气除满。乌药行气导滞。薏苡仁、茯苓、冬瓜子利水渗湿健脾。佛手疏肝理气。

目痛、目疾

案　肝阳上亢，肾阴久虚

佚名，经谓：目为肝窍，瞳仁属肾，肾阴久虚，水不涵木，肝阳上亢，销灼津液，宣布无权。是以内热口干，目光昏散，视物不清，脉来虚弦。治宜滋肾清肝。

黑料豆四钱　　女贞子四钱　　左牡蛎四钱　　杭菊花一钱五分　　冬桑叶一钱　　川石斛三钱　　天花粉三钱　　大白芍一钱五分　　冬瓜子四钱　　北沙参四钱　　牡丹皮一钱五分　　生谷芽四钱

【赏析】

本案肝阳上亢，久则耗损肝阴，肝肾同源，虚久及肾，最后导致肝肾之阴同虚，阴虚及阳，肾阳虚则津液宣布无权而致目睛失润，加上肝阴不足不能润泽目睛而出现内热口干、目光昏散、视物不清，脉弦为肝阳上亢，脉虚示肝肾阴虚。方以黑料豆、女贞子滋补肝肾。牡蛎平肝潜阳。菊花、桑叶清热泻火解毒。石斛益胃生津。天花粉清热泻火，生津止渴。白芍缓急止痛。冬瓜子利水渗湿。白沙参、牡丹皮养阴清肺，益胃生津。生谷芽健胃消食。

二十二、呕吐 反胃 噎膈 关格

案1 肝木克土，脾失运化，胃失和降

湖北蒋某，肝木克脾犯胃，胃不纳谷，食入呕吐，兼之溏泄。治宜和荣、抑木、畅中。

当归身二钱 大白芍（肉桂二分炒）一钱五分 云茯苓二钱 甜冬术一钱五分 陈广皮一钱 制半夏一钱五分 毕澄茄一钱五分 白蔻仁一钱 川厚朴一钱 真福曲三钱 川郁金二钱 白蒺藜三钱 细青皮一钱五分 江枳壳一钱五分 统车前二钱 橘饼四钱 檀香五分

【赏析】

本案为肝气郁结，肝木克脾土，导致脾失健运，胃失和降而不纳谷，胃气上逆则呕吐，脾虚运化失职则溏泄。方以茯苓、白术利水渗湿健脾。陈皮、青皮、半夏、枳壳、厚朴行气燥湿化痰，理气健脾。车前子利尿通淋。当归、白芍补血养阴。橘饼、檀香温中行气。神曲、荜澄茄、白豆蔻温中健胃消食。川郁金行气解郁。刺蒺藜平肝解郁，祛风明目。

案2 心肾不交，痰火互结，胃腑不和

广东徐某，心肾不交，痰气与火结生垫舌，胃腑不和，时常作吐。治宜固本和荣，兼化痰气。

全当归二钱 云茯神二钱 柏子仁二钱 陈广皮一钱 制半夏一钱五分 白蒺藜三钱 大砂仁一钱 广木香五分 川厚朴一钱 左牡蛎三钱 楮实子二钱 家苏子八分 玫瑰花一钱 紫降香五分

【赏析】

本案心肾不交，肾水不济，心火独炎于上，灼扰心神，且烧灼津液而成痰，痰湿困脾，胃腑不和。所以其主要治法应为交通心肾、固本和荣、兼以清痰火。故方中以当归滋阴补血。茯神、柏子仁养心安神，交通心肾。陈皮、半夏燥湿化痰，理气健脾。刺蒺藜平肝祛风。木香、砂仁、厚朴理气温中，和胃健脾。牡蛎、楮实子、苏子、玫瑰花、降香疏肝降气。

案 3　肝气上升，克脾犯胃

佚名，肝气上升，克脾犯胃，土受木制，运化无权，是以胸脘不舒，纳谷无多，甚则呕吐，脉来虚细而弦，久延有噎膈之虑。治宜养阴清肝，健脾和胃。

别直参一钱　大白芍一钱五分　左牡蛎四钱　冬瓜子四钱　法半夏一钱五分　陈广皮一钱　金香附一钱　赤茯苓二钱　白蔻壳五分　生熟谷芽各四钱　淡吴萸一分　酒炒黄连二分　广木香五分　台乌药二钱　佛手柑五分

【赏析】

本案肝气上升，横逆克脾犯胃导致脾失健运，运化无权，故胸脘不舒，纳谷无多。肝胃不和，胃气上逆则呕吐。治宜养阴清肝，健脾和胃。方用别直参补气健脾，白芍缓急止痛，牡蛎平肝潜阳，冬瓜子、半夏、陈皮、香附、茯苓、白豆蔻燥湿化痰、健脾和胃，生熟谷芽健胃消食，黄连、吴茱萸、木香、乌药、佛手行气止痛。

案 4　中气不振，饮食停滞胃脘

佚名，饮食入中，停积胃脘，消化不速，肚腹气胀，宜通补兼施，以助运化。神倦头眩，口干噫气，中气不振，砥柱无权，脉来细弦。治宜宣补中阳，兼以调气。

高丽参一钱　西洋参二钱　薄橘红一钱　制半夏一钱五分　广木香五分　云茯神二钱　薤白头(酒炒)一钱　生枳壳一钱　连蔻壳五分　象贝母三钱　瓜蒌皮三钱　川石斛三

钱　生熟谷芽各四钱　炙内金三钱　甜杏仁三钱

【赏析】

本案为素有脾胃虚弱，加上饮食停滞胃脘，消化不速，肚腹气胀，脾胃更虚，形成虚实夹杂之候。治则宜宣补中阳，兼以调气。方中以人参、西洋参补气健脾养阴。橘红、半夏燥湿化痰，理气宽中。木香、茯神理气养心安神。薤白、枳壳、豆蔻壳行气导滞。贝母、瓜蒌、杏仁清热化痰，润肠通便。石斛益胃生津，生熟谷芽、鸡内金健胃消食。

案5　阴血亏虚，气滞脾胃

丹阳王某，血亏多气，食入作梗，不时呕吐。治宜和荣理气。

全当归二钱　紫丹参二钱　金香附二钱　白蒺藜三钱　川郁金二钱　陈广皮一钱
台乌粉一钱　细青皮一钱五分　广木香五分　大砂仁一钱　瓦楞子三钱　毕澄茄一钱五分
椒目二十四粒　白檀香五分

【赏析】

本案为典型的肝郁脾虚之象，肝郁日久则食入作梗，阴血亏虚，气滞脾胃，不时作呕。治宜和荣理气。方中以当归、丹参补血活血。香附疏肝解郁、理气宽中。刺蒺藜平肝解瘀。郁金活血止痛、行气解瘀。陈皮、台乌药、青皮、木香、砂仁理气健脾、行气通痹止痛。瓦楞子消痰化痰、软坚散结。荜澄茄、椒目、檀香温中散寒、行气止痛。

案6　肝阳上扰，胃失和降

某，呕吐纳少，头眩神疲，此乃肝阳扰胃，气分不和也。尚宜柔肝理气，调畅中都。

白芍、姜夏曲、茯苓、谷芽、潼白蒺藜（各）、料豆衣、石决（先煎）、炒菊花、天麻、佛手

【赏析】

本案肝阳上亢，横逆犯胃，致使胃失和降，气分不和而出现呕吐、纳食减少、头眩神疲。方以白芍平抑肝阳、柔肝止痛，天麻、佛手疏肝理气、和胃止痛、燥湿化痰，决明子清肝明目、润肠通便，潼白蒺藜平肝解郁。

案7　肝阳上灼胃阴，气失和降

湖川施少钦封翁之夫人，年已六旬，胸腹作痛，饮食不进，卧床月余，将成噎膈。延余诊之，脉来细弦。此肝阳上灼胃阴，气失降令。

北沙参四钱　川石斛三钱　白芍一钱半　酒炒黄连二分　吴茱萸一分　陈皮一钱
冬瓜子四钱　生熟谷芽各四钱

进三剂，脘痛即止，米粥渐进。照前方去黄连、吴萸，加麦冬三钱。连进六剂，能进干饭一盏，行动如常而愈。

【赏析】

本案肝阳上亢，灼烁胃阴，胃失和降，故胸腹作痛，饮食不进，久则成噎膈。治宜疏肝潜阳、降逆养胃。方以北沙参、石斛益胃生津，养阴清肺。白芍缓急止痛。黄连清热燥湿，泻火解毒。吴茱萸散寒止痛，降逆止呕，助阳止泻。陈皮、冬瓜子、生熟谷芽健胃消食，理气健脾。

案8　营血久虚，肝气犯胃

佚名，营血久虚，肝气克胃。胃为后天生化之源，脘腹作痛.牵引腰背，胃纳大减，资生何赖？脉沉弦而滑，久延者噎膈之虑。治宜养血调肝，兼和胃气。

杭白芍一钱　左牡蛎四钱　宣木瓜一钱半　川楝肉一钱半　酒川连一分　淡吴萸一分　冬北沙参四钱　云茯苓三钱　制半夏一钱半　陈广皮一钱　生熟谷芽各四钱　瓜子四钱

【赏析】

本案营血久虚，肝气犯胃。脾胃乃后天之本。致使胃失和降，胃纳大减。方以白芍、牡蛎平抑肝阳，柔肝止痛。木瓜舒筋活络，和胃化湿。川楝子疏肝泄热，行气止痛。黄连清热燥湿，泻火解毒。吴茱萸散寒止痛，降逆止呕，助阳止泻。北沙参益胃生津，养阴清肺。茯苓、半夏、陈皮、瓜子燥湿化痰，理气健脾。生熟谷芽健胃消食和中。

案 9　肝阳夹痰阻胃，胃失和降，脾失健运

广西巡抚张丹叔，胸腹作痛，饮食不进，将成噎膈。延余诊之，脉来两关沉弦。此气液皆虚，肝阳夹痰阻胃，气失降令。

吉林参须五分　北沙参四钱　白芍一钱半　牡蛎四钱　酒炒黄连二分　吴茱萸一分
陈皮一钱　制半夏一钱半　麦冬二钱　炒竹茹一钱

连进十剂，胸腹作痛已止，饮食渐进，照方去人参须、黄连、吴萸，加吉林参八分、川楝肉一钱半、冬瓜子四钱。接服十剂，纳谷渐旺，每餐能食干饭一盏，火腿、烧鸡、虾饼、鱼片，皆能多食而有味，大约收功在指顾间耳。乃偶因动怒，兼食荤油太多，夜间呕吐，所出皆是未化之物，脘痛又作，饮食顿减，从此变端百出，以致不起，甚可惜也。

【赏析】

本案肝阳上亢，犯胃滞脾，导致胃失和降，脾失健运，水湿聚而生痰，又肝气上逆，夹痰再犯脾胃，耗损气液，故出现胸腹作痛、饮食不进而成噎膈。疏肝和胃，健脾化痰。方以人参补气健脾，北沙参益胃生津。白芍、牡蛎平肝潜阳，缓急止痛。黄连、吴茱萸清热燥湿，泻火解毒。陈皮、半夏燥湿化痰，理气健脾。麦冬润肺清心，养阴生津。竹茹清热化痰，除烦止呕。川楝子行气泄热，疏肝止痛。

案 10　肝木犯胃，胃气窒塞

金沙朱某，肝木犯胃，胃气窒塞，食不纳谷，噎膈可虞。治宜和荣、抑木、扶土。

白归身二钱　大白芍一钱五分　毕澄茄一钱五分　吴茱萸三分　陈广皮一钱　制半夏一钱　川厚朴一钱　家苏子八分　白蒺藜三钱　川郁金二钱　细青皮一钱五分佩兰叶一钱　灵磁石三钱　广木香五分　云茯苓二钱　白檀香六分

【赏析】

本案肝木犯胃，胃气失降，脾失健运，水谷运化失常。方以当归、白芍补血活血，疏肝理气。毕澄茄温中止痛。吴茱萸降逆止呕，助阳止泻。陈皮、青皮、半夏、厚朴、苏子燥湿化痰，理气健脾。刺蒺藜、郁金活血止痛，平肝解郁。佩兰芳香化湿，醒脾开胃。磁石平肝潜阳，镇静安神。木香、茯苓、檀香行气止痛。

案 11　肝郁阳升灼胃，胃失和降

寿春镇台郭善臣军门，戊戌秋患噎膈，胸腹胀痛，呕吐胶痰如鸡蛋白，干饭难下，肌肉消瘦，势甚可危。就治于余，诊脉弦、大、洪、滑。此抑郁伤肝，阳升灼胃，气失降令。

人参一钱　枳实一钱　牡蛎四钱　白芍一钱半　木瓜一钱半　酒炒黄连一分　炮姜三分　陈皮一钱　半夏一钱半　生熟谷芽各四钱

进二剂，干饭能下，精神亦振。遂照原方连服二十剂，眠食如常而愈。后四年，因事动怒，其病复发而殁于任。

【赏析】

本案肝郁阳升灼胃则呕吐胶痰如鸡蛋白，胃失和降而胸腹胀痛，纳食不进则肌肉消瘦。治宜疏肝和胃、健脾消食。方以人参益气健脾。枳实、牡蛎、白芍平肝潜阳，缓急止痛。黄连、木瓜清热泻火解毒。陈皮、半夏、燥湿化痰，理气健脾。炮姜温中止呕。生熟谷芽健胃消食。

案 12　命门火衰，脾失健运

定海何梦生，年近六旬，患腹痛呕吐，二便不利已经年余，势成关格。就治于余，诊脉两尺极细，右关更弱。此命门火衰，不能熏蒸脾土，如釜下无火，釜中之物不熟。治必补火生土，中阳方有复振之机，徒治肝胃无益。

苁蓉三钱　鹿角霜三钱　甘枸杞三钱　制附子五分　炮姜五分　别直参一钱　甘草

五分　当归二钱　橘红一钱半　川椒一钱　半夏二钱　焦谷芽四钱　茯苓二钱

初进五剂，吐止便通。再服五剂，痛止溲利，遂愈。

【赏析】

本案命门火衰，不能熏蒸脾土，致使脾失健运，运化失常，腹痛呕吐，方以附子补火助阳。肉苁蓉、鹿茸补肾阳，益精血。枸杞、人参补血补气，补益脾气。炮姜温中散寒。茯苓、半夏、橘红燥湿化痰，理气健脾。甘草调和诸药。谷芽健胃消食，益胃生津。川椒温中止痛。

案 13　脾土不运，积湿生痰，阻塞胃气，不能下降

佚名，脾土不运，积湿生痰，阻塞胃气，不能下降，胸闷呕吐，口多涎沫，味甜，苔白，气虽下泄，大便结燥，脉来沉弦而滑，症势颇重，将成关格。治宜运脾渗湿，消痰和胃。

酒炒黄连三分　炮姜炭三分　陈广皮一钱　吉林参须五分　江枳实八分　川贝母二

钱　竹沥半夏一钱五分　甜杏仁三钱　瓜蒌皮三钱　赤茯苓三钱　冬瓜子四钱　生熟谷

芽各四钱

【赏析】

本案脾土不运，脾为生痰之源，故积湿生痰，阻塞肺胃，胃失和降，胸闷呕吐。方以黄连、川贝母清热燥湿，泻火解毒。炮姜温中止痛。陈皮、茯苓、冬瓜子、枳实、半夏燥湿化痰，理气健脾。人参益气健脾，生津养血。生熟谷芽健胃消食。杏仁、瓜蒌降气化痰止咳平喘，润肠通便。

二十三、呃 逆

案 阴竭阳脱

南京金元美，患泄泻。用西法，泄泻虽止，呃逆不休，饮食不进，彻夜不寐，心悸脘闷，内热口干，舌绛作痛，头眩汗多，有欲脱之象。余诊脉细弱，气液皆虚，中无砥柱，倘加气喘即脱。

吉林参须一钱　西洋参二钱　大麦冬三钱　茯神三钱　鲜生地四钱　女贞子三钱　黑料豆三钱　川贝母三钱　天花粉二钱　川石斛三钱　冬瓜子四钱　薄橘红五分　生甘草五分　鲜竹茹一钱　旋覆花（包）一钱

连服二剂，呃止食进，汗收能寐，气液有来复之机，惟阴虚阳亢，内热口干，舌绛破碎，作痛异常。治宜育阴制阳。照前去吉林参须、旋覆花，加玄参钱半、灯心三尺，接服五剂而安。

【赏析】

本案阴竭阳脱之证，西法用之不当，损伤人之正气，阳气耗伤，阴液不足，虚阳上犯则呃逆不止。方以人参、西洋参补气养阴生津。麦冬养阴生津，润肺清心。生地清热凉血，养阴生津。石斛益胃生津。天花粉清热泻火，生津止渴。冬瓜子清热化痰利湿。橘红理气健脾。甘草补脾益气，调和诸药。旋覆花消痰，行水，降气，止呕。竹茹清热化痰，除烦止呕。黑料豆，女贞子滋补肝肾。茯神宁心安神。

二十四、黄 疸

案1 湿郁发黄

湖州张仲明，面目发黄，脘闷溺赤。余诊脉弦细，湿郁发黄，势将成胀。

茵陈三钱　葛根三钱　瞿麦三钱　山栀一钱半　车前子三钱　草薢三钱　六神曲四钱
陈皮一钱　砂仁一钱　赤茯苓二钱　茅术一钱半

服十剂，黄退溺清而愈。

【赏析】

本案肝胆湿热不宣，胆管阻塞不通则面目发黄，即为黄疸。方以茵陈清利湿热，利胆退黄。葛根、砂仁生津止渴，升阳止泻。车前子、草薢利尿通淋。栀子清热利湿。瞿麦清湿热，利小便。陈皮、茯苓、白术利水渗湿。神曲健胃消食，补益脾气。

案2 本体虚弱，脾土败坏，夹有湿热

蒋墅姜某，本体虚弱，脾土败坏，夹有湿热，胸腹作胀，胃气反逆，不时呕吐，治宜健运分消。

全当归二钱　赤茯苓二钱　生苡仁四钱　陈广皮一钱　焦茅术一钱半　川厚朴一钱
川草薢二钱　绵茵陈二钱　大腹皮二钱　冬瓜皮四钱　车前子二钱　川通草五分　台乌药一钱　大砂仁一钱　广木香五分　橘饼四钱　降香五分

【赏析】

本案素体脾胃虚弱，脾土败坏，夹有湿热，湿热不舒则胸腹作胀；湿邪阻滞脾胃，胃气反逆。治宜健运分消。方以当归补血活血。茯苓、薏苡仁、陈皮、白术、厚朴、草薢、茵陈利水渗湿，行气健脾。大腹皮理气健脾，冬瓜皮利水渗湿。车前子、通草

利尿通淋。砂仁、乌药、木香行气导滞,宽中止泻。橘饼、降香行气和胃化湿。

案 3　黄疸成胀

扬州方某,本属黄疸成胀,单腹坚硬,脐凸筋青,症势非轻,姑拟草薢茵陈饮加味主之。

花槟榔一钱半　川草薢二钱　陈广皮一钱　焦白术一钱　绵茵陈二钱　川厚朴一钱　连皮苓二钱　大腹皮二钱　江枳实一钱　冬瓜皮三钱　五加皮二钱　车前子二钱　生苡仁六钱　姜皮五分

【赏析】

本案肝胆湿热日久,伤及脾胃,导致脾胃虚弱,形成虚实夹杂,最终成为黄疸重症。治宜健脾祛湿、清肝利胆。方以槟榔行气利水,草薢利湿去浊。陈皮、白术、茵陈、厚朴、茯苓、大腹皮、枳实、冬瓜皮、五加皮、薏苡仁燥湿健脾,利湿退黄,行气导滞,补益肝肾。车前子利尿通淋,姜皮温中止呕。

案 4　湿热蕴于脾胃

溧阳潘文林,病黄疸,面目发黄,胸腹作胀,纳谷无多,小溲色赤,脉来细弦。脾虚不运,湿热蕴结于中,胃气流行失职。

绵茵陈一钱半　川草薢一钱半　瞿麦穗二钱　车前子三钱　六神曲四钱　茅苍术一钱　川黄柏一钱　黑山栀一钱半　葛根(煨)二钱　陈广皮一钱　全当归二钱　大砂仁一钱　通天草(通天草即荸荠苗)三钱

连服三十剂而愈。

【赏析】

本案属于黄疸中的阴黄,面目俱黄,脾失健运,湿热蕴于脾胃。方用茵陈利湿退黄。草薢利湿祛浊。瞿麦、车前子清湿热,利小便。神曲健胃消食。苍术燥湿健脾。黄柏清热燥湿,泻火解毒。栀子、葛根清热利湿。陈皮理气健脾。当归补血活血。砂仁行气宽中,温中止泻。通天草利湿通淋。

二十五、肿　胀

案1　脾土败坏，积湿不化

丹徒黄某，脾土败坏，积湿不化，肚腹作胀。急宜健运分消。

陈广皮一钱　焦白术一钱　川厚朴一钱　广木香五分　大砂仁一钱　细青皮一钱半
大腹皮二钱　冬瓜皮四钱　川牛膝二钱　赤茯苓三钱　福泽泻二钱　车前子二钱　生苡
仁一两　鲜姜皮五分

【赏析】

本案脾土败坏，脾主运化，运化失常，则水湿内停，肚腹作胀。方以陈皮、白术、厚朴、木香、砂仁、青皮、大腹皮理气健脾。冬瓜皮、茯苓、泽泻、车前子、薏苡仁利水渗湿，利尿通淋。川牛膝引药下行。姜皮温中利水。

案2　湿热充塞，湿邪困脾

如皋马仲良之室，腿足浮肿，胸腹胀大如鼓，面浮手肿，小溲不利，延余诊治。脉来细弦，此湿热充塞，气失流行。仲圣谓："治湿不频小便，非其治也。"湿必以小便为出路，若得小便畅行，湿热可从下泄。

车前草六钱　瞿麦草六钱　连皮苓四钱　冬瓜子皮各四钱　桑白皮三钱　陈皮一钱
大腹皮一钱半　汉防己一钱半　川厚朴一钱　苍术一钱　苡仁四钱　杏仁三钱

连服十剂，小便即利。续服十剂，面浮手肿皆退。再服十剂，胸腹胀大，腿足浮肿全消。惟经停三月，腹内结块，湿热已清，而积瘀未化。照前方去车前、瞿麦、汉防己、桑皮、大腹皮，加当归尾一钱半、红花五分、桃仁一钱、丹参二钱、香附一钱半、茺蔚子三钱、䗪虫三钱，进六剂，经通块消而愈。

【赏析】

本案湿热充塞，湿邪困脾，气失流行，脾主运化，水湿代谢失常则导致水肿。方以车前子、瞿麦利尿通淋。茯苓、冬瓜皮、陈皮、薏苡仁、大腹皮健脾燥湿。桑白皮、防己清透湿热。厚朴、苍术、杏仁降气平喘。当归、红花、桃仁、丹参、益母草、䗪虫、茺蔚子、香附活血补血化瘀。

案3　肺不能通调水道

镇江许仲修，腿足浮肿，囊肿腹胀，咳嗽面浮，小溲不利。遍治无功，延余诊治。脉来右寸浮弦，此水肿也。肺不能通调水道，下输膀胱，水气旁流横溢，充塞肌肤分肉之间。考禹治洪水，先疏下流，令水有出路，自无泛溢之虑。

净蝼蛄三钱　通天草三钱　地肤子三钱　五加皮二钱　连皮苓四钱　冬瓜子四钱
光杏仁三钱　川贝母三钱　薄橘红一钱　灯心三尺

服药不过十剂，小溲通畅，面浮腹胀、囊肿腿肿皆消，咳嗽亦止。照前方去蝼蛄、通天草，加南沙参四钱、川石斛三钱、瓜蒌皮三钱，接服六剂，饮食增而，精神振，已康复如初。

【赏析】

本案肺不能通调水道，肺主治节，故全身水液代谢失常。方以五加皮、冬瓜子、茯苓利水渗湿。杏仁、川贝母、橘红理气润肺化痰止咳。地肤子、灯芯草清利湿热。通天草、净蝼蛄化湿热，利小便，通淋。

案4　肝阳亢盛，夹痰上逆，肝木克土，脾失健运

淮安陈君柏堂之室，患肚腹胀大，脐凸偏左，气觉下堕，头眩溲数，诊脉细弱而弦。肝阳夹痰，耗气灼阴，气虚不摄，横逆作胀。非补气健脾，清肝化痰不为功。

人参须一钱　炙黄芪五钱　甘草八分　当归二钱　白芍一钱半　苁蓉三钱　枸杞三钱
钩藤一钱半　橘红一钱　制半夏一钱半　竹茹一钱半　红枣五枚

进二剂，气坠头眩已止，照前方加白术一钱，连服三十剂而愈。

【赏析】

本案肝阳亢盛，夹痰上逆，肝木克土，脾失健运，水湿停于中焦。方以人参、黄芪、橘红健脾利水。当归、白芍养血柔肝。肉苁蓉、枸杞滋水涵木。钩藤平肝潜阳。半夏、竹茹清热化痰。甘草、红枣健脾调和诸药。

案 5　肝木乘脾，致成单腹

江北吴某，肝木乘脾，致成单腹，胀大如鼓，脐凸筋青，背平腰满，证属危险。姑拟抑木扶土，湿通渗湿。

制附子四分　甜冬术一钱半　连皮苓三钱　白归身一钱半　上肉桂五分　陈广皮一钱　花槟榔一钱半　川厚朴一钱　白蔻壳一钱半　细青皮一钱半　江枳实一钱半　冬瓜子四钱　车前子二钱　大腹皮二钱　椒目二十四粒　生苡仁一两

【赏析】

本案肝木克土，脾失健运，运化无力，水液代谢失常，水湿停于中焦，故腹胀大如鼓。方以附子、肉桂补火助阳，温通经脉。白术、茯苓、冬瓜子、车前子、椒目、大腹皮、薏苡仁利水渗湿健脾。陈皮、青皮、厚朴、白豆蔻、槟榔、枳实理气健脾。当归活血补血。

案 6　湿邪困脾

淮安刘君少瑜，患胸腹作胀，渐及四肢，上至头面。胀极难受，必须人为按摩，得食则安。故时常强食，以冀胀缓。脉来沉弱，气虚不摄已著，向来湿痰多，从来投补。此证非益气不为功，佐以化痰消湿，即无流弊。

潞党参三钱　炙黄芪四钱　甘草五分　当归二钱　白芍一钱半　陈皮一钱　半夏一钱半　苍术一钱　茯苓二钱　大枣五枚

连服二十剂而愈。

【赏析】

本案素体脾胃虚弱，运化失常则胸腹作胀；脾主四肢，水湿停聚，水液代谢失常则渐至四肢，病情渐重则可上至头面；气虚不能推动水液运行，靠外力运行则舒，故须人为按摩，食进则胃动以求水液短暂运行，但又恐食滞伤脾。治宜益气健脾为主，佐以化痰消湿。方以党参、黄芪、苍术、茯苓健脾益气。当归、白芍滋阴养血，陈皮、半夏燥湿健脾。甘草、大枣调胃和中。

案 7　脾肺气虚，脾气主升，肺气主降

镇江李君慕尧，先气喘而后腹胀，面浮腿肿。书云：先喘后胀治在肺，先胀后喘治在脾。医治肺无功，因脾虚气弱，中无砥柱，湿痰阻肺，清肃无权，当脾肺兼治。脉来右关沉弱，右寸细弦，纳谷无多，小溲短少，肺脾同病已著。

吉林参须八分　北沙参四钱　连皮苓四钱　冬瓜子皮各三钱　地肤子三钱　汉防己一钱　炙内金三钱　甜川贝三钱　甜杏仁三钱　瓜蒌皮三钱　薄橘红一钱　鲜竹茹一钱　紫苏子八分

连服十八剂，腹胀面浮、腿足浮肿皆消，气喘亦止。照前方去防己，加麦门冬三钱、苡仁三钱，以善其后。

【赏析】

本案属喘息日久，肺气虚在前，延及脾气，导致脾肺气虚。脾虚运化失常则腹胀、面浮肿、腿肿胀，肺气虚呼吸失职则喘息。治宜补益肺气、健脾化痰祛湿。方以人参、北沙参补气健脾，益肺生津。茯苓、冬瓜皮、瓜蒌皮利水渗湿健脾，地肤子、防己清热利湿消肿。鸡内金健胃消食。川贝、杏仁、橘红清热润肺，化痰止咳。竹茹、苏子降气化痰，止咳平喘。麦冬、薏苡仁养阴生津，润肺清心。

案 8　肝阳上升，夹湿邪阻气伤阴

安徽金君惠臣之室，胸腹胀大，作痛结块，腿足浮肿，内热口干，神倦力乏，势成臌胀，遍治无功。余诊脉沉细而滑。气液皆虚。肝阳上升，夹湿热阻气灼阴，

流灌失职。治必培养气液，兼清肝化湿，方能获效。

人参须八分　西洋参一钱半　麦冬三钱　连皮苓四钱　冬瓜子皮各三钱　地肤子三钱　酒炒黄连一分　吴茱萸一分　川石斛三钱　炙内金三钱　鲜竹茹一钱　薄橘红一钱　生熟谷芽各四钱　大白芍一钱半　川楝肉一钱半

连服二十剂而瘥。

【赏析】

本案肝阳上升则胸腹胀大，夹湿邪阻气伤阴则结块作痛，阴液不足兼脾气虚弱则内热口干、神倦乏力、腿足浮肿。治宜培养气液、清肝化湿。方以人参、西洋参、麦冬补气养阴，益胃生津，补脾益肺。茯苓、冬瓜皮利水渗湿健脾。地肤子、黄连清热利湿。吴茱萸散寒止痛，降逆止呕，助阳止泻。石斛、竹茹益胃生津。鸡内金、生熟谷芽健胃消食。橘红、川楝肉燥湿化痰，理气宽中。白芍平抑肝阳，柔肝止痛。

案9　中焦虚寒，脾阳不运化

徽州汪某，单腹胀大，其形如鼓，坚硬不舒。急宜温通化浊。

连皮苓三钱　江枳实一钱半　陈广皮一钱　全当归一钱半　制附子三分　上肉桂四分　焦白术一钱半　川厚朴一钱　半夏曲二钱　补骨脂一钱　小茴香一钱　毕澄茄一钱半　广木香五分　白蔻壳一钱半　统车前二钱　冬瓜皮四钱　生苡仁一两

【赏析】

本案单腹胀大，坚硬不舒，中焦虚寒，脾阳不足，失于运化，痰饮内停，日久气血运行不畅，气滞则胀大如鼓，血停则坚硬不适。当温通脾阳，化浊祛湿。方以茯苓、枳实、陈皮利水渗湿健脾。当归、附子、肉桂回阳救逆，补火助阳，散寒止痛。白术、厚朴、半夏燥湿化痰，理气健脾。补骨脂补肾壮阳，纳气平喘。小茴香散寒止痛，理气和胃。毕澄茄、木香、白蔻壳温暖脾胃，健胃消食。车前子清热利尿通淋，渗湿止泻。冬瓜皮、薏苡仁利水健脾。

案 10　湿热上灼肺阴，肺失通调水道

福建郑雅村协戎之夫人，咳嗽面浮，腹胀，腿足浮肿。余诊其脉，右寸浮弦。此乃湿热上灼肺阴，肺不能通调水道，下输膀胱所致。

南沙参四钱　大麦冬三钱　川贝母三钱　瓜蒌皮三钱　大杏仁三钱　连皮苓四钱香豆豉三钱　地肤子三钱　五加皮二钱　冬瓜子四钱　薄橘红一钱

连服六剂，咳嗽即止，面浮腹胀，腿足浮肿皆消，惟天癸过期不行，心悸内热，此胃中气液皆虚，阴血不能下注冲任。遂用人参须五分，北沙参四钱，大麦冬三钱，生白芍一钱半，粉甘草三分，川石斛三钱，川贝母三钱，陈广皮五分，云茯神二钱，藕五片，进十剂，经通而愈。

【赏析】

本案湿热上灼肺阴，肺主水主纳气，肺阴不足，通调水道不利，方以南沙参、麦冬养阴清热，益胃生津。川贝母清热润肺，化痰止咳。瓜蒌皮清肺化痰，润肠通便。杏仁降气止咳平喘，润肠通便。茯苓利水渗湿健脾。淡豆豉解表除烦，宣发郁热。地肤子清热利湿，祛风止痒。五加皮补肝肾，强筋骨。冬瓜子、薄橘红清热化痰，理气宽中。后以人参、北沙参、麦冬补气养阴，益胃生津。白芍平抑肝阳，敛阴止汗。甘草调和诸药，清热。石斛、茯神益胃生津，宁心安神。陈皮、贝母、藕健脾利水渗湿。

案 11　肝阳上亢，湿邪阻塞肺胃

浙江朱竹石之夫人，病咳嗽气喘，难以平卧，心烦懊侬，脘闷口腻，饮食少进，面浮腿肿，夜不成寐，势极危险。延余往诊，脉来洪大弦数，气液皆虚，肝阳上亢，夹素蕴之痰湿，阻塞肺胃，肃降无权。法当培养气液，清肝化痰。

吉林人参须一钱　西洋参一钱半　杜仲三钱　茯神二钱　川贝母三钱　枳壳一钱瓜蒌皮三钱　女贞子三钱　杏仁三钱　白芍一钱半　牡蛎四钱　龙齿二钱　冬瓜子四钱

竹茹一钱

进二剂，肝阳上亢之势渐平，心烦懊侬已止，夜能安寐。照前方加石斛三钱、梨五片、荸荠五枚。大便畅行，痰从下泄，肺胃肃降，喘咳皆平，夜能平卧，饮食渐进，面浮腿肿渐消。照前方加毛燕三钱，调理半月而康。

【赏析】

本案肝阳上亢，湿邪阻塞肺胃，肺气宣降不通，肃降无权。方以人参、西洋参补气养阴，健脾益肺。杜仲补益肝肾，强筋骨。茯神宁心安神。川贝母清热润肺，化痰止咳。枳壳破气消积，化痰散痞。瓜蒌皮清肺化痰，润肠通便。女贞子滋补肝肾。杏仁降气止咳平喘，润肠通便。白芍平抑肝阳，养血调经。牡蛎重镇安神，滋补肝阴。龙齿镇静安神，清热除烦。冬瓜子清热化痰，排脓利湿。竹茹清热化痰，除烦止渴。石斛、梨、荸荠清热化痰，润肠通便。

案12 肝阳上扰，夹湿困脾，痰热充塞三焦

佚名，经谓：肝主筋。肝阳升腾无制，夹湿火痰热，流窜节络，筋络缩短，手、足、肩、臂作痛浮肿，内热烦躁，齿痛苔黄，胸脘不舒，饮食少进，腹胀且硬。湿、火、痰、热充塞三焦，流行之气皆阻。脉来沉弦而滑。脉症皆实，可用下夺之法。诚恐年高气虚难支，拟养阴清虚，化湿豁痰。

羚羊角五分　甜川贝三钱　瓜蒌皮三钱　生苡仁三钱　海浮石三钱　川萆薢三钱　南沙参四钱　川石斛三钱　薄橘红一钱　炙内金三钱　竹沥二两　甜瓜子三钱

【赏析】

本案肝阳上扰，夹湿困脾，加之痰热，充塞三焦则出现周身浮肿疼痛、内热烦躁、胸脘不舒等症。治宜养阴清虚热、化湿豁痰。方以羚羊角清肝明目，清热解毒。川贝母清热燥湿，化痰止咳。瓜蒌皮、薏苡仁清肺化痰，润肠通便。海浮石清肺化痰，利尿通淋。萆薢利湿祛浊。南沙参、石斛益胃生津，补气养阴。橘红燥湿化痰，理气宽中。鸡内金健胃消食。竹沥清热化痰。甜瓜子祛湿退黄，润肠通便。

案 13　脾阳不振，肠胃不和

横躯殷某，脾阳困顿，肠胃不和，便红食少，肚腹膜胀，治宜扶土和营，兼以化浊。

全当归一钱五分　京赤芍一钱　赤茯苓二钱　生苡仁三钱　大腹皮一钱五分　建猪苓一钱　统车前二钱　冬瓜皮三钱　真福曲三钱　江枳壳一钱五分　台乌药一钱　广木香五分　橘饼三钱　降香五分

【赏析】

本案脾阳不振，肠胃不和，便血，食少纳呆。方以全当归、白芍补血活血，缓急止痛。茯苓、薏苡仁、大腹皮、猪苓、车前子、冬瓜皮燥湿化痰，利水渗湿健脾，利尿通淋。神曲健胃消食。枳壳、乌药、木香、橘饼、降香行气止痛，益胃健脾。

二十六、积聚 癥瘕

案1 肝郁犯胃，脾虚生痰

佚名，肝气上升，克脾犯胃，脾失健运之常，胃少冲和之气，湿痰瘀血凝结成痞，胸腹作胀，甚则吐血，便血，脉来沉细而弦，久延成蛊。治宜平肝和胃，消痞祛痰。

高丽参一钱　紫丹参二钱　全当归二钱　大白芍一钱五分　延胡索一钱　净红花五分　川楝子一钱五分　瓦楞子三钱　上肉桂二分　炮姜炭五分　川厚朴一钱　连皮苓四钱　陈广皮一钱　制半夏一钱五分　冬瓜子四钱　生苡仁三钱

【赏析】

本案例为肝气上逆，克犯脾胃，致脾失健运，胃失和降所致之痞证。肝主疏泄，调畅气机。肝失疏泄，则气滞血瘀；肝气上逆，横逆犯脾，脾失健运，则水液停聚，痰湿内阻，正如《素问·至真要大论》所云："诸湿肿满，皆属于脾。"瘀血、痰湿相互胶结，则气机阻滞，胃失和降，出现脘痞，胸腹作胀；肝气上逆，脾气虚弱，则运血无力，统血无权，血从胃肠溢出，出现吐血，便血。气血痰湿久聚不散，则成蛊，即成积聚，即《诸病源候论·积聚病诸候》所说："诸脏受邪，初未能成积聚，留滞不去，乃成积聚。"脉来沉细弦，即是肝郁脾虚之征象。治宜平肝和胃，健脾消痰。

方中白芍平抑肝阳，柔肝止痛；当归、丹参养血补肝；红花活血化瘀；延胡索、川楝子即为川楝子散，疏肝清热，活血止痛，一泄气分之热，一行血分之滞，与红花、丹参合用，共奏疏肝行气、活血止痛之功；因"脾为生痰之源"，故以陈皮、高丽参健脾益气，燥湿化痰；冬瓜子、生苡仁、茯苓健脾利湿化痰；"结者散之"，故用半夏化痰散结，降逆和胃，厚朴行气开郁，下气除满，二药合用，有半夏厚朴汤之意，痰气并治，使痰化则气行郁开，气顺则痰消结散。瓦楞子消痰软坚，化瘀散结；肉桂、炮姜炭则温经止血。

案2 荣分受寒，凝结成瘕

无锡伍某，荣分受寒，凝结成瘕，胸腹作痛，治宜和荣温通。

全当归二钱　大白芍一钱五分　金香附二钱　茺蔚子二钱　延胡索一钱　川楝子二钱　江枳壳一钱　小茴香一钱　细青皮一钱五分　台乌药一钱　广木香五分　大砂仁一钱　炒橘核三钱　椒目二十四粒　降香五分

【赏析】

本案例为营分受寒之瘕聚。寒为阴邪，易伤阳气，而"血气者，喜温而恶寒，寒则涩而不能流，温则消而去之。"寒性凝滞，致气血津液凝结，而成瘕聚，可表现为疝气的发作；经脉阻滞不通，不通则痛，则出现胸腹作痛，并且疼痛剧烈。根据"寒者热之"及"瘕者，假也，气聚则凝，气散则平"的治疗原则，故治宜"和荣温通"，即用养血和营，散寒止痛，行气活血散结的治法治之。

方中全当归、白芍养血和营止痛；小茴香、乌药散寒行气止痛；香附、延胡索、降香活血理气止痛；川楝子、茺蔚子、枳壳、青皮、炒橘核、椒目、木香、砂仁行气化痰，消痞散结。诸药合用，则寒散、气顺、血行、痰消，诸症自除。

案3 寒入血室，气血凝结

江北杨某，寒入血室，气血凝结成瘕，少腹作痛。治宜和荣温通。

全当归二钱　紫丹参二钱　金香附二钱　上肉桂三分　延胡索一钱　净红花六分　白蒺藜三钱　川郁金二钱　台乌药一钱　细青皮一钱五分　广木香五分　大砂仁一钱　佛手五分　降香五分

【赏析】

本案例为寒入血室之瘕聚。"血室"，最早见于汉·张仲景的《伤寒杂病论》，对于"血室"的认识，历代医家有不同见解，主要有四种认识：一，胞宫（如明·张景岳《类经附翼·求正录》曰："故子宫者……医家以冲任之脉盛于此，则月事以时下，故名之曰血室。"）；二，冲脉（如明·喻嘉言《医学三书·尚论篇》曰："盖血室者，冲脉也。"）；三，肝脏（如清·柯琴《伤寒来苏集·阳明脉证上》曰："血室者，肝也，肝为藏血之脏，故称血室。"）；四，冲任脉（如明·吴又可《瘟疫论·妇人时疫》曰："血室者，一名血海，即冲任脉也。"）。总之，血室同胞宫的关系显得密切，从整体上看，又与冲任、厥阴肝经相联系。故寒入血室，对于妇女而言，定有月经的异常，出现月经愆期，经色紫暗，夹有血块，经行疼痛；寒性收引，出现经脉拘急冷痛，少腹冷痛；寒凝则气滞血瘀，聚结不散，凝结成瘕聚。治宜和荣温通，即温经散寒，行气活血止痛。

方中肉桂、乌药温经散寒，行气止痛；香附、延胡索、红花、白蒺藜、郁金、青皮、降香疏肝行气，化瘀止痛；当归、丹参养血活血；木香、砂仁、佛手则行气宽中，止痛消胀。

案4　寒热致瘕

湖北余某，寒热有瘕，瘕硬腹胀，头痛，两腿足浮肿。治宜固本达邪，和中化浊。

全当归二钱　抚川芎八分　藿香梗一钱　薄荷炭一钱五分　陈广皮一钱　制半夏一钱五分　川厚朴一钱　煨葛根一钱五分　六神曲三钱　江枳实一钱　细青皮一钱五分　大腹皮二钱　冬瓜子三钱　统车前三钱　蔓荆子一钱　佛手五分　鲜姜皮五分

【赏析】

以方测证可知，本案例为外感风热，内伤湿滞之瘕证。风热外袭，正邪相争，故见恶寒发热，外邪束表，经气不利，故见头痛；外袭侵袭，留着不去，致脏腑失和，痰湿内生，气血运行不畅，升降失司，则胸腹瘕硬胀满；湿邪困脾，阳气被遏，水湿不运，泛溢肌肤，因湿性趋下，易袭阴位，则可见下肢肿胀。故治宜疏散风热，健脾化湿，理气和中，以固本达邪。

方中薄荷、蔓荆子疏散风热，清利头目；葛根以解肌退热，升阳散湿；藿香芳香化湿，和中解表；半夏、厚朴、佛手、陈皮健脾理气，燥湿化痰；枳实、青皮破气消积，散结除瘕；当归、川芎则行气活血；六神曲则健脾消食；大腹皮辛温，行脾胃之气，疏小肠以复其泌别清浊之功能，行气宽中除满，渗利水湿；与陈皮合用，行气祛湿，使脾之运化水液功能得复；生姜皮辛散脾胃及肌肤之水湿，宣发肺气以通利水道，冬瓜子清肺行痰，车前子清肺利膀胱，三药合用，使肺之治节功能及肾之蒸化功能得复；诸药合用，则表热可解，内伤湿滞可消，脾之健运可复，中焦气机可畅，诸症自除。

案 5 阴寒凝结

溧阳芮某，两天不足，阴寒凝结，癥块腹痛，咳嗽痰多，四肢乏力，治宜和中化痰。

全当归二钱 净红花五分 延胡索一钱 台乌药一钱 陈广皮一钱 制半夏一钱五分 云茯苓二钱 甜冬术一钱五分 白蔻壳一钱五分 广木香五分 江枳壳一钱五分 西秦艽一钱 家苏子一钱五分 大杏仁三钱 橘饼三钱 桑枝一尺

【赏析】

本案例为脾肾不足，阴寒内盛之癥积。"正气存内，邪不可干"，因患者素体脾虚不运，肾虚不化，若起居不慎，在外受寒湿之邪，或恣食生冷之物，则致体内津液代谢失调，寒凝湿滞，气血瘀阻，而出现脘腹部有癥积，疼痛不适，胸膈满闷；脾主肌肉四肢，寒湿阻滞气机，加上脾失健运，气血乏源，则出现肢倦乏力，四肢沉重疼痛。体内痰涎壅盛，阻塞于肺，肺失宣降，则气机上逆出现咳嗽痰多，即所谓："脾为生痰之源，肺为贮痰之器"。治以治脾胃后天为主，以健脾燥湿，理气化痰，活血止痛为宜。

陈皮、白术、橘饼健脾行气，燥湿化痰；白蔻壳化湿行气，温中止呕；乌药行气止痛，温肾散寒；茯苓渗湿健脾和中；上药合用，消补兼施，标本兼顾，先后天同治，并以恢复后天脾之健运为主，以杜生痰之源。当归、红花、玄胡索行气活血止痛；广木香、江枳壳、半夏行气化痰宽胸，消痞散结；上药合用，则气行血散痰消，则癥积可去，疼痛自止。桑枝、秦艽则祛风湿，舒筋活络；杏仁、苏子则降肺气消痰，止咳平喘，其中苏子还可润肠通便，可使肠腑通畅而助肺之肃降。

二十七、痰　证

案1　血虚阳亢，湿痰阻塞包络

佚名，阴血久虚，肝阳上亢，夹湿痰阻塞包络，胃气宣布无权，脘闷气郁，目泪时下，肢节麻木阴酸，胸腹作胀，头眩欲跌。脉来沉弦而滑，治宜化湿、消痰、清肝、和胃。

吉林参须五分　云茯神二钱　左牡蛎四钱　制半夏三钱　川楝肉一钱五分　橘红一钱　花龙齿二钱　黑料豆三钱　川贝母二钱　海浮石三钱　直僵蚕二钱　钩藤钩一钱五分　鲜竹茹一钱

【赏析】

本案例为肝阴血虚，夹痰上扰，横犯脾胃所致。肝阴血虚，阴不制阳，肝阳上亢，夹痰上扰清窍，而出现头眩欲跌；肝气横逆，木克脾胃，脾胃失和，痰湿内生，气机郁滞，出现胸闷脘痞，胸腹作胀；肝主筋，阴血亏虚不能濡养四肢，故出现肢节麻木；脾主四肢，痰湿困阻，而出现肢节阴酸；肝开窍于目，肝失疏泄，脾失健运，津血运行输布失常，故见目泪时下；湿痰阻塞包络，则可见心神不宁，烦闷躁扰。脉沉弦为肝郁气滞，滑为痰湿内盛。治宜平抑肝阳，健脾和胃，化湿消痰。

钩藤苦微寒，入肝、心包经，平肝息风；龙齿、牡蛎平肝潜阳，镇惊安神，其中牡蛎咸寒质重，入肝经，还可益阴；黑料豆补益肝肾阴血，意在使阳气得阴血之涵敛，以治亢阳之本；川楝肉疏肝行气泄热；僵蚕平肝息风，化痰散结；人参、茯神益气健脾安神；海浮石、川贝清热化痰散结；竹茹清热化痰，除烦和胃；半夏、橘红燥湿和胃，祛痰降浊。全方标本兼治，肝脾同调，则肝风平息，痰消逆止，诸症可愈。

案 2　饮食不节，寒温失度

常熟吴莘韶得奇疾，饮食不知饥饱，衣服不知寒暖，形同木偶，遍治无功，就余诊视。脉来右关细滑，是痰阻胃也，宣布无权。用白金丸三钱，粳米汤送下。大便连行三次，粘腻如膏，复咳吐痰数盏。

川贝母三钱　瓜蒌皮三钱　川石斛三钱　甜杏仁三钱　南沙参四钱　生甘草五分
鲜竹茹一钱

连服三剂，其病若失。徐灵胎云：自古奇疾多属于痰。诚哉是言。

【赏析】

清·程钟龄《医学心悟》云："大抵痰以燥湿为分，……湿痰滑而易出，多生于脾。脾实则消之，……燥痰涩而难出，多生于肺。肺燥则润之，……"。此案例为痰阻脾胃，肺失宣降所致。"遍治无功"，说明病发时间长，痰浊胶结，易郁而化热，形成燥痰顽痰。顽痰阻胃，影响胃的受纳腐熟功能，故饮食不知饥饱；"脾主身之肌肉"，痰浊困脾，肺失宣降，腠理开合失调，则肌肤麻木，感觉减退，不知寒暖。并且应有干咳咯痰不易出的症状。"脉右关细滑"，右关主脾胃，细滑主痰湿。根据燥痰多生于肺，故治宜豁痰散结，清热润肺。

白金方见于明·吴昆《医方考》卷五引《普济本事方》，方主要由白矾和郁金组成。"白矾咸寒，可以软顽痰；郁金苦辛，可以开结气。"用粳米汤送下，则可益胃护津。服后解黏腻大便及咳吐痰，则是胶着之痰从上下而出；再用汤药以进一步祛除体内之余痰。汤药方中川贝、瓜蒌皮、杏仁润肺化痰，宽胸散结；其中瓜蒌皮和杏仁还可润肠通便，使痰从下消；南沙参润肺养胃，化痰益气生津；石斛进一步助南沙参益胃生津；竹茹清热化痰，清胃除烦；生甘草调和诸药，兼可清热。诸药合用，肺脾同治，使顽痰从上、中、下而出，则"其病若失"。

最后，费氏指出徐灵胎的话："自古奇疾多属于痰。"对于临床上一些疑难杂症，我们可以从痰来考虑其治法，这给予我们临床提供了很好的经验。

案3　痰火蒙蔽包络，舌窍失灵

嘉兴钱孟芝，舌不能言，遍治罔效。余诊其脉，左寸滑数，此痰火蒙蔽包络，机窍不灵，吕元膺治此症，每用芳香宣窍，以至宝丹一分，凉开水调服。连进两次，舌即能言，而不甚清楚。

犀牛黄末（过服）一分　连翘心一钱　玄参一钱　远志（甘草水炒）五分　麦冬三钱　羚羊角一钱　石菖蒲五分　淡竹沥二两　茯神二钱　川贝母三钱　天花粉三钱

服至十剂，络中痰火全清，语言如常而瘥。

【赏析】

本案例为痰火蒙蔽心包之舌窍不利。脏象学说认为，心为君主之官，邪不能犯，所以外邪侵袭于心时，首先侵犯心包络，故曰："诸邪之在于心者，皆在于心之包络（《灵枢·邪客》）。"故有说痰火蒙蔽心包络，而不是说心。今痰火蒙蔽心包络，心神受扰，机窍不利，而舌与心的关系，如《灵枢·经脉》说："手少阴之别……循经入心中，系舌本。"心开窍于舌，舌为心之外候，舌的功能有赖于心主血脉和心主神志的生理功能，故出现舌不能言。左寸脉属心，滑数主痰热。治疗上先以至宝丹清热芳香开窍，化浊解毒。

至宝丹载于《太平惠民和剂局方》，清·王子接在《绛雪园古方选注》中对此方的理解为"至宝丹治心脏神昏，从表透里之方也。犀角、牛黄、玳瑁、琥珀，以有灵之品内通心窍；朱砂、雄黄、金银箔，以重坠之药安镇心神；佐以龙脑（即冰片）、麝香、安息香，搜剔幽隐诸窍。……以此丹入寒凉汤药中用之，能祛阴起阳，立展神明，有非他药之可及。"服药两次后，舌即能言，而不甚清楚，故继续用清热开窍，化痰解毒，滋阴安神之法，以继续清络中痰火。

犀牛黄、羚羊角、连翘清心解毒，犀牛黄还能豁痰开窍；石菖蒲、远志豁痰开窍，另远志合茯神还可清心安神；淡竹沥、川贝母、天花粉清热润燥化痰；玄参、麦冬滋阴清热。痰火得清，机窍通利，则语言如常。

案 4 痰火蒙蔽心包，神明无主

广东周佐庭，患神识不清，易忘前言。延余诊之，脉来弦滑。是痰火上蔽包络，神明无主。清火豁痰，神明自能复辟。

羚羊角一钱　黄连三分　贝母三钱　瓜蒌三钱　玄参一钱　茯神二钱　橘红五分　竹沥二两

一剂即痊。

【赏析】

本案例为痰火蒙蔽心包之神明无主。心主神志，即人的精神意识思维活动，主要归心所主。而心包络代心受邪，痰火蒙蔽心包络，即可出现神识不清，易忘前言；脉来弦滑，即是痰火内盛之脉象。故治宜清热化痰，泻火安神。

羚羊角咸寒，入肝、心经，合黄连清心泻火；玄参清热凉血，泻火养阴；竹沥、贝母、瓜蒌清热化痰；橘红理气燥湿化痰；茯神健脾宁心安神。

案 5 痰火上升，蒙蔽包络

知武进县事鹿伯元，戊寅秋，晋省回署，忽便血，后即昏不知人，口噤不语。合署张皇无措。乃弟季元孝廉，特遣纪延余往诊，至署时已三更，诊脉右关弦滑，左寸洪大，此胃中痰火上升，蒙蔽包络，神明无主，势虽重，尚可治。

酒炒黄连五分　连翘心一钱　贝母三钱　天花粉三钱　竹沥四两

煎成，进药将近五更。至黎明，神识清楚，口开能言。再进而跃然起。

【赏析】

本案例为胃中痰火上逆，蒙蔽心包之神明无主。《景岳全书·血证》将引起出血的病机提纲挈领地概括为"火盛"及"气虚"两个方面，右关属脾胃，弦滑脉属痰湿内盛，左寸属心，洪大脉属火盛，故病机应为胃中痰火上逆，蒙蔽心神。热迫血妄行，故见便血；痰火蒙蔽心神，故出现昏不知人，口噤不语。治宜泻火化痰。

酒炒黄连、连翘清热泻火；贝母、天花粉、竹沥清热润燥化痰。用"釜底抽薪"之法，则火清痰消，血自止，神自清。

案6　痰热蕴胃，煎熬津液

江宁蒋瑞生内阁中书，初病胸脘觉冷，口多涎沫皆冷。医用二陈平胃，不应，用附子理中汤，其冷更甚，即饮滚水，尚不觉热。粒米不进已经六日。势濒于危，就治于余。诊脉沉细而弦，此胃有蕴热，煎熬津液，化为痰涎，一团涎沫之中，正气流行不到，故胸脘觉冷，口多冷沫。今误认虚寒，用辛热通阳，反助火劫阴，津液尽化为痰，胃阴将涸，故粒米不能下咽，治必清胃热，养胃阴，令热去津生，胃气宣布，涎沫自消。

天花粉三钱　石斛三钱　北沙参三钱　麦冬三钱　甘草四分　白芍一钱五分

一剂，冷涎已减，饮食渐进。再剂，涎沫全无，知饥能食。照方加大生地三钱，连服五剂，即康复如初。

【赏析】

本案例为胃热痰蕴，阴液亏损所致。胃有蕴热，煎熬津液而成痰，胃阳被阻，故出现胸脘觉冷，口多冷沫；因误认为虚寒，而用附子理中汤以辛热通阳，病情反剧，缘犯"实实"之戒，以阳药治阳病，热势更甚，灼伤阴液，并炼津成痰，而出现冷更甚，即饮滚水，尚不觉热；胃阴将涸，胃的受纳功能障碍，故出现粒米不进，脉沉细而弦，即是胃热痰蕴，阴液亏损之脉象。治宜清胃热，养胃阴，化痰浊。

天花粉清热泻火，润燥化痰；北沙参、石斛、麦冬益胃生津，滋阴降火；白芍养血滋阴；甘草调和诸药，合白芍还可缓急止痛。热去津生，胃气宣布，涎沫自消。后加生地，进一步清热养阴生津。

案7　肝郁脾虚，痰热内阻

佚名，胸脘已舒，脾有运化之权，肝阳上亢，夹素蕴之痰热阻塞胃气，宣布无权，背热汗多，怯冷腿酸，肝为刚脏，非柔不和，脉来细弦，治宜益气柔肝，兼化痰热。

高丽参一钱　西洋参二钱　煅牡蛎三钱　川楝子（切）一钱　花龙骨二钱　薄橘红一钱　麦冬二钱　炙内金三钱　制半夏一钱五分　薤白头一钱五分　象贝母三钱　瓜蒌皮三钱　甜杏仁三钱　旋覆花（包煎）一钱　川石斛三钱　生熟谷芽各四钱

【赏析】

本案例为脾虚肝郁，痰热内蕴之证。据案中所述，患者素来为脾虚痰热之体质，脾刚复健运，但因恼怒焦虑等原因，致肝阴受损，失于柔顺，肝阳上亢，夹素蕴之痰热阻塞脾胃，胃失和降，胸腹部气机不畅，结合方药可知，必再次出现胸脘闷痛不舒。脾失健运，不能为胃行其津液，津液敷布失常：火热迫津外泄，则出现背热汗出；痰湿损伤阳气，则出现怯冷，侵袭肌肉关节，气血运行不畅，则出现腿酸；脉弦细，即是肝郁脾虚之脉象。治宜益气疏肝，清热化痰。

高丽参、西洋参健脾益气，清热生津；麦冬、川石斛滋阴降火；象贝母、瓜蒌皮清化热痰；煅牡蛎、龙骨平肝潜阳；橘红、半夏、薤白、旋覆花、杏仁、川楝子理气止痛，祛痰宽胸；炙内金、生熟谷芽消食健脾和胃。肝脾同调，痰火得清，则诸症自除。

二十八、心悸　不寐

案1　肝胃不和，痰热上蒸

松江于君佑青，癸丑仲冬，因感冒后心烦懊（左心右农），彻夜不寐，火升面热，目赤夜痛，饮食不进，已经五日，势濒于危，延余往诊。风雪交加，寒气极重，诊脉细弱，胃阴已虚，中无砥柱，肝阳上亢，夹痰热上蒸清道。胃病则生化源穷，关系甚大。必须甘润养胃，若能胃阴来复，则痰火自平，最忌苦寒伤中。检前服药方多用黄连，病情因此增剧。

北沙参四钱　大麦冬三钱　粉甘草五分　生枳壳一钱　生石决四钱　川贝母三钱　瓜蒌皮三钱　川石斛三钱　冬瓜子四钱　生熟谷芽各四钱　鲜竹茹一钱

一剂，夜寐颇安，能进米粥二盏。照前方又服一剂，心烦懊（左心右农）、目赤夜痛皆退，能进干饭二盏。照前方加海浮石三钱，再服一剂，眠食俱佳，精神振作，病已霍然。

【赏析】

本案例为胃阴不足，痰热上扰之心悸不寐证。因患者感冒时正值寒冬，风雪交加，寒气极重，寒主收引，肌腠闭塞，阳郁不发，内热从生，热扰心神，出现心烦懊憹等症，给予黄连等苦寒之品，而苦寒易伤胃阴，再加上内热灼津成痰，阴液亏耗更甚，胃的受纳腐熟功能障碍，而出现饮食不进。进而致气血生化乏源，肝阴不足，阴不制阳，肝阳上亢，夹痰热上扰，故出彻夜不寐，面热；目失濡养，故出现目赤夜痛；脉细弱即是阴液亏损之征象。脾胃为后天之本，脾胃健则生化无穷，故治宜甘润养胃，兼以清热化痰，待胃阴复，则痰火自平。

沙参、麦冬、川石斛益胃生津，滋阴降火；鲜竹茹清热化痰除烦；川贝母、瓜蒌皮、冬瓜子清热化痰；生枳壳行气化痰；生石决平肝潜阳，清肝明目；生熟谷芽健脾开胃；甘草清热解毒，调和诸药。胃阴得复，痰火得清，生化有源，则心烦不寐等症得解，再加海浮石以进一步清热化痰，则眠食俱佳，精神振作，诸病得除。

案2 肝胃不和，心肾不交

崇明钱仰翁，心悸气急，内热头眩，肾阴久虚，水不涵木。肝阳升腾无制，销灼胃阴，心营宣布无权，脉来细弦而数。治宜益肾清肝，养心和胃。

冬青子四钱　柏子仁三钱　北沙参四钱　大白芍一钱五分　云茯神二钱　钩藤钩一钱五分　生甘草五分　象贝母三钱　瓜蒌皮二钱　生熟谷芽各四钱　肥知母一钱　生杜仲三钱　炙内金三钱　川石斛二钱　灯心二尺

【赏析】

本案例为肾阴不足，水不涵木，肝阳上亢之心悸不寐症。患者素体肾阴亏虚，因肝肾之阴相通，即"乙癸同源"，故肾阴久虚，水不涵木，导致肝阳上亢，故有气急，内热头眩等上盛的症状，还应有腰膝酸软等下虚的临床症状。肝阳升腾无制，消灼胃阴，胃阴失滋，纳运迟滞，则致心营宣布无权，心失所养，而出现心悸；虚热扰心神，故应出现不寐。弦脉为肝脉，细数为阴虚阳亢之征象。故治宜益肾养肝，养心和胃。

女贞子（即冬青子）滋补肝肾；杜仲补肝肾，强筋骨；知母、北沙参、石斛滋阴降火；白芍养血柔肝；钩藤钩平抑肝阳；象贝母、瓜蒌皮清热化痰；炙内金、生熟谷芽消食健脾和胃；灯心清心降火；柏子仁、云茯神养心安神；生甘草清热解毒，调和诸药。

案3 中虚血亏，湿痰入络，外兼外感

广东李茂堂，心悸不寐，右足趾作痛，牵引足跗，鼻塞涕多。此中虚血亏，湿痰入络而兼感冒也。须补散兼行，化痰通络，方合法度。

吉林参须五分　嫩苏梗一钱　陈广皮一钱　制半夏一钱五分　象贝母三钱　苡仁四钱　左秦艽一钱　杏仁三钱　瓜蒌三钱　地肤子三钱　五加皮二钱　甜瓜子三钱　北秫

米三钱　嫩桑枝二钱

连进三剂，鼻通涕少，右足趾作痛已止，夜寐亦酣。外邪清而湿痰化，足筋自舒。

别直参一钱　全当归二钱　陈广皮一钱　制半夏一钱五分　象贝母三钱　柏子仁二钱　云茯神二钱　北秫米三钱　龙眼肉五枚

服六剂而愈。

【赏析】

本案例为中虚血亏，湿痰入络兼感冒之心悸不寐症。患者素体中虚血亏，心失所养，出现心悸不寐；脾失健运，则湿痰内生，久则郁而化热；正气不足，脉络空虚，则湿痰入络，阻滞经脉，不通则痛，故出现右足趾作痛，牵引足跗；正气不足，卫外不固，风邪趁虚而入，肺失宣降，则出现鼻塞涕多。表里同病，应表里同治。治宜解表益气，化痰通络。

苏梗解表散寒，行气宽中；人参"补五脏，安精神，定魂魄"（《神农本草经》），补气生血，养心益脾；半夏、陈皮燥湿化痰；杏仁宣肺止咳；象贝母、瓜蒌、甜瓜子清热化痰；"治湿不利小便，非其治也"，故用薏苡仁、地肤子清热利湿；秦艽、五加皮、北秫米、嫩桑枝祛风湿，舒筋活络；其中北秫米还能和胃安神，以助中焦之健运。诸药合用，表证可解，中焦得建，痰湿可化，经络可通，故鼻塞流涕好转，左足趾疼痛得止，夜可安睡。外邪解后，则以补为主，兼以化痰。

别直参、当归、龙眼肉补益气血，养心安神；柏子仁、云茯神养心安神；陈皮、半夏健脾燥湿化痰；象贝母清热化痰；北秫米祛风除湿，和胃安神。

案4　中气久虚，痰湿阻胃

广东姚仁峰，心悸不寐，肢麻怯冷，食入作吐。余诊其脉，左弦右缓，中气久虚，湿痰阻胃。

高丽参一钱　茯神二钱　白术一钱　当归二钱　枣仁一钱五分　远志八分　广皮一钱
半夏一钱五分　茅术一钱　木香五分　砂仁一钱　炮姜八分　龙眼肉三枚

连服十剂而愈。

【赏析】

本案例为脾虚血少，湿痰阻胃之心悸不寐症。脾虚失于运化，则气血生化乏源，心神失养，故出现心悸不寐；痰湿停聚，进一步困阻脾阳，而脾主四肢，四肢失于温养，故出现肢麻怯冷；痰湿困阻于胃，胃失和降，故出现食入则吐；左弦及痰湿盛，右缓即中气虚。治宜益气补血，健脾养心，燥湿化痰。方以归脾汤加减。

人参补益气血，养心益脾；龙眼肉补益心脾，养血安神；白术助人参益气补脾；当归助龙眼肉养血补心；酸枣仁、茯神、远志宁心安神；炮姜温补脾阳；木香、砂仁化湿行气，温中和胃，其与益气补血药配伍，使补不碍胃，补而不滞；半夏、陈皮燥湿化痰。诸药配伍，心脾同治，重在治脾；气血并补，重在益气，使脾气旺而血有所生，则心悸不寐自除。

案5　阴虚阳亢，心肾不交

苏松太镇台张韶臣军门，彻夜不寐，心烦懊（左心右农），难以名状，遗精阳痿，已经年余。遍治罔效，延余诊视。脉来弦大而滑，此阴虚阳亢，心肾不交，治必育阴潜阳。

大生地三钱　龟板四钱　牡蛎四钱　女贞子三钱　杭白芍一钱五分　大麦冬三钱
川石斛三钱　陈橘红五分　白茯神三钱　鸡子黄（冲服）一个

连进三十剂，心烦懊（左心右农）已止，入夜能寐而未酣畅，遗精阳痿仍然。肝阳已平，心肾交通，肾阴尚虚，精气不属。

前方加九制熟地三钱，川黄柏一钱，猪脊髓一条，接服五十剂，遗精止而阳纲振。张氏年已五旬，尚无嗣续，来年妾生一子。张氏喜甚，因问曰："遗精烦躁，彻夜不寐，固是阴虚阳盛。至于阳痿，多属阳虚，前服鹿茸，阳痿更甚，今服补阴药，阳纲即振，而且得子，此何理也？"答曰："军门廿四史颇熟，想十三经必早读过。孟子谓：'七、八月之间旱，则苗槁矣，天油然作云，沛然下雨，则苗勃然兴之矣。'可为此症铁板注脚。"张氏为之首肯。

【赏析】

本案例为阴虚阳亢，心肾不交之心悸不寐症。肾阴亏损，水不济火，不能上养心阴，心火偏亢，扰动心神，则出现彻夜不眠，心烦懊憹；肾阴亏损，虚火内炽，相火妄动，扰动精室，出现遗精；虚火内炽，宗筋弛纵，阳事不举，则致阳痿，经所谓壮火食气是也。《明医杂著·男子阴痿》按语中谓："阴茎属肝之经络。盖肝者木也，如木得湛露则森立，遇酷热则痿悴。"脉来弦大而滑，即是阴虚阳亢，心肾不交之征象。治宜滋阴潜阳，养血安神。

鸡子黄味甘入脾，为血肉有情之品，镇定中焦，滋阴潜阳养血，上通心气，下达肾气，"使上下交合，阴得安其位，斯阳可立根基，俾阴阳有眷属一家之义，庶可不致绝脱欤"（《温病条辨》）；生地养阴生津；女贞子滋补肝肾；麦冬、石斛滋阴降火，生津除烦；白芍养血柔肝，平抑肝阳；龟板、牡蛎育阴潜阳，镇惊安神；茯神健脾安神；陈橘红理气化痰，宽中健胃，合茯神与滋阴养血药配伍，使补而不滞。本方以"血肉有情之品"与大队滋阴药同用，填补真阴，重在治本，以求阴复而阳潜。药后阳亢已平，心肾交通，故心烦懊憹已止，入夜能寐而未酣畅，但肾阴尚虚，精气不属，故仍有遗精阳痿。需继续用滋补真阴，清热泻火之法治疗。

九制熟地益髓填精；黄柏清热泻火，滋阴；猪脊髓以血肉甘润之质，助熟地滋补精髓，兼制黄柏之苦燥。诸药合用，使水充而亢阳有制，火降而阴液渐复。

对于阳痿，以命门火衰者多见，火盛者少见，正如《景岳全书·阳痿》所说："火衰者十居七八，而火盛者仅有之耳。"而本案例却正是阴虚火旺所致阳痿，若此时仍用鹿茸等温补之品，则阳痿更甚，故治病需辨证论治，综合考虑。

案6 肝气郁结，心肾不交

山东吕某，肝气郁结，胸闷时常嗳气，心肾不交，深夜悲惊不寐，久勿举阳，亏虚可虞，急宜和荣平肝，兼养心肾。

白归身二钱　大白芍一钱五分　云茯神二钱　柏子仁二钱　酸枣仁一钱五分　潼沙苑三钱　枸杞子二钱　菟丝子二钱　川续断二钱　怀牛膝二钱　陈广皮一钱　制半夏一

钱　川郁金二钱　细青皮一钱五分　大砂仁一钱　夜交藤三钱　金器（同煎）一具

【赏析】

本案例为肝气郁结，心肾不交之心悸不寐证。因肝喜条达而恶抑郁，肝失疏泄，气机郁滞，经气不利，则胸闷肝气犯胃，胃失和降，则常嗳气；气郁化火，可灼津为痰，又可耗伤肝阴，而"乙癸同源"，致肾阴亏虚，水不济火，不能上养心阴，心火偏亢，扰动心神，则出现深夜悲惊不寐；虚火内炽，宗筋弛纵，故阳事不举；治宜养血疏肝，益肾养心。

当归、白芍养血柔肝；郁金、青皮疏肝解郁，行气活血；云茯神、柏子仁、酸枣仁、夜交藤养心安神；枸杞子、潼沙苑、菟丝子、川续断、怀牛膝补肝肾，益精血；"见肝之病，知肝传脾，当先实脾"，故用陈皮、制半夏燥湿化痰；砂仁行气化湿和胃，使补而不滞；金器同煎以重镇安神。

案7　肝郁犯胃，荣血久亏

徐州王某，荣血久亏，肝木郁结犯胃，久坐意烦不爽，夜寐不宁。治宜和荣调畅。

白归身二钱　大白芍一钱五分　云茯苓二钱　柏子仁二钱　酸枣仁一钱五分　夜合花二钱　潼白蒺藜各三钱　川郁金二钱　细青皮一钱五分　白蔻仁一钱五分　陈广皮一钱　制半夏一钱五分　佛手五分　白檀香五分

【赏析】

本案例为血虚肝郁，肝胃不和之心烦不寐症。肝为藏血之脏，主疏泄，喜条达而恶抑郁，即所谓"肝体阴而用阳"。患者素体荣血亏虚，则血不养神，则出现夜寐不宁；血虚肝体失养，更易致肝气横逆，而出现久坐意烦不爽；肝气郁结，失于疏泄，木不疏土，湿浊内生，胃失和降，以方测证可知，应有胃脘部胀痛不适，呕吐等不适。治宜养血疏肝，化湿和胃。

当归、白芍养血柔肝；潼蒺藜补益肝肾；白蒺藜、郁金、青皮、佛手、檀香、夜合花疏肝解郁，行气止痛；茯苓健脾渗湿，宁心安神；陈皮、半夏燥湿化痰，降逆止呕；白蔻仁化湿行气，温中止呕；柏子仁、酸枣仁养心安神。

案8　肝肾阴亏，肝风痰升

溧阳季某，肝肾两亏，肝风升痰，以致日夜筋惕肉瞤，目不交睫，神烦意躁。治宜平调荣卫，柔息风阳。

白归身二钱　大白芍一钱　真珠母二钱　云茯神二钱　柏子仁二钱　酸枣仁一钱五分　杭菊花二钱　龙胆草一钱五分　生石决六钱　制半夏一钱五分　象贝母二钱　白蒺藜三钱　陈广皮一钱　合欢花二钱　金橘饼二枚　桑枝二尺

【赏析】

本案例为肝肾两虚，肝风夹痰上扰心神之心烦不寐症。肝主筋，肝血不足，则不能濡养筋肉，出现日夜筋惕肉瞤；肝为刚脏，肝肾两虚，阴不制阳，致肝阳上亢，阳郁化火，灼津生痰，肝风夹痰上扰心神，则出现神烦意躁，目不交睫（即不寐）；治宜养血滋阴，息风化痰。

当归、白芍养血滋阴；白蒺藜、菊花平抑肝阳，疏肝解郁，清肝明目；龙胆草、象贝母清热化痰；陈皮、半夏、金橘饼燥湿化痰，降逆止呕；珍珠母、生石决平肝潜阳，镇惊安神；茯神、柏子仁、酸枣仁、合欢花养心益肝安神；桑枝祛风湿，利关节。

案9　肝阴血虚，湿热灼阴，心肾不交

佚名，阴血久虚，肝阳上升，夹素蕴之湿热，销烁胃阴心营，心肾不交，夜寐不酣，目燥喉痛，牙龈流血，作恶欲吐，腰酸带下，下体起颗作痒，脉细弦而数，治宜养阴清肝，化湿和胃。

鲜生地四钱　玄参一钱　北沙参四钱　云茯神三钱　女贞子三钱　川石斛三钱　川贝母三钱　川黄柏五分　川楝肉一钱五分　生谷芽四钱　冬瓜子四钱　鲜竹茹一钱　大麦冬三钱　天花粉三钱　车前子二钱　珍珠粉五厘　西牛黄五厘（二味过服）

【赏析】

本案例为肝阴血虚，湿热灼阴，心肾不交之不寐症。患者素体湿热内盛，循

肝经下注，故见带下黄浊，下体瘙痒起疹；湿热灼伤阴血，阴血亏虚，不能上养清窍，故见目燥喉痛；腰失濡养，故见腰酸；热迫血妄行，故见牙龈出血；阴不制阳，肝阳上升，热灼胃阴，胃失和降，故见作恶欲吐；心肾不交，虚火上扰，心神不宁，故夜寐不酣。脉弦主肝，主痰；细数主阴虚；治宜养肝清肝，化湿和胃。

生地、女贞子益肾养肝、滋水涵木；玄参、石斛、北沙参、麦冬养阴生津，泻火益胃；川楝子疏肝泄热；牛黄平息肝风，清热化痰；川贝母、冬瓜子、竹茹、天花粉清热化痰，清胃止呕；黄柏苦寒入肾，清热燥湿；车前子清热利湿，导湿热从小便而解；珍珠镇惊安神，清肝明目；茯神健脾宁心安神；生谷芽健脾消食开胃。

案10　肝肾亏虚，肝胃不和

湖北纪某，肝肾并亏，胃府不和，以致入夜不寐，心悸头眩。治宜脾肾并培，兼养心神。

白归身二钱　云茯神二钱　甜冬术一钱五分　大白芍一钱　炒山药三钱　陈广皮一钱　制半夏一钱五分　白蔻壳一钱　白蒺藜三钱　潼蒺藜三钱　南杜仲二钱　川续断二钱　补骨脂八分　酸枣仁一钱五分　夜合花二钱　生石决八钱　夜交藤三钱　莲子二十粒

【赏析】

本案例为肝肾亏虚，肝胃不和之心悸不寐证。因肝肾亏虚，精血不足，形体官窍失养，故见入夜不寐，心悸头眩，以方测证可知，还有腰膝酸软等不适；肝为刚脏，体阴而用阳，肝血不足，肝气横逆犯胃，胃失和降，故应有腹胀嗳气等不适；治宜补肝肾，健脾和胃，养心安神。

当归、山药滋阴养血；沙苑子（即潼蒺藜）、杜仲、续断、补骨脂补肝肾，强筋骨；白芍、白蒺藜、生石决平抑肝阳；白术、陈皮、莲子健脾益气，燥湿和胃；半夏、白豆蔻行气化湿和胃；茯神、酸枣仁、合欢花、夜交藤养心益肝安神。

二十九、情　志

案1　肝郁阻胃，湿痰内蕴

佚名，操劳过度，肝阳易升，夹素蕴之湿痰，阻塞胃气，食入难以消化，甚则作呕，纳谷不旺，脉来沉细而弦。治宜清肝养胃，兼化湿痰。

杭白芍一钱五分　左牡蛎四钱　北沙参四钱　酒炒黄连一分　淡吴萸一分　新会皮一钱　制半夏一钱五分　云茯神二钱　炙内金三钱　冬瓜子四钱　生熟谷芽各四钱

【赏析】

本案例为肝阳上亢，痰湿阻胃之证。患者为湿痰体质者，因平素操劳过度，阴血暗耗，阴不制阳，肝阳上亢，夹素蕴之痰湿，阻塞胃气，使胃的受纳腐熟功能失常，故食入难以消化，甚则作呕，纳谷不旺；脉沉细而弦，即是肝郁痰阻之脉象。治宜清肝养胃，化痰消食。

白芍、牡蛎平肝潜阳，养血柔肝；北沙参滋阴养胃；酒黄连苦寒，入心、肝、胃经，清肝火，使肝火得清自不横逆犯胃；又能泻胃火，使胃火得清胃气自降；且善清心火，有实则泻其子之义；吴茱萸疏肝解郁，降逆止呕；冬瓜子化痰利湿；陈皮（即新会皮）、制半夏燥湿化痰，降逆止呕；茯神健脾利湿安神；炙内金、生熟谷芽健脾消食和胃。

案2　肝气郁结，夹痰阻胃

上海道袁海观观察，因事忧郁，胸腹胀懑不舒，纳谷不易运化，口干苔腻，神倦嗜卧。延余诊之，脉极沉细，此肝郁夹痰阻胃，气失通降，治必条达肝气，渗湿清热，令胃和自愈。

川芎八分　香附一钱五分　黑山栀一钱五分　焦茅术一钱　六神曲三钱　石斛三钱

川贝母三钱　南沙参四钱　陈皮一钱

连进六剂而愈。

【赏析】

本案例为肝气郁结，痰热阻胃之证。因情志忧郁，肝气郁滞，气不行津，津聚为痰，或气郁化火，灼津为痰；肝气横逆，夹痰阻胃，经气不利，故见胸腹胀懑不舒，胃失受纳腐熟，故纳谷不化；津液停聚不上承，且火灼津伤，故见口干；痰浊上蒙清窍，故见神倦嗜卧；脉极沉细，即肝郁夹痰之脉象。治宜疏肝行气，清热渗湿。

川芎、香附疏肝行气活血；栀子清利湿热，引湿热从小便而出；焦苍术（即焦茅术）辛苦温，归脾胃经，辛以散其湿，苦以燥其湿，香烈以化其浊，燥湿健脾，降浊和胃；陈皮行气化滞，醒脾和胃；石斛、南沙参、川贝母清热生津，养阴化痰，兼制栀子、苍术的苦燥之性；六神曲化食消积；上药合用，引湿热从中焦而化。

案3　肝郁气升，夹痰阻胃

南京蒋星阶之夫人，内热口干，头眩目燥，胸脘胀懑，食入即吐，每日只进米汤数匙，夜不成寐。余诊脉细弦，此肝阳夹痰阻胃，气不下降。

大白芍一钱五分　左牡蛎四钱　川楝肉（切）一钱五分　北沙参四钱　大麦冬三钱　川石斛三钱　川贝母三钱　枳实一钱　橘红八分　竹茹一钱　冬瓜子四钱

连进五剂，吐止食进，每日可食米粥两碗。再进五剂，内热口干、头眩目燥皆退，夜寐亦酣而愈。

【赏析】

本案例为肝阳上亢，痰热中阻之证。因肝阳升发太过，血随气逆，冲扰于头，则头眩；亢阳扰动心神，故见夜不成寐；肝阴不足，肝窍失养，故见目燥；阴虚不能制阳，虚热内蒸，故出现内热口干；热灼津为痰，肝阳夹痰阻滞中焦，气机不利，胃失和降，故见胸脘胀懑，食入即吐；脉细弦，即是肝阳夹痰之征象。治宜平肝养肝，清热化痰，滋阴和胃。

白芍、牡蛎平肝潜阳，养血柔肝；川楝肉泄肝行气；枳实、橘红理气化痰，使气顺痰消；川贝母、竹茹、冬瓜子清热化痰，清胃止呕；石斛、北沙参、麦冬养阴泻火，益胃生津。

案4　肝肾阴虚，肝阳上亢

湖北万欣陶观察之夫人，平时心悸头眩，腰酸腿麻。每发战栗，床皆震动，虽复重衾不暖，温补年余，病势反增，就治于余。诊得六脉沉细，左关带弦，是阴虚于下，阳升于上，灼津耗气，津亏气弱，不能卫外而砥中。非峻补真阴，苦以坚之，介以潜之，断难获效。

大生地四钱　明天冬二钱　大麦冬三钱　大白芍一钱五分　川黄柏一钱　川石斛三钱　败龟板四钱　左牡蛎四钱

进两剂颇安。即照方连服三十剂，病乃霍然。观察曰，前进温补阳气而危，今服育阴潜阳而愈，症固奇，而治法更奇。

【赏析】

本案例为肝肾阴虚，肝阳上扰证。患者素体阴虚，又久用温补之药，致重劫阴液，真阴大亏，水不涵木，阴不制阳，肝阳上扰，出现心悸头眩；肝肾阴虚，筋骨失养，故见腰酸腿麻；热灼伤津耗气，津亏气弱，不能卫外，故出现战栗，复重衾不暖。六脉沉细，为真阴不足；左关带弦，为肝阳上亢。治宜育阴潜阳。

生地养阴生津；天冬、麦冬、石斛养阴润肺以佐金平木，益胃生津，滋肾降火；白芍养血柔肝缓急；上述大队滋阴之药合用，以峻补真阴，重在治本，以求阴复而阳潜。黄柏苦寒以清热降火坚阴，有"釜底抽薪"以存阴之妙；龟板、牡蛎育阴潜阳，以介潜之能摄上越之阳，更敛真阴。诸药合用，真阴得复，浮阳得潜，诸症自除。

本案例中，针对"战栗，虽复重衾不暖"，虽表现为阳虚之象，但实则为阴损及阳，阴阳两虚，阴虚为根源，若用辛热之品以温补，则阴伤更甚，不能生阳，则病势反增。"善补阳者，必阴中求阳，则阳得阴助而生化无穷"，根据阴阳互根原理，故应用甘咸寒之品以育阴生阳。故对于阳虚之象，需察明原委，谨慎治之。

案5 肝阳上亢，肺胃阴伤

镇江游桂馨之夫人，咳嗽内热，口干舌绛，腰痛肢酸，心悸头晕，自觉身非己有。夜不成寐，筋惕肉瞤，大便燥结，卧床半载，每日只饮米汤数匙。群医皆谓此症万无生理。延余诊之，脉来沉细而弦，每月天癸仍来，冲任之血未枯，元气何从散失？不过肝阳升逆，销烁肺胃阴液，肺失清肃之权，胃少冲和之气耳。病虽危，尚可治。桂翁喜出望外，急请处方。

吉林参一钱　西洋参一钱　麦冬二钱　川贝母二钱　川石斛三钱　九制熟地四钱　生龟板四钱　牡蛎四钱　炒枣仁二钱　川杜仲三钱　橘红五分　甘草三分　毛燕（绢包，煎汤代水）三钱

连进五剂，内热口干、心悸、头晕皆退，夜寐颇安，每日能进米粥三四盏。照前方再进五剂，咳嗽舌绛、腰痛肢酸、筋惕肉瞤皆愈，大便通畅，能坐起，每日可进干饭一盏、米粥三盏，肝阳升逆之势已平，肺胃有肃降之权。仍照前方，服至三十剂，即康复如初。

【赏析】

本案例为肝阳上亢，灼伤肺胃之阴，肺失清肃，胃失和降之证。患者因长期恼怒焦虑，或因素体阳盛等原因，致阴液暗耗，阴不制阳，肝阳偏亢，上扰官窍，故出现心悸头眩；虚热扰神，故夜不成寐；阴液亏损，筋骨肌肉失养，故有腰痛肢酸，自觉身非己有，筋惕肉瞤；肝阳升逆，消灼肺阴，肺失清肃，气逆于上，故见咳嗽；销铄胃阴，阴津不能上滋，故见口干；不能下润，大肠传导失职，故大便燥结；胃阴失滋，纳化迟滞，故不欲食；舌绛，脉来沉细弦，均为阴液亏损之象。但患者每月天癸仍至，冲任之血未枯，元气未散，病虽危重，仍可治，可见察症之细微。治宜育阴潜阳，润肺和胃，益气化痰。

生龟板、牡蛎育阴潜阳；九制熟地益髓填精；麦冬、石斛养阴润肺，益胃生津，滋肾降火；人参、西洋参补益脏器，养阴生津；毛燕性平，归肺胃肾经，养阴润燥，益气补中，化痰止咳；炒枣仁养心益肝安神；川贝母清热化痰，润肺止咳；橘红理气燥湿化痰；杜仲补肝肾，强筋骨；生甘草调和诸药，清热解毒，缓

急止痛。诸药合用，则肝阳升逆之势可平，肺胃有肃降之权，诸症可除。

案6 肝郁犯胃，痰热阻肺

佚名，怒动肝阳上亢，夹素蕴之痰热阻塞肺胃，肃降无权。左胁肋作胀，牵引肢节阴酸，咯痰不爽，小溲觉热，脉来沉弦而滑。治宜清肝和胃，润肺化痰。

西沙参四钱　钩藤钩（后入）一钱五分　黑山栀一钱五分　甜川贝三钱　瓜蒌皮三钱 川石斛三钱　川楝肉二钱　冬瓜子四钱　生谷芽三钱　甜杏仁三钱　鲜竹茹一钱

【赏析】

本案例为怒后肝阳上亢，夹素蕴之痰热阻塞肺胃之证。患者素体痰热内盛，阴液耗损，因暴怒后，肝失疏泄，气机郁滞，经气不利，故左胁肋作胀；肝主筋，筋失濡养，故肢节阴酸；肝阳上亢，夹素蕴之痰热阻塞于肺，热灼津伤，肺失清肃，故咯痰不爽；热移小肠，故小溲觉热；痰热壅阻于胃，故应有纳食减少。脉沉主里，弦主肝，滑主痰湿。治宜清肝和胃，润肺化痰。

钩藤清肝平肝；川楝肉泄肝行气；黑山栀清利湿热；西沙参、石斛润肺益胃，养阴降火化痰；川贝母、瓜蒌皮、冬瓜子、竹茹清热化痰，清胃止呕；杏仁润肺止咳；生谷芽健脾消食。

案7 肝阳上亢，痰热伤阴

淮安丁宝铨，患肝阳夹痰饮，常觉左胁肋气滞作痛不舒，喉痛偏左，牵引太阳作胀，遍治罔效，余诊脉沉细而弦，肝阳上升，夹痰饮阻气灼阴，宣布无权。当养阴清肝，兼蠲痰饮。

玄参一钱　沙参四钱　蒌皮三钱　橘红八分　白蒺藜三钱　女贞子三钱　地肤子三钱　冬瓜子四钱　连皮苓四钱　旋覆花一钱　通天草三钱　川楝子一钱五分

连服十剂而愈。

【赏析】

本案例为肝阳上亢，夹痰饮阻气，化热伤阴之证。肝阳上亢，夹痰饮阻气，肝经经气不利，肝经循行部位气滞不通作痛，又因化热灼阴，不荣则痛，正如《金匮翼·胁痛统论》中所云："肝虚者，肝阴虚也，阴虚则脉细急，肝之脉贯膈布胁肋，阴虚血燥则经脉失养而痛"，故出现肝经循行部位的胁肋、喉咙作痛；因太阳穴在颞部，属胆经体表部位，而肝经"络胆"，故出现太阳穴处胀痛。脉沉细而弦，当为肝阴不足之脉象。治宜养阴清肝，蠲化痰饮。

玄参、沙参、女贞子养阴生津；白蒺藜、川楝子清肝疏肝，平抑肝阳；地肤子、连皮苓、通天草清热利湿；瓜蒌皮、冬瓜子清热润燥化痰；橘红理气化痰燥湿；旋覆花降逆化痰。

案8　肝阳上亢，痰蒙心窍

佚名，肝阳上亢，夹湿痰蒙蔽包络，神明无主，如浮云蔽日，虽照无光。神识乍清乍昧，时常喜哭，夜不成寐，包络受病，已无疑义。大便燥结，必五六日一行，或肌热，或手足心内热，无非痰火灼阴见症。辛凉清热，未免耗气伤津，脉来弦滑，清通神明，降火消痰，颇为合度。宜宗前法，更进一筹。

北沙参四钱　京玄参一钱　云茯神二钱　细木通一钱　薄橘红一钱　川贝母二钱　天竺黄五分　陈胆星五分　瓜蒌皮三钱　江壳枳一钱　鲜竹茹一钱　钩藤钩一钱五分　甜杏仁三钱　川雅连一分　荸荠五枚　牛黄末（过服）五厘

【赏析】

本案例为肝阳上亢，夹湿痰蒙蔽心包络之证。肝阳夹湿痰上蒙心神，神明失司，故出现神识乍清乍昧，时常喜哭，夜不成寐等神志方面的异常；湿痰郁久化热伤阴津，大肠失润，传导失司，则见大便燥结，五六日一行；阴不制阳，虚热内扰，故见肌热，五心烦热等症。脉弦滑即是痰湿内盛之脉象。若用辛凉清热之品以散虚热，则易耗气伤津，症状更为加重，故应用甘寒之品以除虚热。治宜养阴平肝，化痰开窍。

北沙参、玄参、荸荠均为甘寒之品，清热养阴生津；钩藤钩、牛黄清肝平肝，化痰开窍；川贝、天竺黄、陈胆星、瓜蒌皮、鲜竹茹、甜杏仁清热润燥化痰，清心定惊，其中瓜蒌皮、杏仁还可润肠通便；橘红、江壳枳理气宽胸化痰；川连清热燥湿；云茯神健脾利湿、安神；木通清热利湿。

案9 肝郁化火，痰扰神明

佚名，抑郁伤肝，火升无制，夹痰销铄心营，神魂飞越，夜不成寐，喜笑呓语，坐立倾斜。《经》谓：神伤则惧恐自失，魂伤则不正当人。脉沉细而弦。宜清火化痰，镇魂安神。

北沙参四钱　大麦冬三钱　云茯神二钱　川贝母三钱　羚羊角五分　乌犀角五分　苍龙齿四钱　左牡蛎四钱　生鳖甲四钱　陈胆星一钱　甘草五分　薄橘红一钱　鲜竹沥（冲入）二两　灯心三尺

【赏析】

本案例为肝郁化火，夹痰扰神之证。因肝性喜条达而恶抑郁，今因情志抑郁，肝失疏泄，气郁化火，灼津为痰，肝气夹痰热灼伤心营，神魂失守，故见夜不成寐，喜笑呓语，坐立倾斜等精神情志方面的异常。正如《内经》所云："神伤则惧恐自失，魂伤则不正当人。"脉沉细即是阴液不足，脉弦即是肝之主脉。治宜清火化痰，平肝安神为宜。

北沙参、麦冬为甘寒之品，清热养阴生津，以甘寒清热药而不用苦寒之品，可避免苦燥伤津；犀角善清心热，凉血解毒，羚羊角长于凉肝息风止痉，二者合用，清心凉肝，开窍息风；川贝、陈胆星、鲜竹沥清热润燥化痰，清心定惊；灯心清心利尿；橘红健脾理气化痰；云茯神健脾利湿安神；龙齿、牡蛎、鳖甲皆为金石介类药，质重性降，平肝息风，育阴潜阳，重镇安神；生甘草调和诸药。

案10 肺实肝虚，伏火伤阴

镇江杨石泉之室，终日悲伤，必痛哭一次，方能安逸，遍治无功。余诊脉右寸实，左关弱，此肺实肝虚，金来克木，治必补肝泻肺。

女贞子三钱　旱莲草一钱半　淮小麦三钱　甘草五分　大枣二枚　桑白皮三钱　地

骨皮三钱

连进八剂，病即霍然。

【赏析】

本案例为肺火内伏，灼伤阴液，肝气失和之证。肺火内伏，灼伤阴液，肝气失和，疏泄失常，故见悲伤痛哭，不能自已，言行失常。右寸实，即是肺实；左关弱即是肝弱，此为肺实肝虚，金来克木，治宜清泻肺火，养阴柔肝。因伏火已伤阴，故用药不宜苦寒凉遏。

桑白皮甘寒入肺，清肺热，泄肺气；地骨皮甘淡而寒归肺肾经，直入阴分泻肺中伏火；二药相合，清泻肺火，以复肺之肃降之职；女贞子、旱莲草滋补肝肾，滋水涵木；淮小麦甘平，养肝补心，甘草甘平，补养心气，和中缓急，大枣甘温质润，益气和中，润燥缓急，三药合用，即为甘麦大枣汤，甘润滋补，养心调肝，颇合《素问·脏气法时论》："肝苦急，急食甘以缓之"。

案11　肝火伤阴，脾胃失和

佚名，抑郁伤肝，气化为火，耗气灼阴，脾失健运之常，胃少冲和之气。心烦懊（左心右农），难以名状，心悸口干，头眩，筋惕肉瞤，脉来细弦，症势非轻。治宜养血调肝，健脾和胃。

吉林参须五分　西洋参一钱　大白芍一钱五分　左牡蛎四钱　大麦冬三钱　川石斛三钱　粉甘草五分　女贞子四钱　云茯神四钱　天花粉三钱　冬瓜子四钱　薄橘红五分　红枣五枚

【赏析】

本案例为肝郁化火，耗气伤阴，脾胃失和之证。情志抑郁，肝气郁结，气郁化火，内扰心神，故见心烦懊憹，难以名状，心悸；肝火循经上扰头目，故见头眩；火邪灼津，故见口干；热盛津伤，筋失濡养，故见筋惕肉瞤；肝气克犯脾胃，故还应见食少腹胀嗳气；治宜清热养血调肝，健脾和胃。

白芍、红枣养血柔肝，缓急止痛；人参、西洋参益气养阴生津；女贞子滋补肝肾；牡蛎平肝潜阳益阴，镇惊安神；天花粉、冬瓜子清热润燥化痰；麦冬、石斛益胃生津，滋阴除烦；云茯神、橘红健脾理气，化痰安神；甘草调和诸药。

案12　肝郁化火，痰火扰心

直隶劝业道孙荫庭之夫人，忧郁病狂，神识迷昧，日夜悲哭不休，语无伦次。诊脉弦滑，痰火蒙蔽包络，神明无主。清火化痰，古人有成法，最要引包络中痰火下出小肠，神明自能复辟。

玄参一钱　麦冬三钱　茯神二钱　酒炒木通一钱　酒炒黄连二分　羚羊角一钱五分　生石决四钱　川贝母三钱　蒌皮三钱　橘红八分　天竺黄五分　鲜竹茹二钱五分　鲜竹沥（冲服）二两

进一剂，大便畅行三次，神识清而悲哭止。

复诊，照前方加牛黄末（过服）一分，再进一剂，其病若失。何仲吕孝廉精于医，问病愈何速？答以痰火下有出路，仲吕首肯者再。

【赏析】

本案例为肝郁化火，炼津成痰，痰火蒙蔽心包络之证。患者时常忧郁，肝气郁结化火，炼津成痰，痰火蒙蔽心包络，扰乱心神，故出现狂躁不安，神识迷昧，日夜悲哭不休，语无伦次等神志方面的异常；脉弦主肝，脉滑主痰。治宜清热化痰，平肝养阴。

川贝、瓜蒌皮、天竺黄、鲜竹茹、鲜竹沥清热润燥化痰，清心定惊，其中瓜蒌皮还可润肠通便，使痰热从大便而出；茯神健脾利湿安神，木通清热利尿，二药合用，使痰热从小便而出；酒炒黄连清热燥湿泻火，橘红理气化痰燥湿，二药合用，使痰热从内而化。上述诸药合用，使痰火下有出路，则神明能复。玄参、麦冬清热养阴生津；羚羊角、生石决平肝潜阳，清肝明目。

三十、郁

案　情志不遂，痰气互结

兴化夏某，痰气滞于咽中，缠成梅核气，气机不爽，咽之不下，吐之不出，久而难瘥，姑拟清降化痰。

家苏子一钱　上沉香五分　川郁金二钱　大丹参二钱　金香附一钱五分　陈广皮一钱　制半夏一钱五分　淡海藻三钱　左牡蛎三钱　麦门冬一钱　潼蒺藜三钱　白蒺藜三钱　乌梅肉两枚　花椒壳二十粒

【赏析】

本案例为情志不遂，痰气互结之梅核气。梅核气以咽中有异物感，梗阻不适，咯之不出，咽之不下，但饮食吞咽并无障碍为特征，多由七情郁结，痰气凝滞而致。肝主疏泄而喜条达，脾胃主运化转输水津，肺主治节以通调水道。若情志不遂，肝气郁结，肺胃宣降失司，津液不得正常输布，聚而成痰，痰气相搏，阻于咽喉，而形成梅核气，咽之不下，吐之不出；治宜疏肝散结，降逆化痰。

苏子辛温而润，其性主降，长于降肺气消痰，正如《本草逢源》所云："除喘定嗽，消痰顺气之良剂"，并可润肠通便，可使肠腑通畅而助肺之肃降；沉香"纯阳而升，体重而沉，味辛走散，气雄横行，故有通天彻地之功"（《药品化义》），降逆纳气；乌梅味酸能收敛肺气，以助肺之肃降。三药合用降气、纳气、敛气合用，以复肺之肃降功能。陈皮、半夏燥湿化痰，降胃气以散结；花椒壳温中除湿，芳香健胃；三药合用，以助脾胃之运化水液之功能。郁金、丹参、香附疏肝行气活血；海藻、牡蛎化痰软坚散结；其中牡蛎还可合白蒺藜疏肝平肝；麦门冬、潼蒺藜滋阴养肝，肝的体用兼顾，则肝的疏泄功能得复。诸药合用，从肺、胃、肝以治气，气行则痰散，痰气并治，重在理气。

三十一、癫狂痫

案1 痰火蕴胃，上蒸包络

狼山镇台曹肯堂军门，壬辰春忽病狂。延余诊之，脉来弦滑而大。此胃中痰火，上蒸包络，神明无主，非清火消痰，神明安能复辟。

西牛黄（过服）一分　酒炒川连三分　酒炒木通一钱　羚羊角一钱　牡丹皮二钱
京玄参一钱　大麦冬二钱　川贝母三钱　天花粉三钱　鲜竹沥（冲服）二两

连进三十剂，神识已清。惟遇事不遂意，其病即发。胃中痰火未清已著，遂以吐法出之。吐胶痰升余，病即霍然。至辛丑身体强健胜常。秋间见洋务交涉，事多掣肘，焦急万分，阳病复发，误投温补，以致不起，惜哉！

【赏析】

本案例为痰火蕴胃，上蒸心包络之狂证。患者素体胃中痰湿内盛，久郁化火，春为肝之节令，阳气升发，夹胃之痰火上蒸心包络，神明失主，故发为狂证。脉来弦滑而大，即是痰火内盛之脉象。治宜清火化痰，平肝养阴。

川贝、天花粉、鲜竹沥清热润燥化痰；酒黄连清热燥湿；酒木通清热利尿，使热从下行；牛黄、羚羊角平肝息风，清热化痰；牡丹皮、玄参、麦冬清热凉血活血，养阴生津。

后患者因遇事不遂，肝郁化火，疾病再发，用吐法使胃中痰火从上而除；后又因肝郁火逆，又误投温补之药，犯了"实实"之忌，而致一病不起，实在可惜！

案2 肝郁化火，痰灼营阴

某，抑郁伤肝，火升无制，夹痰销烁心营，神魂飞越，入夜尤甚，夜不成寐，喜笑呓语，坐立偏倚。《经》谓：神伤则恐惧自失，魂伤则不当人。脉来沉细而弦，治宜清火化痰，镇魂安神。

北沙参四钱　大麦冬三钱　云茯神二钱　花龙齿二钱　左牡蛎四钱　炙鳖甲四钱　羚羊角五分　犀角尖五分　甜川贝三钱　薄橘红二钱　陈胆星五分　生甘草五分　灯心三尺　鲜竹沥（冲）二两

【赏析】

本案例为肝郁化火，火升无制，夹痰灼伤营阴，心神失养之证。因长期抑郁，气郁化火，阳气偏亢，火升无制，夹痰灼伤营阴，心神失养，故出现夜不成寐，喜笑呓语，坐立偏倚，入夜尤甚等精神异常。正如《内经》所云："神伤则惧恐自失，魂伤则不正当人。"脉沉细即是阴液不足，脉弦主肝。治宜清火化痰，平肝安神为宜。

北沙参、麦冬为甘寒之品，清热养阴生津；犀角善清心热，凉血解毒，羚羊角长于凉肝息风止痉，二者合用，清心凉肝，开窍息风；川贝、陈胆星、鲜竹沥清热润燥化痰，清心定惊；灯心清心利尿；橘红健脾理气化痰；云茯神健脾利湿安神；龙齿、牡蛎、鳖甲皆为金石介类药，质重性降，平肝息风，育阴潜阳，重镇安神；生甘草调和诸药。

案3　肝阳上亢，痰热蒙蔽心包

某，肝阳上亢，夹痰热蒙蔽包络，神明无主，如浮云蔽日，离照无光，神识乍清乍昧，时常喜笑，夜不成寐，包络受病已无疑义，大便燥结，必须五六日一行，或肌热，或手足心内热，无非痰火灼阴见症。辛凉清热，未免耗气伤津，脉来弦滑，清通神明，降火消痰，颇为合度，宜宗前法更进一筹。

北沙参四钱　京玄参一钱　云茯神二钱　薄橘红一钱　川贝母二钱　天竺黄五分　陈胆星五分　细木通一钱　瓜蒌皮三钱　江枳壳一钱　鲜竹茹一钱　钩藤钩一钱五分　胡杏仁三钱　川黄连一分　荸荠五枚　牛黄末（过服）五厘

【赏析】

本案例为肝阳上亢，夹痰热蒙蔽心包络之证。肝阳夹痰上蒙心神，神明失司，故出现神识乍清乍昧，时常喜哭，夜不成寐等神志方面的异常；湿痰郁久化热伤阴津，大肠失润，传导失司，则见大便燥结，五六日一行；阴不制阳，虚热内扰，故见肌热，五心烦热等症。脉弦滑即是痰湿内盛之脉象。若用辛凉清热之品以散虚热，则易耗气伤津，症状更为加重，故应用甘寒之品以除虚热。治宜养阴平肝，化痰开窍。

北沙参、玄参、荸荠均为甘寒之品，清热养阴生津，钩藤钩、牛黄清肝平肝，化痰开窍；川贝、天竺黄、陈胆星、瓜蒌皮、鲜竹茹、甜杏仁清热润燥化痰，清心定惊，其中瓜蒌皮、杏仁还可润肠通便；橘红、江壳枳理气宽胸化痰；川连清热燥湿；云茯神健脾利湿、安神；木通清热利湿。

三十二、消

案　气虚不化津

台州李子华，内热溲赤，口渴引饮。医用养阴药，病反增剧。余诊脉沉弱无力，此气虚不能化津，《经》谓："中气不足、溲溺为之变。"可为此证实据。遂用：

高丽参二钱　绵黄芪三钱　炙甘草一钱　全当归二钱　甘枸杞三钱　陈广皮一钱
制半夏一钱五分　焦白术一钱　赤茯苓二钱　大枣三枚

连服十剂而愈。

【赏析】

本案例为气虚不能化津之消渴证。脾主运化，脾宜升则健，若清阳陷于下焦，郁遏不达而致发热，李杲称之为"阴火"，则出现内热溲赤；中气不足，脾失健运，津液不行，不能上承于口，则口渴引饮，此口渴与阴液不足之口渴有区别，若用养阴药治之，则津液更不能运行，病情会加重。脉沉弱无力，即是气虚之征象。正如《内经》所云："中气不足，溲溺为之变"。治宜健脾益气化湿。

黄芪入脾肺经，补中益气；高丽参、焦白术、炙甘草甘温补中，合黄芪则补气健脾之功益著；气虚日久，常损及阴血，故用当归、大枣、枸杞以滋阴养血和营；清阳不升，则浊阴不降，故配伍陈皮、半夏以降逆燥湿，茯苓健脾利湿，以助升降之复，使清浊各行其道，并可理气和胃，使诸药补而不滞。

三十三、遗　精

案1　脾肾久虚，兼痰湿内蕴

佚名，脾肾久虚，中无砥柱之权，下失封藏之固，屡次遗精，胸腹作胀，呛咳气急。积湿生痰，阻塞肺胃，气不通降，脉来弦滑。治宜脾肾并培，兼化湿痰。

冬青子三钱　大白芍一钱五分　左牡蛎四钱　生杜仲三钱　象贝母三钱　瓜蒌皮三钱　南沙参四钱　陈橘红八分　冬瓜子四钱　甜杏仁三钱　炙内金三钱　生谷芽四钱　熟谷芽四钱

【赏析】

本案乃因脾肾久虚，痰湿内蕴所致。肾藏精，主封藏，藏真阴而寓真阳，肾精宜藏不宜泄，肾虚则封藏无力；脾乃后天之本，为气血生化之源，脾气虚弱，则运化失司，水湿内停。脾位中焦，在人体的水液代谢中起着重要的枢纽作用，脾虚则运化水液的功能失常，必然会导致水液在体内停滞，从而产生水湿、痰饮等病理产物，常言道："脾为生痰之源，肺为贮痰之器"；这些病理产物不能及时排出体外，即阻塞肺胃，胸腹作胀，呛咳气急；脉象弦滑则示患者体内痰湿内盛。正如《素问·至真要大论》中云："诸湿肿满，皆属于脾"。脾肾久虚，闭精无权，故屡次遗精，治则上应脾肾并培，兼化湿痰，灌其根枝叶茂，澄其源流之清，从而固精涩遗。

方中冬青子、牡蛎、杜仲补肾固精；白芍敛阴补肾；贝母、瓜蒌皮、冬瓜子宽胸宣肺以祛痰；南沙参、杏仁益气化痰，养阴清肺；陈皮、橘皮则行气化痰、佐以健脾；生谷芽、熟谷芽、炙内金合用，具有健脾开胃、祛湿化痰、消食和中的功效，以上诸药共奏补肾健脾，兼化痰湿之功。

此病案实为——肺、脾、肾均虚的典型病例。

案 2　脾肾不足，兼内热

南京金君利生，患腿足软弱无力，行动时常倾跌，遗精音喑，内热食少，心悸耳鸣。精虚及气，中难提挈，下失封藏，脉来细弱，平日利湿太过，精气皆伤。治当益气固精。

潞党参四钱　西洋参一钱　绵黄芪七钱　甘草五分　杜仲三钱　女贞子三钱　白芍一钱五分　柏子仁二钱　黑料豆三钱　瓜蒌皮二钱　石斛三钱　陈皮一钱　竹茹一钱　荷叶一角

服三十剂而愈。

【赏析】

肾主骨生髓，若肾精不足，则患腿足软无力，行动时常倾跌。内热食少，脾胃气血生化不足，无以濡养清窍，故见耳鸣。脾胃虚弱，后天水谷精微运化不足，无以充养先天之精，则肾精匮乏更甚，故肾藏精失职，屡次遗精。内热心悸则为肾水不足心火扰神，故以益气固肾，佐以滋阴清热除烦为治则。方中绵黄芪、潞党参、西洋参大补中气，脾气旺则气血生，精血同源，补后天以滋先天；杜仲补肾填精，《本草正》谓之"止小水梦遗，暖子宫，安胎气"，《本草求真》谓之"入肝而补肾，子能令母实也，且性辛温，能除阴痒，去囊湿，痿痹瘫软必需，脚气疼痛必用，胎滑梦遗切要"；《本经》谓女贞子"主补中，安五脏，养精神，除百疾"，故用黑豆、女贞子滋补肝肾；白芍养血柔肝；石斛滋肾阴，清虚热；柏子仁养心安神；脾虚失运，易生痰浊，故用瓜蒌皮、竹茹清热化痰；陈皮理气消食，使补而不滞；荷叶涩精止遗，《纲目》谓之"生发元气，裨助脾胃，涩精浊，散瘀血，清水肿、痈肿，发痘疮"；甘草既益中气，又调和诸药。本方以健脾气、补肾阴为主，兼以养心清热安神。

案 3　脾肾两亏

佚名，经谓：肾藏精。屡次遗精，肾阴久虚，封藏不固，已可概见。劳力伤脾，中无砥柱，精神委顿，四肢无力。脉来沉细而弦。治宜脾肾并补，兼固精气。

人参须五分　西洋参一钱　大麦冬三钱　左牡蛎四钱　女贞子三钱　大白芍一钱五分　川石斛三钱　生甘草五分　陈皮一钱　冬瓜子四钱　生熟谷芽各四钱　荷叶一角

【赏析】

肾主藏精，内寄相火，若肾阴不足，无以制约相火，则精自遗；脾主肌肉，因劳力伤脾，脾气虚损则无以化生水谷精微，从而气血生化不足，无以濡养四肢肌肉，故四肢无力；脾胃化生的水谷精微是宗气的主要组成部分，脾胃虚弱则宗气不足，从而精神萎顿。脾弱则后天之精无以滋养先天之精，继而先天之精无以充盈后天之精，因此本案脾肾不足是其根本，故以益气健脾，滋阴养肾固精为治则。方中人参、麦冬、西洋参益气养阴健脾；陈皮理气和胃，使补而不滞；麦芽健脾消食；荷叶"生发元气，裨助脾胃，涩精浊"；石斛滋补肾阴，《本草通玄》谓之"甘可悦脾，咸能益肾，故多功于水土二脏"；女贞子、白芍补益肝肾，滋水涵木；牡蛎味咸，可涩精止遗，"少阴有热，则女子为带下赤白，男子为泄精，解少阴之热，而能敛涩精气，故主之也"；佐以冬瓜子清虚热以达除相火，相火灭则肾精自安，可谓标本兼治，全方配伍精当，用药少而精，因证施治。

案4　脾肾不足兼肝阳亢盛

佚名，肝阳疏泄之势渐平，下元封藏已固，遗精已止，内热盗汗均退，惟间或口干，劳动则气急，脉来细缓。肾阴尚虚，气不收纳。《经》谓：损其肾者益其精。治宜补肾益气，兼清肝阳。

西洋参二钱　大麦冬三钱　上沉香二分　大生地三钱　生杜仲三钱　左牡蛎四钱　苍龙齿二钱　冬青子三钱　生白芍一钱五分　川石斛三钱　生甘草五分　陈橘红八分　佩兰叶一钱　冬瓜子四钱　生熟谷芽各四钱　莲子（去心）十粒

【赏析】

本案因脾肾亏虚，兼肝阳亢盛所致。素体阴虚，母病及子，虽遗精已止，内热盗汗均退，但惟间或口干，此为阴虚内热之质未全解，又劳则气急，脉来细缓，是故以补肾益气，兼清肝阳为治则。方中西洋参、麦冬共奏益气养阴之效；莲子补益脾肾，涩精止遗，《日华子本草》谓之"益气，止渴，助心，止痢。治腰痛，泄精"；陈皮、藿香、熟麦芽理气和胃消食，补中有行，行中有补，使脾气健旺，气血生化有源，既可益中气，又可填补先天之本；杜仲补益肾气，"入肝而补肾，子能令母实也"；生地、白芍、川石斛共奏补肾滋阴之功；冬青子、冬瓜子滋补肾阴，《内经》谓"壮水之主，以制阳光"，相火灭，则无以扰动肾精。同时，生地、白芍可滋补肝阴，然肝属木，有条达之性，故又用生麦芽疏肝理气，达肝之用；气随火升故用沉香降气以降火；苍龙齿、左牡蛎平肝潜阳力强，如此便可标本兼顾，全方用药丝丝入扣。

案5 脾肾不足兼清阳不升

佚名，胸脘痞闷、短气头眩、手指麻木已退，肝阳渐平，胃气宣布。惟肾阴久亏，摄纳无权，遗精眼花，见色流精，小溲甚多，不能静坐。脉弦之象稍减，沉细如常。宜宗前法进治。

人参须五分　西洋参一钱　生白芍一钱五分　女贞子三钱　白莲须一钱　生杜仲三钱　黑料豆三钱　广皮白五分　剪芡实三钱　炙内金三钱　大麦冬六钱　荷叶一角

【赏析】

肾主封藏，肾阴久亏，故其封藏之功能必然降低，摄纳无权，无力闭精，故屡次遗精，见色流精。肾主水，与膀胱相表里，因肾阴久亏则膀胱气化之功能受到影响，故小溲甚多。胸脘痞闷、短气头眩说明脾虚湿盛，虽症已消，但脾虚之根本非一时能改善，故脉仍沉细。故脾肾不足是本案病机之核心，因而以补益脾肾，益气固精为治则。方中用人参、西洋参、麦冬健脾益气滋阴；广皮白、鸡内金理气消食，使补而不滞，鸡内金兼能涩精止遗；生白芍、女贞子、生杜仲、黑料豆共奏滋肾阴、固肾气、强筋骨之功；《玉楸药解》记载："莲子甘平，甚益脾胃，而固涩之性，最宜滑泄之家，遗精便溏，极有良效"，《本草新编》记载："芡实，佐使者也，其功全在补肾去湿。夫补肾之药，大多润泽者居多，润泽者则未免少湿矣。芡实补中去湿，性又不燥，故能去邪水而补真水，与诸补阴药同用，尤能助之以添精，不虑多投以增湿也。芡实不特益精，且能涩精补肾"，故配伍剪芡实、白莲须既能健脾益肾，又可固精缩尿，故与前药标本兼顾；方中更有一味荷叶，与李杲《枳术丸》中所用荷叶有异曲同工之妙，取升清阳之意，清阳升，则遗精自止，方证甚合，故有良效。

案6　脾肾不足兼肝阳上扰

福建高君镜心，病阳缩囊冷，小溲带浊，遗精腰痛，腿软头痛，内热不寐，饮食少进，手冷出汗。脉极弦细，肾阴久虚，封藏不固；肝阳上亢，销烁津液；阴伤及气，中无砥柱。治宜益肾清肝，培养中气。

吉林参五分　西洋参一钱五分　杜仲三钱　川续断二钱　女贞子三钱　白芍一钱五分　甘草五分　麦冬三钱　石斛三钱　陈皮一钱　冬瓜子四钱　云茯神二钱　生熟谷芽各四钱　银杏肉十粒　珍珠粉（过服）一分

连服二十剂而愈。

【赏析】

肾阴久亏，封藏无权，脏腑组织得不到滋养和濡润，则见遗精，腰为肾之府，肾精亏损则腰痛腿软；肾阴不足，则水不涵木，肝阳上亢，扰及心神和清窍，故内热不寐，且头痛；又阴伤及气，脾气渐亏，脾胃运化功能减退，故饮食少进，日久则气血生化不足，故手冷出汗、脉极弦细。因此本案病机为脾肾不足，肝阳上扰。以益肾清肝，培养中气为治则。方中吉林参、西洋参、甘草、麦冬共奏健脾益气养阴之功；陈皮、熟麦芽理气消食，脾气健，则气血旺，既可培中气，又可填补后天之本；女贞子滋补肝肾；白芍养血柔肝，平抑肝阳，"芍药之酸收，敛津液而益荣。酸，收也，泄也；芍药之酸，收阴气而泄邪气"；石斛滋补肾阴；杜仲、续断补肾益精，强壮筋骨；珍珠母平肝潜阳；生麦芽调达肝气；冬瓜子除烦热；银杏肉、茯神养心安神。

案7　脾肾不足兼热盛伤津

通州魏仲宣，遗精心悸，腰痛腿酸，肌热头痛，口干胸闷。此心肾俱亏而兼邪热灼津，治必先生津泄邪，俟邪清而后培养心肾。

石斛三钱　天花粉三钱　甘草五分　豆豉三钱　黑山栀一钱五分　冬瓜子四钱　生谷芽四钱　广皮白五分　鲜竹茹一钱　冬桑叶一钱　荷叶一角

进两剂，热退脘舒，头痛、口干皆止邪热已清，当培补心肾。

西洋参一钱　大麦冬三钱　杜仲三钱　白芍一钱五分　女贞子三钱　川石斛三钱　广皮一钱　大生地三钱　黑料豆三钱　龙眼肉十枚　荷叶一角

续服十剂而愈。

【赏析】

遗精，腰痛腿酸为肾虚之象，其为病之本。心悸、口干、胸闷为热盛伤津之象，其为病之标，《内经》云："急则治其标，缓则治其本"，且唯有邪气去，方可受补，否则易闭门留寇。本案证属脾肾不足兼热盛伤津之证，故先治以生津祛邪，前方竹茹清热化痰；山栀清热泻火；冬瓜子清热利湿；冬桑叶清热润肺；豆豉、荷叶除胸中郁热；石斛、天花粉养阴生津止渴；又麦芽、陈皮理气消食。待邪祛而后培补心肾，方中西洋参、大麦冬养阴健脾；陈皮理气消食，使补而不滞；龙眼肉养心血安神；杜仲补肾益阳；白芍养血柔肝，敛阴止汗；女贞子滋补肝肾；川石斛益胃生津，滋肾清热；大生地、黑料豆补肾益精；荷叶升清、止遗。本案治疗思路明晰，先后有别，方药与病机相合，故疗效颇佳。

案8　脾肾不足兼中气亏虚

南汇沈仲明，遗精心悸，肌肉暴瘦，脉来沉细，肾阴久虚，封藏不固，中气更亏，不能摄精。

别直参三钱　黄芪三钱　甘草五分　大生地三钱　潼沙苑三钱　白芍一钱五分　牡蛎四钱　麦冬三钱　莲子十粒

连服三十剂，遗精止而肌肉丰。

【赏析】

肾阴不足则无以制约心火即心肾不交，故心悸，肾虚则封藏不固，则遗精且中气更亏。脾虚则脾无以生化气血，既不能增长中气，又无以填补先天之本；脾主肌肉，脾虚气血生化不足则肌肉暴瘦。脉沉细又为脾肾不足之象，因此，本案病机为脾肾不足兼中气亏虚，故以大补中气，补肾益阴为治则。方中别直参、黄芪大补中气，使脾气旺，脾气旺则气血生，先天之本便可得以滋养；大生地、白芍、麦冬共奏滋阴补肾之功，使真阴得充，以恢复封藏固本之功，《本草汇言》："生地，为补肾要药，益阴上品，故凉血补血有功，血得补，则筋受荣，肾得之而骨强力壮"，配伍牡蛎、潼沙苑补肾固精，于此便可标本兼顾，遗精得止；莲子养心安神；甘草既辅助别直参、黄芪补益中气，又调和诸药。

案9　脾肾不足兼肝气郁滞

扬州葛某，肾水大亏。脾阳久困，以致直出滑精不收。时常痰水上泛，两胁胀痛不舒。治宜固本和营，调畅中都。

西党参二钱　甜冬术一钱五分　云茯苓二钱　怀山药三钱　白归身二钱　大白芍一钱五分　玫瑰花八分　川续断二钱　黑料豆三钱　剪芡实三钱　左牡蛎四钱　潼白蒺藜各三钱　陈广皮一钱　制半夏一钱五分　川厚朴一钱　白檀香五分　莲子二十粒

【赏析】

脾阳不足，则无以运化水湿，痰湿内阻。脾土弱而肝木盛，加之肾水不足，则水不涵木，因此肝气横逆，故两胁痛不舒、时常痰水上泛。肾水大亏、脾阳久困，故肾主封藏之力无权，以致直出滑精不收。本案主要病机为脾肾不足兼肝气郁滞，故以固本和营，调畅中都为治则。方中西党参益气健脾；甜冬术、山药补益脾肾，兼能固摄；茯苓淡渗利湿，健脾益气；脾为生痰之源，从源头上治痰湿，半夏、陈皮理气和胃，燥湿化痰之功；厚朴、白檀香行气燥湿；化裁金锁固金汤（芡实、莲子、牡蛎），配伍川断、黑料豆、白芍共奏补肾固精之功；又芡实、莲子、茯苓有健脾化湿之功；当归、白芍柔肝养阴，《汤液本草》记载："当归，入手少阴，以其心主血也；入足太阴，以其脾裹血也；入足厥阴，以其肝藏血也"。玫瑰花、潼白蒺藜疏肝理气，两者养肝体，达肝用，《本草正》谓之"白蒺藜，凉血养血，亦善补阴"。全方配伍精当，因证施治。

案10 肾阴亏虚兼湿热下注

广东陈秋声，经谓：肾藏精，肾阴久虚，封藏失固，屡次遗精。湿热下注，耗气灼阴，脾肾两亏，摄纳无权，脉来细弦而滑。治宜健脾化湿，兼和胃气。

生白芍一钱五分　左牡蛎四钱　高丽参一钱　江枳实一钱　佩兰叶一钱　钩藤钩一钱　北沙参四钱　新会皮八分　川黄柏五分　剪芡实三钱　制半夏一钱五分　金香附一钱　水炒竹茹一钱　生谷芽四钱　大砂仁一钱　粉甘草五分

【赏析】

本案乃因肾阴亏虚兼湿热下注所致。肾藏精，为先天之本，长久肾阴亏虚必然导致肾的封藏功能发生障碍，闭精无权，则遗精频繁发生；湿热蕴结下焦，热灼津液，耗气伤精，致营阴受损，日久及脾，脾肾两虚，脾的运化功能受到障碍，致水湿内停，水谷精微运化失司，胃气失和，故治以健脾化湿，兼和胃气，脾气健则气血足，以后天之精充养肾精，助其藏精之功效。方中牡蛎、剪芡实固肾填髓，涩精止遗，《本草从新》认为芡实能"补脾固肾，助气涩精。治梦遗滑精，解暑热酒毒，疗带浊泄泻，小便不禁"；佩兰，气香辛平，其醒脾化湿之功较强，配伍枳实、半夏、陈皮、钩藤燥湿化痰，消积散痞；白芍养血柔肝，敛阴止汗；高丽参、北沙参滋阴益气，佐以黄柏养阴清热，《本草衍义补遗》谓之"走手厥阴，而有泻火补阴之功"；竹茹清热除烦，《药品化义》谓之"轻可去实，凉能去热，苦能降下，专清热痰，为宁神开郁佳品"；香附、生谷芽和胃理气，以助脾胃之气；甘草调和诸药。

案11 脾肾两亏兼肺胃不和

香山潘某，脾肾两亏，肺胃不和，目光昏涩，不时遗泄。治宜固本和荣。兼明目发光。

白归身二钱　云茯神二钱　怀山药三钱　南沙参三钱　紫丹参二钱　晚蚕砂（包）四钱　谷精草三钱　潼沙苑三钱　女贞子二钱　黑料豆三钱　甜杏仁三钱　合欢花二钱　左牡蛎四钱　莲子十粒　黑芝麻一撮

【赏析】

肾为先天之本,脾为后天之本,脾肾两虚则肾中精气虚衰,封藏功能失司。肺主一身之气,肺为气之主,肾为气之根,脾肾亏虚则肺的生理功能受到影响,宗气无法濡养全身的脏腑经络组织,固见目光昏涩,不时遗泄。治宜固本和荣,兼明目发光。方中当归养血滋阴;茯神、山药益气健脾,培土生金,此外茯神还能宁心安神,山药平补三焦,兼能收涩;丹参活血通经;黑豆活血利水,健脾益肾,《纲目》谓之"黑豆入肾功多,放能治水,消胀、下气,制风热而活血解毒,所谓同气相求也";南沙参滋阴润肺;蚕砂、谷精草明目退翳;沙苑子固精止遗,养肝明目;女贞子、黑芝麻滋补肝肾,明目;杏仁开宣肺气;合欢花解郁安神;牡蛎、莲子固精止遗。

案 12 脾肾虚寒兼寒湿凝滞

金坛高某,脾肾虚寒,阴、寒、湿凝结不化,肚腹胀坠,每日遗泄。治宜和营温通,兼化浊阴。

白归身二钱　赤茯苓三钱　陈广皮一钱　焦茅术一钱　中厚朴一钱　制半夏一钱
台乌药一钱　连壳蔻一钱　补骨脂一钱五分　小茴香一钱　五加皮二钱　冬瓜子三钱
车前子二钱　六神曲三钱　金橘饼三枚　姜一片

【赏析】

肾为封藏之本,受五脏六腑之精而藏之,正常情况下肾精不会外泄;脾主运化,为气血生化之源,水谷入胃,脾气散精,下归于肾,则为肾中所藏精髓。脾肾虚寒,水湿内停,寒、湿相合,凝结不化,致肚腹胀坠。肾之封藏功能受到影响,则精关不固,精液外泄,发生遗精。治宜温肾健脾,兼化浊阴。方中当归滋阴养血;茯苓健脾利湿;金橘饼、陈皮、半夏健脾行气,燥湿祛痰;茅术益气健脾;厚朴化湿行气;五加皮、冬瓜子、车前子利水渗湿,五加皮兼能补益肝肾,强筋健骨;小茴香理气和胃;神曲健脾消积;补骨脂补肾壮阳,涩精止遗;乌药温肾散寒,《药品化义》谓之"气雄性温,故快气宣通,疏散凝滞,甚于香附。外解表而理肌,内宽中而顺气";豆蔻温中行气;生姜温中散寒。

案 13　肾阴亏虚兼湿热下注

某，肝阳升腾之势渐平，肺金清肃之令下行，呛咳、内热、口干、自汗较前已减，惟遗精便血，小溲混浊。肾阴久虚，封藏不固。湿热下注，销铄荣明，脉来沉细。治宜益肾、清肝、化湿。

黑料豆三钱　女贞子三钱　北沙参四钱　川石斛三钱　炒槐米一钱　生甘草五分
川贝母二钱　杭菊花一钱五分　瓜蒌皮三钱　生谷芽四钱　鲜竹茹一钱　荷叶一角

【赏析】

肝主疏泄，肝阳过盛，则疏泄太过，且肝阳亢盛，木盛侮金，则肺的宣发肃降功能受到影响，导致水湿内停。肾阴亏虚，封藏无权，加之湿热下注，膀胱气化不利，则遗精便血，小溲混浊。本案主要为肾虚所致，《诸病源候论·虚劳失精候》曰："肾气虚损，不能藏精，故精漏失。"治宜益肾、清肝、化湿。方中黑豆健脾益肾；女贞子补益肝肾，《本草经疏》谓之"气味俱阴，正入肾除热补精之要品，肾得补，则五脏自安，精神自足，百病去而身肥健矣。其主补中者，以其味甘，甘为主化，故能补中也"；北沙参滋阴润肺；石斛益胃生津，滋肾清热；槐米清肝热；川贝母、瓜蒌清热化痰；菊花平抑肝阳；谷芽消食化积，健脾开胃；竹茹清热化痰；荷叶涩精止遗，《医林纂要》谓之"荷叶，功略同于藕及莲心，而多入肝分，平热、去湿，以行清气，以青入肝也。然苦涩之味，实以泻心肝而清金固水，故能去瘀、保精、除妄热、平气血也"。

附：阳痿

案　肾水久亏，君相之火衰微

江阴唐某，肾水久亏，君相之火衰微，以致阳痿不起。治宜固本和营，兼以通阳。

鹿角胶三钱　大熟地三钱　菟丝子四钱　枸杞子三钱　锁阳一钱五分　肉苁蓉二钱
补骨脂（核桃肉炒）一钱五分　陈广皮一钱　甜冬术一钱五分　大砂仁一钱　广木香五分
南杜仲三钱　白归身二钱　怀牛膝二钱　西秦艽一钱　红枣五枚　生姜一片

【赏析】

肾主生殖，精气的充沛有赖于肾阳的温煦作用，《素问·五常政大论》曰："气大衰而不起不用。"《诸病源侯论·虚劳阴痿候》中云："肾虚不能荣养于阴器，故萎弱也。"由此可见命门火衰可致阳痿不起，治则上宜固本和营，兼以通阳。方中鹿角胶、菟丝子、锁阳、肉苁蓉、牛膝、杜仲、补骨脂补肾以壮命门之火；大熟地、枸杞子滋养肾阴，从阴中求阳；陈广皮、甜冬术、大砂仁、广木香祛湿化痰；红枣、生姜和中益气，温补中焦。

三十四、淋 浊

案1 湿热内蕴肾阴久虚

上海应子云，每早茎头流浊色黄，内热腰酸，诊脉细数。肾阴久虚，湿热内蕴。治必宣化湿热，培补肾阴。

大生地三钱　川楝肉三钱　淡豆豉三钱　山栀一钱五分　麦冬三钱　石斛三钱　天花粉三钱　南沙参四钱　丹皮二钱　忍冬藤三钱　淡竹茹一钱

连进十剂，浊流色黄已退，每早茎头流如清水。此湿热已化，而肾阴尚虚也。前方去豆豉、山栀、沙参，加天冬二钱、西洋参一钱五分、白芍一钱五分、牡蛎四钱、龙齿二钱，再服十剂而愈。

【赏析】

本案主因是湿热下注，外因是地处上海沿海地带，气候炎热潮湿，湿毒蕴热，浸淫下焦，煎灼血肉精液。肾藏精，主生殖，为先天之本。肾主水液，司小便的生成与排泄。先天禀赋不足，或久病迁延不愈，或房劳过度等，均可导致精气耗损。《临证指南医案》曰："精浊者，盖因损伤肝肾而致。"肾阴亏虚，湿热内灼，耗伤营阴，脉络瘀阻。临床表现为腰膝酸软，阴部及少腹疼痛不适，排尿痛苦，尿液脓浊，色灰黄，气味腥秽恶臭，淋漓不断。脉细数，细脉一则是血虚，一则是湿气重，脉细如水管中涓涓细流，水量小，喻脉管中血水亏虚，不能充盛濡养血脉，不能供养生理所需。数，一则是肾阴虚，肾精亏虚，二则喻身体内有郁热，郁热易与湿气结合，湿性缠绵难除，湿热易致机体气化受阻，气不化精血，而致阴虚，湿热下注，流浊色黄，湿热肾虚致腰酸，细数是机体精血亏虚，湿热是贼邪，必须先祛除，否则日久郁蒸精液，致阴虚更甚。考虑伤及到本，治疗因标本兼顾，养阴与清热结合，治疗以宣化湿热，培补肾阴。

方中淡豆豉、山栀泻火为君，淡豆豉，解表，除烦，宣发郁热。栀子治肝胆湿热下注所致的小便淋浊，泻火除烦，清热利湿，凉血解毒。丹皮合竹茹清热凉血，和血消瘀。川楝肉、忍冬藤除湿热。川楝肉，除湿热，清肝火，止痛，杀虫。忍冬藤，清热解毒，用于温病发热，热毒血痢，痈肿疮疡。生地、麦冬、石斛、天花粉、南沙参清热滋阴为佐，生地，清热凉血，生津，用于伤阴证。麦冬，养胃生津，治血热妄行。石斛，清热养阴，用于热病伤津，口干烦渴，病后虚热。天花粉，清热生津，用于热病烦渴，疮疡肿毒。南沙参，养阴清肺，用于阴伤证。十剂下去，虚火已消，故去豆豉、山栀、沙参，加天冬、西洋参、白芍、牡蛎、龙齿滋补肾阴，安神，泻火。天冬，滋阴，润燥，降火。西洋参，补气养阴。白芍，养血柔肝，敛阴止汗。牡蛎，平肝潜阳，收敛固涩，重镇安神，软坚散结。龙齿，镇静安神，除烦热。共奏培补气液之功。

案2　肝阳上亢湿热郁阻

　　浙江鄞县马君志千，病白浊，内热喉痛，齿龈浮肿，少腹及两股阴酸，纳谷不易消化，脉来细数。肝阳上升，夹湿热阻气灼营，血热甚炽，气滞不行。

　　京玄参一钱　　南沙参四钱　　鲜生地四钱　　川楝肉一钱五分　　栝蒌根三钱　　象贝母三钱　　川石斛五钱　　连皮苓四钱　　炙内金三钱　　冬瓜子四钱　　广皮白五分　　生熟谷芽各四钱　　鲜竹茹一钱　　银杏肉十粒　　秋葵梗五钱

　　连服十剂而愈。

【赏析】

　　此案尿液混浊，色白如泔浆者为乳糜尿，中医称为白浊。以气血郁滞为主的湿热火炽的病理。气滞血瘀，病程迁延，或湿热胶结下焦，郁久不化，瘀热内蕴，浸淫血分，或败精阻塞精窍，气机不畅，瘀滞脉络。素体阴伤，燥热偏盛，火毒上攻症见咽痛，龈肿等阴液不足之象。治当苦寒泻火固能坚阴。火炽易致劳倦伤气，脾虚不运，见有纳谷不化脾虚症状，治当虑及补脾以升清阳，甘淡渗湿以分清泌浊。脾健则水谷精微以运化，清浊自分，尿液清澈。再者肝阳上亢，与湿热壅盛，热毒夹湿下注，予清利肝经湿热，泻火解毒。

　　方中玄参、南沙参、生地合用滋阴生津为君，玄参，凉血滋阴，泻火解毒。

南沙参、沙参顾护阴津，恐利水太过而致阴液干涸。生地，清热凉血，生津，用于伤阴证。栝蒌根、贝母、石斛、连皮芩清热消痰为臣，贝母清热润肺，化痰止咳。石斛益胃生津，滋阴清热。连皮芩，即黄芩，清热燥湿，泻火解毒，主治痈肿疮毒。《本草纲目》曰："泻肺火，治脾湿"。冬瓜子、竹茹清肺，化痰，消痈，利水，主治淋病。竹茹清热化痰，除烦。消食能治湿，湿去则痰除，内金，消积滞，健脾胃，鸡内金和胃化瘀，防活血药伤气及苦寒药伤脾，主治食积胀满，鸡内金粉末可使胃液的分泌量增加，使胃运动增强。鸭内金（鸭肫衣），消食，化积。鹅内金，健脾消食，涩精止遗，消症化石，主治消化不良。秋葵梗，利咽，通淋，主治咽喉肿痛，小便淋涩。川楝肉除湿热，清肝火，行气止痛，气行则水道通调，且湿邪黏滞难行，阻碍气机，理气药可使气行湿化，气畅则湿行，湿除则热清，气与水本属一家，治气即治水。全方祛邪与扶正兼顾，使湿热得去而不伤正，益气养阴而不滞邪。

案3 心肾两虚兼痰饮内蕴

丹阳林君玉良，患赤白浊半年，腰腿阴酸，心悸神倦，头眩眼花。脉极弦细，湿热未尽，气液已虚。向有痰饮之患，口多清水涎沫。培补气液，清化湿热，必兼蠲痰饮，方合机宜。

人参须一钱　西洋参一钱五分　大生地三钱　麦门冬三钱　天门冬三钱　女贞子三钱　黑料豆三钱　川杜仲三钱五分　川楝肉一钱五分　陈广皮一钱　制半夏一钱五分　茯苓三钱　莲子心五分　银杏肉十粒

连服三十剂而愈。

【赏析】

《类证治裁》云："淋在溺窍，病在肝脾；浊在精窍，病在心肾。"脾喜燥而恶湿，故湿邪侵犯人体，常先困脾，使脾阳不振，运化无权，水湿停聚，患者素体患有痰饮，痰流注四肢，阻滞经络，疼痛之极，致腰腿阴酸。《神农本草经读》曰："心下为太阳之部位，水邪停留则结痛，水气不化则烦满，凌于太阴则咳逆。"脾虚不能约束津液，致水气凌心，痰饮涎沫自出，痰饮阻滞，心脉不畅，而使心中急剧跳动，即心悸。《丹溪心法》曰："无痰不作眩"，湿邪为阴邪，伤人阳气，脾虚清阳不升浊阴不降，阴浊蒙蔽上窍致神倦头晕。湿邪阻滞气机运化，无力生化血液致眼花。脾乃后天之本，气血生化之源，气血津液的生化皆有赖于脾胃运化水谷精微，以滋养全身，脾气充足，肾中精气才能不断充盈，精室的生理功能及活动才能正常。脾气健旺，心血才能化生有源，充而盈之，使心有所主，神有所归。脉弦为瘀滞，细为湿气重之象，湿性重浊趋下，易侵犯阴位，水性就下，湿类于水，膀胱易属水，湿性粘滞，湿滞膀胱，气化不利，反映在下部见小便混浊不清，成白浊，下焦蕴湿日久必生热，肝脾不调，湿热不清，耗伤津液，心肾虚损。根据案例中的症状体征，推测出舌质淡红胖大，苔黄腻，脉象弦细。治则为培补气液，清化湿热。

方中人参须、西洋参、生地益气养阴、培补气液共为君，人参须，益气生津，止渴，是人参的细根，较人参性缓和，若是非危急重症患者不需用人参，可以选择效近价廉的人参须代替。西洋参，补气养阴，清火生津，《再新》曰西洋参能治"咳嗽痰多，气虚咳喘，固精安神，生产诸虚"。大生地，清热凉血，生津，用于伤阴证，《本草蒙筌》曰"生地，泻脾土湿热，使长肌肉"。丹溪曰："久病阴火上升，津液生痰不生血，宜补血以制相火，其痰自除。"以麦门冬、天门冬、莲子心清心养心为臣。麦门冬，清心润肺，养胃生津，《景岳全书》曰其"降火清心，消痰补怯"。《儒医精要》曰："麦冬以地黄为使，服之令人头不白，补髓，通肾气，定喘促。"天门冬，滋阴润燥，清肺降火。用于热病伤阴证。莲子心，清心去热，止血，涩精。白浊日久，必伤肾，用女贞子、黑豆、杜仲填髓补肾为使药，女贞子，滋补肝肾，现代研究发现女贞子有一定的强心，利尿作用。黑料豆，健脾益肾，养阴除烦，除湿。杜仲，补肝肾，强筋骨，有利尿作用。《神农本草经》曰杜仲能"除阴下痒湿，小便余沥"。《景岳全书》曰杜仲"除阴囊湿痒，止小水梦遗"。古人云"治痰先治气"，痰由湿生，湿困脾，脾为生痰之源，用二陈、茯苓健脾渗湿。川楝子行气为佐药，气行则血行。陈广皮，理气健脾，燥湿化痰，用于咳嗽痰多。半夏，散瘀止痛，解毒消肿，具有镇咳、祛痰、利尿的作用。丹溪指出半夏和陈皮："二陈能使大便润而小便长"。茯苓，利水渗湿，健脾宁心，用于痰饮眩悸，心神不安，惊悸失眠。《景岳全书》曰茯苓："祛惊痫，厚肠脏，治痰之本，助药之降"。茯苓有利尿作用，《名医别录》记载茯苓能除隔中痰水。川楝子，归肝经、小肠经、膀胱经，除湿热，清肝火，行气止痛，杀虫。川楝子对真菌、白色念珠菌、新玉隐球菌、铁锈色小芽孢菌、金黄色葡萄菌均有抑制作用。川楝子油所含印楝啶有明显抗炎作用。银杏肉又叫白果，能敛肺定喘，止带浊，缩小便，白果具有祛痰止咳作用，用于痰多喘咳，遗尿尿频。全方健脾渗湿化痰，补气生津，清热滋阴而不伤阴。

案4　湿毒下注

佚名，患淋浊有年，肌肤起颗，成片破碎，时流脂水，腿足内热，暮肿朝消，湿热外发下行，自寻出路。脉来弦滑，抱恙多年，根深蒂固。治宜气血两清，缓缓图功。

南沙参四钱　京玄参一钱　天麦冬各三钱　鲜生地五钱　生谷芽四钱　大玉竹三钱　女贞子三钱　牡丹皮三钱　仙遗粮三钱　双钩藤一钱五分　甜川贝三钱　天花粉三钱　梧桐花三钱　川黄柏一钱　冬瓜子四钱　光杏仁三钱　鲜竹茹一钱　川石斛三钱　犀角尖（磨冲）一分　犀牛黄（过服）五厘

【赏析】

本案是由感染湿热毒邪引起，湿热浸淫筋脉，流注肌肉，客于阴部的病症，症可见阴部潮湿或湿疮，足膝红肿疼痛，筋骨酸痛灼热，小便赤黄。因病久延，耗伤正气，人体正气上午较傍晚强盛，正盛则邪消，正虚则邪盛，故见暮肿朝消。症状类似于古代的"花柳病"，即现代的性病，初起在会阴、腹股沟等处出现核块，湿热下注，严重时出现肿块破溃，主因是"湿热下注""肾气虚弱"，淫毒进入阴器窍道，迅速增殖，由尿道及于膀胱，浸淫泌尿生殖器官，毒蚀肌肤，阻塞经络，凝滞气血，日久蕴结遏郁化热，成为湿热火毒，煎灼血肉精液，酝酿腐败，液化为脓浊。《孟河四家医集·费绳甫医话医案》云："淋浊有别，茎中作痛者为淋，不痛者为浊。若杨梅毒而淋浊者与此不同，治必解毒为要。""杨梅毒初起，淋浊时流，茎中作痛，茎头肿硬，此毒重也，治宜解毒。"此病由来已久，气血两虚，治疗上祛病如拔丝，虚不受补，虚不受攻邪之力，治法以渐渐恢复机体正气，待正气足以攻邪。

方中南沙参、麦冬、生地清热滋阴，用于伤阴证共为君。玉竹、女贞子、牡丹皮、天花粉、石斛为臣，玉竹，养阴，润燥，除烦，止渴，用于热病阴伤。女贞子，滋补肝肾。牡丹皮，清热凉血，和血消瘀。天花粉清热生津，消肿排脓，主治疮疡肿毒。天花粉具有抗溃疡、抗菌、抗病毒、抗艾滋病毒作用。《景岳全书》曰天花粉："排脓生肌长肉"。《本草备要》曰："生肌排脓消肿"。石斛生津益胃，清热养阴。玄参、仙遗粮、梧桐、黄柏、犀角、犀牛黄解毒为佐，玄参，清热凉血，滋阴降火，解毒散结。玄参有抗菌作用，对真菌有抑制作用，主治痈疽疮毒。《本草纲目》曰："通小便血滞"。仙遗粮即土茯苓，清热除湿，泄浊解毒，通利关节。主治淋浊，痈肿，疮癣。《本草纲目》曰土茯苓："恶疮痈肿"。《本草乘雅》曰："若疮痈肿，侵淫筋骨，以耽淫人，火炽水涸，水位之下，藉土承之，承则化，化则肾火归，而肾水溢矣。"《景岳全书》曰："尤解溃烂疼痛诸证。"土茯苓清热利湿解毒为君。《本草正义》云："土茯苓，利湿去热，能入络，搜剔湿热之蕴毒。"梧桐花，利湿消肿，消热解毒，主治无名肿毒，创伤红肿。黄柏清热燥湿，泻火除蒸，解毒疗疮，主治热淋，疮疡肿毒，黄柏还有抗溃疡、抑制细胞免疫等作用。《神农本草经》曰黄柏："阴阳蚀疮"。《药性赋》曰黄柏："泻下焦隐伏之龙火"。方中黄柏清泻湿热相火而不伤阴，寒以清热，苦以燥湿，长于祛除下焦湿热，治湿热法当用苦寒。钩藤，清热平肝。杏仁，祛痰止咳，平喘，润肠，现代研究杏仁具有抗溃疡、抑菌、抗病毒、抗炎、镇痛作用。全方益气养血，鼓动正气，兼以解毒去湿热，可谓标本兼顾，邪去正安。

案5 湿火下注

新桥宋某，湿火下注，致成血淋，症势非轻，姑拟养阴清利。

大天冬一钱五分 赤茯苓二钱 生苡仁四钱 牡丹皮二钱 琥珀屑一分 川草薢一钱五分 金银花一钱五分 甘草梢八分 广皮白一钱 竹叶二十张 细木通一钱 川通草五分 统车前三钱 灯心三尺 藕五片

【赏析】

本案发病初期以湿热为主，随着病情的发展，热入血分，后期缠绵不愈时多表现为瘀血阻滞之象，形成以下焦瘀血阻滞为主，湿热羁留不去为辅的病理变化，治疗上既要清理下焦湿热瘀血，又要顾及耗灼之阴液。共奏活血化瘀，清热除湿，养阴清利之功。

方中天冬滋阴润燥，清肺降火。金银花，清热，解毒。牡丹皮、藕坚阴清热、凉血散瘀，除烦。琥珀屑、木通、甘草梢、通草、灯芯、赤茯苓、车前子活血通淋，琥珀屑，镇惊安神，散瘀止血，利水通淋，主治血淋血尿，小便不通。《本草蒙筌》谓琥珀能"利水道，通五淋。破癥结瘀血，杀鬼魅精邪"。琥珀，主要含有树脂、挥发油，具有镇静安神，活血化瘀，利尿通淋作用。临床所见男性病人，大多因生殖疾病影响或病情缠绵难愈多伴有精神障碍、精神抑郁等症状，琥珀作为安神药比较适宜。血精案中用琥珀质重入肝经，专散阴器精室瘀血，含滋阴化瘀诸药共奏滋阴降火化瘀之功。用于病人阴虚阳亢，阴器瘀血且心烦失眠之症，可谓一举两得。木通，泻火行水，通利血脉，主治淋浊。甘草梢，泻火解毒，利尿通淋，主治热淋，阴茎中痛。通草甘淡，清热利尿，通气下乳。用于湿温尿赤，淋病涩痛。灯芯甘淡，清心降火，利尿通淋，主治淋病。赤茯苓行水，利湿热。车前子利尿通淋。竹叶甘淡，清热除烦，利尿。用于热病烦渴，小便赤涩淋痛，主治热毒血痢。萆薢除湿，主治淋浊。生薏苡合广皮健脾除湿，生薏苡仁甘淡，健脾渗湿，清热排脓。广皮白，理气健脾，燥湿化痰。全方益气养阴、清心益肾、凉血止血。

案6　脾肾两虚兼阴虚阳旺

宁波杨某，脾肾两亏，阴虚阳旺，夹有淋浊，胀痛惰行。治宜固本和荣，兼以清利。

全当归一钱五分　赤茯苓二钱　广皮白一钱　细生地三钱　牡丹皮二钱　福泽泻一钱五分　山萸肉二钱　川通草五分　甘草梢六分　怀山药三钱　潼沙苑三钱　生薏仁四钱　川牛膝二钱　统车前二钱　灯心三尺　藕六片　桑枝一尺

【赏析】

本案分析内外因素，外界原因宁波气候炎热潮湿，湿热蕴蒸，内因中少之人，禀赋薄弱，不能谨慎，沉溺酒色，以致肾水枯竭，相火妄动，而成阴虚火动之证。症可见蛊胀肿满，小便淋沥，或足膝酸软，肌肉消瘦，四肢困倦，尿血便血，血虚发热。淋浊病久伤及脾肾，脾气虚则湿愈难化，肾气伤则精易下泄，以致升清降浊功能失常，清浊不分而发为本病。湿热郁久留滞，凝阻窍道，日久不去，气化失司，气血凝滞，瘀阻脉络。叶天士亦云："下焦先蕴湿热，热阻气不流行，将膀胱撑满，故令胀坚。"肝经过阴部、抵小腹，循股阴入毛中，肝郁气滞，易致小腹、睾丸、阴囊、耻骨、肛周等部位胀痛不适，类似于西医的慢性前列腺炎，阴茎胀痛是前列腺炎的特征之一。治宜理气活血、清利湿热法。

现代研究证实活血化瘀法能改善腺体内瘀血，解除窍道梗阻，促使体内的残瘀败精得以通泄，从而使临床症状得到改善，使机体恢复正常的生理活动。

方中当归、山萸肉、山药、沙苑固本和荣共为君，全当归，补血活血。山萸肉，补益肝肾，涩精固脱。《景岳全书》曰山萸肉："涩带浊，节小便"。山药，健脾，补肺，固肾，益精，主治遗精，小便频数。《日华子本草》记载山药："主泄精健忘"。活血化瘀药能够改善慢性充血，改善微循环。沙苑，温补肝肾，固精，缩尿。生薏苡仁健脾渗湿，清热排脓。《景岳全书》中言薏苡仁："性微降而渗，能去湿利水，故能利关节，除脚气，利小便热淋"。《本草备草》曰生薏苡仁："淡渗湿，治泻痢热淋。厥阴风木主筋，然治筋骨之病，以阳明为本。阳明主润宗筋，宗筋主束骨而利机关者也。阳明虚则宗筋纵弛。水液不行，久而成湿，薏苡仁去湿要药，因寒因热皆可用"。《本草崇原》曰："薏苡仁，米谷之属，夏长秋成，味甘色白，其性微寒，禀阳明金土之精。宗筋润，则诸筋自和。机关利，则屈伸自如。"薏苡仁能够缓解胀痛惰行。赤茯苓、灯芯、藕、牡丹皮合用以活血和血，赤茯苓，长于行水，利湿热。灯心，清心降火，利尿通淋，治淋病，《本草发挥》曰灯芯草："除五淋"。《本草蒙筌》曰："除癃闭成淋。"《景岳全书》曰："通水道涩结，治五淋。"《本草备要》曰灯芯草："治五淋水肿"。藕，凉血散瘀，止渴除烦，用于尿血。牡丹皮，清热，凉血，和血，消瘀。生地清热凉血，生津，用于伤阴证。泽泻、通草、车前草、桑枝共用清热除湿，泽泻，利水渗湿，泄热。通草，清热利尿，用于湿温尿赤，淋病涩痛。《景岳全书》曰："利膀胱热淋。"清热药中夹淡渗利湿之品，车前，清热利尿，凉血，解毒，用于热淋涩痛，所谓"淡者能利窍能渗泄"，取淡味，甘淡不伐胃，能渗能利强，使湿热之邪从小便而出，邪有出路，湿热得解，水道通调，通因通用，疗效极佳。桑枝，利关节，行水气。广皮、牛膝、甘草梢、桑枝为使。广皮用于理气健脾，燥湿化痰。牛膝，生用散瘀血，消痈肿。熟用补肝肾，强筋骨筋。甘草梢，泻火解毒，利尿通淋，主治热淋，小便短少，取其泻下焦之热，茎中之痛可除，心经之热可导也。本方以祛邪通络，清热利湿解毒，理气活血化瘀为主，适合体壮之人。

案7　肾阴亏虚兼水不涵木

佚名，肾阴久虚，水不涵木，肝阳疏泄太过，销灼肺胃阴液，气化不及州都，小溲白浊血淋，茎中作痛，囊痛时流脂水，内热口干，脉来细弦而数。治宜益肾清肝，兼肃肺胃。

犀角尖五分　牡丹皮二钱　京赤芍一钱五分　肥知母一钱　川石斛三钱　生甘草三分　赤茯苓三钱　冬瓜子四钱　生谷芽四钱　北沙参四钱　京玄参一钱五分　大生地二钱　忍冬藤三钱　川楝肉（切）一钱五分

【赏析】

淋浊一病，其标为湿热，其本为肾虚，病位在精室，为肝之经，肾之窍。标实多责于肝脾，本虚则多责之于脾肾。患者湿热为标，精瘀是本。古人谓"久病多虚""久病多瘀"。肾主水，肾生骨髓，髓生肝，肝属木，水生木，即"肾生肝"、"乙癸同源"，精血同生。素体肾阴久虚，致水不涵木，缺水而致干木起火，肝经火旺，木侮肺金，克伐胃土，致使肺胃津液耗伤，内热口干。肾虚不固，热病伤阴，精耗气伤，膀胱气化失司，清浊不分；肾精亏损，相火内炽，扰动精室，精离其位，败精瘀窍，则成本病。《政治准绳》曰："今浊病者，虽便时茎中如刀割火灼，而溺自清，惟窍端时有秽物，如疮脓、目眵，淋漓不断，初与便溺不相混淆。"临床辨证多以内热、瘀血为标，肝肾亏虚、气阴两虚为本，综合而治，治以清肝益肾、益气养阴、清利肺胃、止血化瘀为主。

方中牡丹皮、京赤芍、赤茯苓共用清热凉血，活血散瘀。赤茯苓行水，利湿热，渗利湿，兼有补益之性。北沙参、生地养阴清肺，益胃生津。生地清心固肾，清热凉血，生津，用于伤阴证。知母清热泻火，生津润燥。石斛益胃生津，滋阴清热。川楝肉疏肝行气止痛。冬瓜子、生谷芽、忍冬藤为使，冬瓜子清肺化痰，利湿。生谷芽消食和中，健脾开胃。忍冬藤、犀角尖、生甘草合用清热解毒。生甘草补脾益气，清热解毒，稍加补气之品，补益正气助驱邪。

案8　湿热下注兼膀胱气化无权

某，湿热下注，膀胱气化无权，小溲茎中作痛，甚则白浊时下。湿热必须清化，投补太早，禁锢湿热，无从宣泄，蕴结于中。脉来沉细。治宜清化湿热，兼养阴调气法。

川草薢一钱五分　生甘草五分　茯苓四钱　黑山栀一钱五分　肥知母一钱　川石斛三钱　冬瓜子四钱　南沙参四钱　川楝肉一钱五分　银杏肉十粒　桑枝一尺

【赏析】

本案一般初期湿热邪盛，正气尚未虚耗，以实热为主，初期治疗应予湿热一出路，治以清热利湿为主，湿性缠绵粘滞，过早用补品，易滋腻不通，病久湿热伤正，邪气久羁，损及脾肾，病情由实转虚，正气日渐虚损，难以抗邪，湿浊黏腻难除。湿热为邪，成下行下注之湿热下注证，湿热内蕴膀胱，气化失司，清浊不分，见白浊时下；湿热流注下焦，郁蒸阻滞尿路，故见小溲似有物塞感、涩痛。似西医的慢性前列腺炎，前列腺位于下焦，为肾与膀胱所主，发病常与水湿运化失常有关，湿性黏腻，易于郁而化热，故以湿热较为多见。造成湿热之邪，可由外侵，亦可由内生。外侵者可因外感湿热火毒，蕴结不散，湿热秽浊之邪下注；或者下阴不洁，包皮过长，藏污纳垢，或性交不洁，湿热之邪由下窍浸淫向上于精室，精浊混淆，扰乱精室，精离其位而成本病。内生者可由嗜食膏粱肥甘、酒热和辛辣之品，脾胃受损，运化失常，积湿生热，下注膀胱。前列腺炎患者尿道口常有乳白色分泌物溢出，或见小腹、会阴部隐痛、痒涩不适，或见尿频尿急尿痛，伴有灼热感，会阴部胀痛等症。此为湿留不去，久郁而化热，以成湿热，或热郁久而不散，扰乱气机而湿生。脉沉主里，膀胱位置较深，脉细如线，气血俱虚，诸虚劳损，脉细亦主湿。治方当以清化湿热以祛邪，养阴调气以固本。

方中以萆薢为君分利湿热，萆薢祛风，利湿，主治淋浊，《景岳全书》曰萆薢："能治失尿白浊，茎中作痛"。《炮炙论》曰："萆薢也，澼多白浊，皆是湿气下流。萆薢能除阳明之湿而固下焦，故能去浊分清。"《杨氏家藏方》曰萆薢："治小便频数，白浊如膏"。《万全护命者》曰："凡人小便频数，不计度数，便时茎内痛不可忍者，此疾必先大腑秘热不通，水液只就小肠，大腑愈加干竭，甚则浑身热，心燥思凉水，如此即重证也。此疾本因贪酒色，积有余毒腐物、瘀血之类，随虚火入于小肠，故便时作痛也。不饮酒者，必平生过食辛热荤腻之物，又因色伤而然。此乃小便频数而痛，与淋证涩而痛者不同也。"共用山栀、知母清热泻火，山栀，泻火除烦，清热利湿，凉血解毒，用于尿血，淋证。知母，清热泻火，生津润燥。《景岳全书》曰知母："在下则能利小水，去膀胱肝肾湿热。解热淋崩浊"。冬瓜子、茯苓利水，冬瓜子利水。茯苓甘淡，利水渗湿，健脾宁心。石斛、南沙参为养阴生津，石斛，生津益胃，清热养阴。南沙参，养阴清肺。桑枝行水气。银杏肉活血化瘀，止痛；川楝子行气止痛；生甘草补脾益气、清热解毒；川楝子、甘草共助气化水生津。全方清利湿热以去羁留之邪，养阴补气不伤正。

案9 肺肾阴虚兼湿热下注

某，肺肾阴虚，湿热下注，膀胱气化无权，屡次遗精，溲前带浊，感冒后清肃不行，间或呛咳，脉浮已退，风邪外解。治宜益肾化湿，兼清肺气。

淡豆豉三钱　黑山栀二钱　川石斛三钱　瓜蒌皮三钱　川楝子一钱五分　茯苓皮四钱　女贞子三钱　川贝母三钱　忍冬藤三钱　冬瓜子四钱　生谷芽四钱一钱

【赏析】

本案为久病亏耗，津液消耗，肺失润养出现宣降失职，虚热内生治亦肃肺止咳，肺属金，肾主水，金水相生，肺阴亏损，迁延不愈，金不生水，"母病及子"，久病伤肾，肾阴虚耗，阴虚灼肺，动则喘咳，余热郁于胸膈，或肺脾素虚，容易感冒，引动下焦湿热，素体肾气亏虚，一实一虚致精室不能内藏，精离其位出现男子遗精。治宜益肾化湿，兼清肺气。共用淡豆豉、黑山栀、忍冬藤、川楝子清热泻火除湿，淡豆豉，解表，除烦，宣发郁热。黑山栀，泻火除烦，清热利湿。忍冬藤，清热解毒。瓜蒌皮、川贝母、冬瓜子合用消痰止咳，瓜蒌皮，润肺化痰，理气宽胸，治痰热咳嗽。贝母，清热润肺，化痰止咳，用于阴虚劳嗽。《本草蒙筌》曰贝母能"久咳嗽者立效"。冬瓜子，润肺，化痰，消痈，利水。冬瓜子合茯苓皮增强利水渗湿。脾为生痰之源肺为储痰之器，清肺的同时兼顾脾胃的运化，用谷芽消食和中，健脾开胃。久咳耗伤肺肾阴津，致肾气亏虚，用女贞子滋补肝肾以固本。全方清利滋阴兼施，不独治白浊，显示出中医的特色疗法，辨证施治。

案10　肾阴久虚兼湿热内蕴

某，餐饭已加，入夜能寐，尚未酣畅，流浊已经近月，茎中作痒，牵引后阴觉热，小溲短数间或咳嗽。肾阴久虚，湿热内蕴，气化无权，脉来弦细。宜宗前法进治。

冬青子三钱　川楝子一钱五分　川石斛三钱　云茯神二钱　南沙参四钱　栝楼根四钱　淡豆豉三钱　黑山栀一钱五分　瓜蒌皮三钱　大贝母三钱　冬瓜子四钱　生谷芽四钱　广皮白五分　鲜竹茹一钱　银杏仁十粒

【赏析】

本案为饮食所伤，脾失健运，久则脾肾两虚而封藏无力，致精离其位成浊。《金匮要略》云："淋之为病，小便如粟状，小腹弦急，痛引脐中。"叶天士云："点滴茎中痛痒，久腹坚满，此属淋闭，乃隧道不通。"病久肾脏精气亏虚，精不能固，由烦热而泄，以小便频数短涩，淋沥刺痛，小腹拘急隐痛为主症的病证。现代医学中的泌尿系统感染、尿道综合症、前列腺炎等见上述症状者属于本病范畴。可由嗜食肥甘、辛辣刺激之品，或饮食太过，脾胃受损，运化失职，湿蕴化热，湿热互结，郁于血脉，流注下焦，扰动精室，精离其位，随尿而出。《医林正传》云："高粱之味，湿热之物。以致脾土受害乏力，不能运化精微，精浊相混。水道不清，渐成淋闭之候。"常食鱼虾海鲜、内脏肥甘等湿热厚腻之物，使湿热内生，体质偏湿热，湿浊阻碍脾胃，运化功能下降，更致湿热难除，下犯膀胱则病淋证。嘱咐患者，平素饮食，避免辛辣煎炸，肥甘厚味等，生活起居避免涉水冒湿等，勿使湿热助生。或房事不节，忍精不泄，频频手淫，精败而腐，阻于中道，生湿化热，气化失司，窍道阻塞。肾阴虚内灼肺，引动咳嗽，咳久又伤肾气。治法宜清利湿热，兼肃降肺气。

方中冬青子，补肝肾，祛风湿，止血敛疮。共用川楝子、川石斛、南沙参、栝楼根清热滋阴。淡豆豉、山栀清热。川楝子兼行气止痛。茯神，长于宁心安神，兼利水。瓜蒌皮、贝母、冬瓜子、广皮白、银杏仁清降肺气，止咳化痰。川石斛、南沙参、栝楼根滋阴生津。竹茹，清热，凉血，化痰。《本草纲目》曰竹茹能"止尿血"，《景岳全书》："治尿血，小水热涩。"全方清利下焦湿热，又兼及肺脏咳嗽，养心宁神，兼顾心肺肾，可谓治遗精之良方。

三十五、二便不利

案1 肝郁夹湿

镇江王登瀛,患胸脘偏左作痛,脘右弹之有声,胁肋气觉流窜,从二便不利而起。余诊其脉左沉弦,右滑,肝气夹湿痰阻胃,气失下降。

肉桂二分　吴茱萸二分　橘红一钱　半夏一钱五分　厚朴一钱　茯苓二钱　杏仁三钱　冬瓜子四钱　川楝肉一钱五分　山栀一钱五分　当归二钱　薤白一钱五分　瓜蒌三钱　椒目二十粒

进两剂,溲利便通,脘痛大减,接服八剂,其病若失。

【赏析】

此案证属肝郁夹湿,痰浊阻胃。胸脘偏左,为胃腑所在。肝气犯胃,胃失和降,故胸脘作痛,《灵枢·经脉》:"肝足厥阴之脉,起于大指从毛之际……夹胃,属肝,络胆。"故肝气瘀滞,失于疏泄时,可循经犯于胃腑,导致胃脘疼痛。湿邪痰浊困阻中焦脾胃,则脾胃运化失司,水液停聚中焦,故脘右弹之有声。肝主疏泄,调畅气机,气行则水行,气滞则水停,肝郁夹湿,致气机不畅,故二便不利。左侧脉沉弦,右侧脉滑,皆为佐证。

方中茯苓、冬瓜子淡渗利湿;橘红、半夏、瓜蒌、薤白燥湿化痰、行气导滞;杏仁开宣肺气,有"提壶揭盖"之妙;厚朴、花椒行气燥湿,气行则湿化;川楝子、吴茱萸疏肝行气,气行则水行;山栀子清热利湿;湿邪久聚,易郁而化热,伤津耗血,故用当归养血活血;佐以少量肉桂以助膀胱气化。

案2 痰阻气滞

宁波徐莲芳,能食知味,惟食后转觉饱胀异常,大便燥结,必八九日始一更衣。余诊其脉沉滑，全是痰结在中，耗津液而阻气机。

沙参四钱　麦冬三钱　枳壳一钱　橘红一钱　半夏一钱五分　蒌仁三钱　杏仁三钱　薤白头三钱　白苏子三钱　当归二钱　竹茹二钱　荸荠五枚　陈海蜇五钱

进五剂，便通胀减。前方加吉林参须五分、象贝母三钱，连服十剂而愈。

【赏析】

本案证属痰结于中，气滞津伤。《灵枢·脉度》云："脾气通于口，脾和则口能知五谷矣。"痰阻于胃，而脾的运化正常，故能食知味，但胃失和降，故食后饱胀异常。百病多由痰作祟，故痰邪停于体内可阻滞气血运行，影响水液代谢。肺与大肠相表里，肺气失于宣降，津液不能向下布散，则大肠失于传导，肠燥津亏，大便燥结。脉沉滑为痰阻气滞之象。

方中沙参、麦冬养胃生津，津液充足，则大肠得以濡润；枳壳理气宽中，行滞消胀；橘红、半夏、薤白燥湿化痰；杏仁开宣肺气，苏子化痰降气，肺气宣发肃降正常，则大肠传导功能正常；瓜蒌、竹茹清热化痰；当归滋阴养血，润肠通便；荸荠化痰消积，清热生津；海蜇化痰消结。久病耗伤气阴，故后期加用吉林参须益气养阴，贝母润燥化痰。

案3　脾肾虚寒兼痰饮上泛

常州陈康年，患腰背阴酸，牵引左胯作痛，大便燥结，胸脘不舒，口多涎沫，时常凛寒，遍治罔效。予诊其脉，沉细弦弱，此脾肾虚寒，痰饮上泛也。

高丽参一钱　当归二钱　肉桂三分　苁蓉三钱　枸杞三钱　陈皮一钱　半夏一钱五分　杜仲三钱　茯苓二钱　甘草五分　煨姜三片　大枣三枚

连服三十剂而愈。

【赏析】

本案因脾肾虚寒，痰饮上泛所致。阳虚则寒，肾为阴阳之根，水火之宅。肾阳为一身阳气之本，"五脏之阳气非此不能发"，肾中寄藏相火，肾阳不足，则脾土不温，则恶寒；腰为肾之腑，故腰背阴酸，左胯作痛。脾在液为涎，脾阳不足，水湿不化，则口多涎沫。阳虚则生内寒，脾肾阳虚，大肠失于温煦，易被寒邪所伤，阴寒阻滞大肠，则大便燥结不行。

方中肉桂补火助阳，温经通脉，阳气温复，则腰背酸痛自除；肉苁蓉合杜仲温补肾阳，配伍当归益精养血、润肠通便；陈皮、半夏、茯苓健脾化痰；煨姜温中健脾；高丽参补益脾肾阳气；枸杞补肝肾、益精血；大枣、甘草养胃和中。

案4 营阴两亏兼气虚下陷

广东周佐庭，素来大便燥结，因大解时努力气坠，致小溲不通，少腹作痛，势极危险，急延余诊，脉来细涩，此营阴两亏，诸经失润，又复气虚下陷，气化不行。

先以大田螺一个，车前草一株，捣烂加麝香三分，贴脐上水分穴。顷刻小溲即通，腹痛亦止。

别直参二钱 西洋参二钱 当归二钱 苁蓉三钱 枸杞二钱 麦冬三钱 麻仁三钱 杏仁三钱 陈皮一钱 瓜蒌仁三钱 柏子仁二钱

连服十剂，大便通畅而痊。

【赏析】

本案因营阴两亏，气虚下陷所致。患者平素津液亏虚，大肠失去濡润，大便艰涩难下。加之排便时用力过度，导致中气下陷。《临证医案指南·脾胃门》曰："脾宜升则健，胃宜降则和"，现中气下陷，脾不升清，浊阴不降，停滞中焦则少腹作痛，小便不通。正如《素问·阴阳应象大论》中云："清气在下，则生飧泄，浊气在上，则生䐜胀。"脉细涩为精伤血少，气血俱虚之象。

车前草化湿利尿，田螺清热利水，麝香活血通经、消肿止痛。水分穴位于任脉，在肚脐上1寸，具有分流水湿的功效。本病以水液停聚少腹为标，以营阴亏虚为本。急则治其标，故用车前草、田螺、麝香贴于水分穴，通利小便。

方中人参、西洋参补气生津；当归、苁蓉益精补血、润肠通便；种仁富含油脂，能滑利大肠，《药性赋》："麻仁润肺，利六腑之燥坚"，故用麻仁、瓜蒌仁、柏子仁润肠通便，麻仁兼能补虚；枸杞补肝肾，益精血；麦冬养阴益胃，合人参、西洋参养阴和营。

案5　气血两虚

两江总督刘岘庄，大便艰难，或数日不解，眠食因此不安，延余诊视，脉来沉细而弦。此气血皆虚，诸经失润。治必培补气血，润泽大肠。

吉林参一钱　当归二钱　苁蓉三钱　枸杞子三钱　柏子仁二钱　麦冬三钱　陈皮一钱　人乳（冲服）一杯

连进十剂，颇见效验，即以此方常服而安。

【赏析】

本案证属气血两虚。气虚则大肠传导无力，血虚则大肠失于润养，气血两虚，则大便艰难。脾在志为思，思则气结，患者眠食难安，过度思虑，则导致脾胃气机阻滞，耗伤气血，进一步加重便秘。脉沉细而弦皆为佐证。

方中当归、肉苁蓉补血养阴，润肠通便；枸杞子补肝肾，益精血；柏子仁富含油脂，可滑利肠道，泻下通便；吉林参益气养阴；麦冬养阴益胃；陈皮行大肠之气，气行则大肠传导功能恢复正常；人乳为血肉有情之品，可养阴补血、润燥止渴，燥除则大便得以润下。

案6　脾肾两虚兼湿热下注

扬州孙某，脾肾两亏，夹有湿热下注膀胱，小溲胀坠，禁而不爽。治宜养阴分利。

大天冬一钱五分　细生地三钱　紫丹参二钱　赤茯苓三钱　瞿麦穗二钱　川草薢二钱　生苡仁四钱　绵茵陈二钱　统车前二钱　福泽泻二钱　牡丹皮二钱　甘草梢六分　川通草六分　广皮白一钱　鲜藕一两

【赏析】

本案证属脾肾两虚兼湿热下注。《湿热病篇》云："太阴内伤，湿饮停聚，客邪再至，内外相引，故病湿热。"患者平素脾肾两亏，感受外邪，湿热下注膀胱，膀胱气化失司，故小便不利。脾气虚损，清气不升，浊阴不降，故小腹坠胀。湿热蕴结，易化燥伤阴，故本病应症见口渴不欲饮。

方中天冬、生地清热养阴生津；茯苓、薏苡仁淡渗利湿；化湿不利小便，非其治也，故用瞿麦、萆薢、通草利尿通淋，车前子渗湿止泻，使邪从小便而出，湿有去路；茵陈利水渗湿；泽泻化下焦湿浊，《药性赋》："利水通淋而补阴不足"；湿热易化燥入血分，故丹参、丹皮清热凉血，活血调经；鲜藕凉血散瘀、除烦止渴；陈皮燥湿健脾；甘草补脾和中。

案 7　湿热内蕴

巢嵩生，孟河小南门外人，小便不通，肚腹胀痛，他医用大承气汤攻之，而溲仍不通，胀痛更甚，诊脉沉细弦软，此阑门湿阻，气化不行，非比阳明由实，可投攻下。

酒炒木通二钱　　酒炒黄连三分　　茯苓二钱　　广皮一钱

煎服一剂，顷刻小溲畅行，腹肚胀痛皆消而愈。

【赏析】

本案证属湿热内蕴。阑门位于小肠、大肠交界处。小肠主液，泌别清浊，湿热阻滞小肠，则清浊不分，水液停聚，无法下达膀胱，则小便不通，肚腹胀满。湿热病忌下，"下之则洞泄"，患者见肚腹胀痛，误以为是阳明腑实证，邪热结于肠腑，而用大承气汤下之，苦寒攻下，脾阳受损，中气下陷，清气不升，浊阴不降，则胀痛更甚。脉沉细皆为佐证。《温病条辨·中焦六十二》："徒清热则湿不退，徒祛湿则热愈炽"，故方中木通利尿通淋，使得湿邪从小便除去；黄连清热燥湿；茯苓淡渗利湿；陈皮燥湿健脾。

三十六、遗 尿

案 肾虚不足兼肝阳亢盛

广东潮州赖君竹林，患遗尿三年，肢节瘈动，脉来细弦。是肾失封藏，膀胱不约，肝阳疏泄太过。治必补肾益气，兼镇肝阳。

九制熟地三钱　紫河车三钱　人参须一钱　益智仁一钱五分　枸杞子三钱　覆盆子一钱　左牡蛎四钱　龙齿二钱　白芍一钱五分　橘红一钱　杜仲三钱

连进三剂，遗尿肢瘈皆止。前方加补骨脂一钱，以善其后。

【赏析】

本案因肾虚不足、肝阳亢盛所致。患者久病体弱，肾虚致封藏失权，肾与膀胱相表里，通过肾的气化作用，使膀胱开合有度，膀胱的贮尿功能有赖于肾气的固摄，若肾气不固，则膀胱失约，可见遗尿。肾气亏虚，母病及子，日久则肝阳亢盛，肝主疏泄，疏泄太过，亦导致遗尿，脉细弦为肾虚兼肝阳过盛之象。方中覆盆子、益智仁温肾固精缩尿；熟地、紫河车、人参须、枸杞子、杜仲补肾填精，助肾的封藏之功；牡蛎、龙齿、白芍、橘红平镇肝阳、疏肝理气；服药三剂后，加补骨脂以温肾助阳纳气。

三十七、寸白虫

案　湿热内蕴

佚名，湿热生虫，常有寸白虫随大便而下，或不大便从肛门而出，脉来细缓。阴液虚而湿热内蕴，已可概见。治宜清化湿热，益阴清肝之法。

茯苓皮四钱　南沙参四钱　大雷丸三钱　使君子三钱　鸡内金三钱　川石斛三钱　象贝母三钱　陈广皮一钱　陈鹤虱三钱　冬瓜子四钱　桑枝一尺

【赏析】

寸白虫即为绦虫的别称，隋巢元方《巢氏诸病源候总论·寸白虫候》中云："寸白者，九虫内之一虫也。长一寸，而色白，形小褊，因府藏弱而能发动。或云：饮白酒，以桑枝贯牛肉炙食……其发动则损人精气，腰脚疼弱。又云：此虫生长一尽，则令人死。"湿热内蕴，滋生寸虫，热灼伤津，致津液亏虚，治宜清化湿热，益阴清肝。方中大雷丸、使君子、鹤虱杀虫消积；石斛、贝母、鸡内金、南沙参益胃生津，滋阴清热；茯苓皮、陈皮、冬瓜子、桑枝共奏清热化痰燥湿之功效。

三十八、痿

案1　湿热浸淫

扬州严允之，腿足瘫痿，不能步履。余诊其脉沉细。湿热入络，营卫不能通行。

草薢一钱五分　苡仁四钱　地肤子三钱　五加皮二钱　宣木瓜一钱五分　西秦艽一钱
橘络一钱五分　丝瓜络一钱五分　北沙参四钱　大白芍一钱五分　川石斛三钱　川贝母三钱
桑枝三钱

连服三十剂而愈。

【赏析】

本案证属湿热浸淫之痿证。痿证病变多在筋脉肌肉，外感内伤等均可导致五脏精气耗伤，精血津液亏损，宗筋失养不能束骨而利关节，以致肌肉痿软无力，发为痿证。湿邪郁遏化热，湿热浸淫经脉，营卫运行受阻，气血运行不畅，导致经脉失去濡养而成痿。《素问·痿论》所言："有渐于湿，以水为事，若有所留，居处相湿，肌肉濡渍，痹而不仁，发为肉痿"。治宜清热利湿，通利经脉。方中草薢、苡仁、五加皮渗湿分利；木瓜、橘络、丝瓜络舒筋通络；秦艽去风湿，清湿热；桑枝祛风湿，利关节；北沙参、大白芍、川石斛养阴清热，益胃生津。

案2　痰湿阻络

安徽汪庭熙，腿足作痛，不能步履。余诊脉细弦，湿痰入络，营卫交阻。

全当归二钱　云茯苓二钱　苡仁四钱　茅术一钱　地肤子三钱　五加皮二钱　川贝
母三钱　制半夏二钱　宣木瓜一钱五分　西秦艽一钱　陈广皮一钱　甜瓜子三钱　桑枝
三钱

连服三十剂而愈。

【赏析】

本案因痰湿阻络所致。《素问·痿论》云："有渐于湿，以水为事，若有所留，居处相湿，肌肉濡渍，痹而不仁，发为肉痿。故下经曰：肉痿者，得之湿地也。"感受外来湿邪，湿邪痰浊阻滞经脉，营卫运行受阻，气血运行不畅，使得筋脉失于滋养而成痿。脚足作痛，不通则痛也；足痿不能行，痰湿阻滞，筋脉失养也。脉细弦为痰湿内盛之象。

方中当归活血通经；茯苓、薏苡仁健脾利湿；苍术燥湿健脾；地肤子清热利湿，《药性赋》谓之"利膀胱，可洗皮肤之风"；五加皮补肝肾、祛风湿；半夏、陈皮燥湿化痰；木瓜化湿和胃；秦艽祛风湿，《药性赋》中记载"攻风逐水，又除肢节之痛"；桑枝祛风湿，利关节；甜瓜子化痰排脓。

案3　痰热浸淫

南京马鹤年，咳嗽音喑，内热口干，肢节作痛，两手屈而不伸，两足痿躄而不能步履。余诊其脉弦大而滑。积湿生痰，积痰生热，流窜节络，营卫交阻。

羚羊角一钱　川贝母三钱　川石斛三钱　天花粉三钱　北沙参四钱　牡丹皮二钱
赤芍药一钱五分　瓜蒌皮三钱　川楝肉（切）一钱五分　丝瓜络一钱五分　鲜竹沥二两

服二十剂，语音亮而咳嗽止。再服二十剂，内热退而口干止。又服六十剂，手脚运动如常而愈。

【赏析】

积湿生痰，积痰生热，痰热内阻，导致湿热相蒸，浸淫经脉络节，营卫交阻，气血运行不畅，致筋脉失于滋养，则肢节作痛，两手屈而不伸，两足痿躄而不能步履；痰热内蕴，上干于肺，肺失宣降，则咳嗽音喑，内热口干。方用鲜竹沥、川贝母、瓜蒌皮、丝瓜络寒凉质润之品清肺中痰热，化痰止咳，竹沥性滑利善于涤痰泄热；痰热内蕴易耗伤津液，配以川石斛、天花粉、北沙参清肺泄热，养阴生津；丹皮、赤芍清热凉血，活血化瘀；又恐痰热内盛扰动肝风内动，佐以羚羊角、川楝肉平肝息风，清肝泄热。

案 4　脾肾阳虚

江西王鹤龄，患阳痿且缩，肢节阴酸，精神委顿，呵欠时作。余诊其脉细弱，脾肾阳虚已极。

白术一钱　高丽参二钱　甘草一钱　制附子五钱　炮姜一钱　肉桂五分　黄芪一两五钱　鹿茸一钱　杜仲三钱　续断二钱　当归二钱　陈皮一钱　大枣三枚

连服十剂而愈。

【赏析】

《素问·痿论》云："脾主身之肌肉"，人体肌肉的丰满强健与否和脾之运化功能的强弱息息相关，脾土运化失司多为痿证病起之源。脾土运化功能的顺利进行，有赖于肾阳命门之火的温煦，若肾阳命门之火不足，不能温煦脾阳，运化失职，气血生化无源，则四肢百骸肌肉不得濡养，从而导致肢体痿弱不用，形成痿证。脾肾阳虚，温化失职，无以温煦官窍，则精神委顿，呵欠时作。故治疗上不仅要扶脾阳，还要温肾阳。肾阳得温，脾阳得助，水谷得运，精微得布，则痿证可愈。

方用附子、肉桂温肾助阳，为治命门火衰之要药，附子能上助心阳，中温脾阳，下补肾阳，乃补阳第一要药；黄芪、高丽参、白术、大枣温补中焦之脾气，脾阳运则水谷精微生化无穷，四肢经脉得以温养；鹿茸、续断、杜仲以补肾阳，强筋骨见长，善治肝肾不足之筋骨痿弱之证；炮姜性辛热，善暖脾胃，温中散寒止痛；当归、陈皮理气补血，濡养筋脉；诸药配合共奏温肾健脾、濡养筋脉之功。

案 5　风痰入络

徐州江某，风痰入络，以致遍体两手足软而不能举动，名为软筋风之症。治宜固本和荣，分利、化痰、通络。

全当归一钱五分　大白芍一钱　紫丹参三钱　怀牛膝二钱　制半夏一钱五分　陈广

皮一钱　川续断二钱　西秦艽一钱五分　金毛脊二钱　宣木瓜一钱　广木香五分　丝瓜络三钱　橘饼三钱　橘嫩桑枝二尺

服药之后，两手足俱能摇动，能于步履，则大有起色之象，宜宗前法进治。

白归身一钱五分　鹿角霜八分　大白芍一钱　川续断二钱　川牛膝二钱　金毛脊二钱　西秦艽一钱　晚蚕砂（包）四钱　汉防己一钱　丝瓜络三钱　净红花六分　广木香五分　焦冬术一钱　制半夏一钱五分　陈广皮一钱　荞饼三钱　红枣五枚

【赏析】

本案乃因风痰阻滞经络所致。风痰之邪客于经脉，阻滞气血经脉运行，使其失于濡养，故出现遍体两手足软而不能举动之症。治则上应以祛风化痰，通利经脉为主。本方以当归、白芍、木瓜、丹参养血柔筋；怀牛膝、续断、金毛脊补肾健骨强筋；半夏、陈皮、木香燥湿化痰；秦艽、丝瓜络、桑枝祛风通络。服用后症状好转明显，以补肾强筋通络为主要治则，遂以当归、白芍养血柔筋；鹿角霜、川续断、川牛膝、金毛脊补肾健骨；秦艽、蚕砂、防己、丝瓜络祛风通络，配伍红花活血通经；木香、焦冬术、制半夏、陈广皮、荞饼、红枣合用以化痰燥湿，补益脾气。

案6　寒湿蕴脾

广东王某，寒湿入脾，流窜节络，两腿足不能伸缩，势成瘫痪之症。急宜平补荣卫，通利舒筋。

白归身二钱　大白芍一钱五分　炙生地三钱　鹿角霜一钱　甜瓜子三钱　川牛膝二钱　西秦艽一钱五分　金毛脊二钱　净红花五分　焦冬术一钱五分　陈广皮一钱　广木香五分　统车前二钱　生苡仁四钱　红枣五枚　荞饼三钱　桑枝三尺

【赏析】

本案因寒湿蕴脾所致。脾主四肢肌肉，为太阴湿土之脏，喜燥恶湿，寒湿之邪蕴脾，必然使脾的运化功能产生障碍，气血生化无源，经脉肌肉得不到濡养，且寒湿之邪为阴邪，具有凝滞、趋下等特点，《素问·太阴阳明论》中："伤于湿者，下先受之"，说明湿性趋下，易袭阴位，寒湿之邪流窜节络，则两腿足不能伸缩。治则上应以和营通络为主。方中以当归、白芍、甜瓜子养血和营；生地、鹿角霜、牛膝、金毛脊补肾健骨强筋；秦艽、红花、桑枝活血通利经脉；焦冬术、陈广皮、广木香、统车前、生苡仁、红枣燥湿健脾。

三十九、痹

案1　血不养筋兼湿热阻络

泰州孙某，血不荣筋，湿与热流贯节络，以致右腿足及踝际曲而不伸，胀痛不舒，难于步履。治宜养血通筋。

白归身二钱　酒炒白芍一钱五分　炙生地三钱　甜冬术一钱五分　陈广皮一钱　广木香五分　干苁蓉一钱五分　川独活（酒炒）一钱　金毛脊二钱　净红花五分　丝瓜络（酒炒）四钱　西秦艽一钱五分　红枣五枚　橘饼三钱　桑枝二尺

【赏析】

本案乃因血不养筋、湿热阻络所致。《医学入门》曰："有因虚而风寒湿三气乘之，麻木并作者。有气血俱虚，但麻而不木，盖麻犹痹也，虽不知痛痒，尚觉气微流行，在手多兼风湿，在足多兼寒湿，木则非惟不知痛痒，气亦不觉流。犹常木为麻，血凝气间，木为湿痰。总言经络凝滞，血脉不贯谓之不仁。"营血亏虚，经脉失去濡养，无力荣养骨骼肌肉，湿热之邪热流贯节络，热邪易犯人体血分，可聚于局部表现为红肿胀痛，湿邪趋下，性重着，湿热之邪聚于右腿足及踝，则表现为曲而不伸，胀痛不舒，难于步履。治宜养血通筋。方中以当归、白芍养血和营；生地、干苁蓉、独活、金毛脊补肾健骨强筋；甜冬术、陈广皮、广木香祛湿化痰；净红花、丝瓜络、西秦艽、桑枝活血通络，配伍红枣健脾助胃，调和诸药。

案2　饮食不节兼湿热阻络

胞弟惠甫，嗜饮病痹，右腿足作痛，不能步履，家慈忧之，恐成残废。余诊脉弦细，是湿热入络所致。化湿通络，其痛自止。家慈曰："病果可愈，吾复何忧。"

薏苡仁四钱　川草薢一钱五分　地肤子三钱　西秦艽一钱　南沙参四钱　川石斛三钱　象贝母三钱　鲜竹茹一钱五分　薄橘红五分　冬瓜子四钱　丝瓜络一钱五分　嫩桑枝八钱

连服十剂，腿痛已止，步履如常。

【赏析】

患者素体饮食不节，脾胃之气已伤，污浊之气入侵，寒湿、湿热、疫毒三邪蕴积大小肠，由里出表，闭阻经络，流注关节。《医学入门》中记载："凡味酸伤筋则缓，味咸伤骨则痿，令人发热，变为痛痹麻木等症。慎疾者须戒鱼腥、面、酱、酒、醋。肉属阳助火，但可量吃"。由此可以看出本案是由饮食不节，脾之运化失权，水湿不化，蕴久化热，湿热由内而生，湿热之流注肢体关节而发生痹证，故见右腿足作痛，不能步履。《素问·痹论》云："其客于六府者何也……此亦其饮食处，为其本也，六府亦各有俞，风寒湿气中其俞，而饮食应之。"治宜清热祛湿通络。方中薏苡仁、草薢、橘红、地肤子祛湿化痰；秦艽、丝瓜络、嫩桑枝通利经脉；南沙参、石斛、贝母、鲜竹茹、冬瓜子共奏清热滋阴祛湿之效。

案3　气血亏虚兼痰湿阻络

常熟屈大令，右手足不仁，艰于步履，延余诊治，脉来右寸关细滑。此气血皆虚，不能流灌筋节，湿痰乘虚入络，筋络因而不舒。

黄芪（青防风三钱煎汁炒）三两　全当归二钱　大白芍一钱五分　潞党参四钱　炙甘草一钱　制半夏一钱五分　陈橘络一钱　丝瓜络一钱五分　桑枝三钱　川贝母三钱　加姜汁二十滴　竹沥（冲服）四两

连进四十剂，手足运动如常。

【赏析】

本案因气血亏虚、痰湿阻络所。素体虚弱，脾胃运化功能失职，气血生化无源，气血亏虚，筋骨肌肉失养，则右手足不仁，艰于步履；正气亏虚，气血运行无力，痰湿内生，湿痰乘虚阻络，筋络阻滞不通，筋脉失养而成痹。脉右寸关细滑，此为气血两虚且夹痰湿之象，故宜治以补气益血，燥湿化痰为主。方用黄芪、党参补中益气，养血生津；当归、白芍补血活血柔筋；防风祛风通络；陈橘络、丝瓜络理气化痰以通络；桑枝祛风湿而善达四肢经络，通利关节；半夏燥湿化痰；痰湿郁积易化热，故加用竹沥、生姜汁、川贝清热化痰。

案4　寒湿阻络

南涛王某，荣分受寒，寒湿流筋，两腿先麻，后强软而无力，难于伸缩，不能行动，势成瘫痪之症。治宜和荣舒筋，温通利湿。

全当归二钱　大白芍一钱五分　炙生地三钱　净红花八分　附子片三分　焦茅术一钱五分　陈广皮一钱　广木香五分　甜瓜子四钱　西秦艽一钱五分　金毛脊二钱　桑寄生二钱　川续断二钱　川独活一钱　川牛膝二钱　丝瓜络四钱　红枣五枚

【赏析】

《素问·痹论》曰："风寒湿三气杂至，合而为痹也。其风气胜者为行痹，寒气胜者为行痹，湿气胜者为著痹。"患者感受外来寒邪之气，寒湿之邪交融，流窜于筋，致气血运行不畅，筋肉失养，故出现两腿先麻，后强软而无力，难于伸缩，不能行动。方中当归、白芍补血柔筋，配伍红花活血通络；附子片温阳散寒，生地、金毛脊、桑寄生、川续断补肾强筋；川独活、川牛膝、秦艽、丝瓜络祛风除湿通络；焦茅术、陈广皮、广木香、甜瓜子、大枣燥湿化痰，补益脾气。

案5　饮食不节兼外感湿热

孟河丁顺高，向来嗜饮，忽发热口干，肢节肿痛，不能行动。余诊脉浮、弦、滑、数，外邪夹湿热，流入筋络分肉之间，营卫交阻。

香豆豉三钱　黑山栀一钱五分　牛蒡子一钱五分　薄荷一钱　赤苓三钱　苡仁四钱　冬瓜子四钱　天花粉三钱　象贝母三钱　杏仁三钱　竹茹一钱

连进三剂，汗出热退，惟肢节仍肿痛，此外邪解而湿热未清也。

前方去豆豉、山栀、牛蒡、薄荷，加羚羊角一钱、五加皮二钱、地肤子三钱、丝瓜络一钱五分、桑枝三钱、鲜竹沥二两。

连进六剂，肿痛皆止，筋络亦舒，霍然而愈。

【赏析】

本案乃因饮食不节，外感湿热所致。《类证治裁·痹证》曰："诸痹，良由营卫先虚，腠理不密，风寒湿乘虚内袭，正气为邪气所阻，不能宣行，因而留滞、气血凝淫，久而成痹。"患者素体饮食不节，脾胃虚弱，气血运化不足，营卫虚，腠理开，外邪夹湿热乘虚入内，痹久产生痰湿、瘀血，或内蕴湿热，内外合邪致营卫交阻，故忽发热口干，肢节肿痛，不能行动。脉浮、弦、滑、数皆为佐证。方中先以香豆豉、黑山栀、牛蒡子、薄荷解表宣发郁热；赤苓、冬瓜子、天花粉、象贝母、杏仁、竹茹清热宣肺祛湿。服药三剂后，外邪解而湿热未清，见汗出热退，惟肢节仍肿痛，故以祛湿通络为治则，在前方的基础上减去豆豉、山栀、牛蒡、薄荷解表药物，加羚羊角、五加皮、地肤子、丝瓜络、桑枝、鲜竹沥加强清热祛湿，通络止痛之功效。

案 6　肺胃湿热

广东陆云卿，患右手腕浮肿，筋络牵制，右膝膑肿痛，不能步履。余诊其脉，右寸关弦缓，肺胃湿热，流窜经络分肉之间，治必渗湿消痰，宣通经络。

苡仁四钱　茯苓三钱　地肤子三钱　五加皮二钱　甜瓜子二钱　川贝母三钱　瓜蒌皮二钱　杏仁三钱　秦艽一钱　橘红一钱　白蒺藜三钱　桑枝三钱

连进二剂，肿消痛止，行动如常而愈。

【赏析】

本案乃因肺胃湿热所致。肺为"相傅之官"，朝百脉主治节，肺胃湿热导致肺的宣发肃降功能失调，水谷精微无法正常摄取，则水饮痰湿之邪内蕴，流窜经络分肉之间，引起手腕浮肿，筋络牵制，右膝膑肿痛，不能步履。治以渗湿消痰，宣通经络。方中苡仁、茯苓、地肤子、五加皮、甜瓜子、川贝母、橘红、瓜蒌皮燥湿化痰；配伍杏仁宣发肺气；秦艽、桑枝祛风除湿，通利关节。

案 7　血不养筋兼风湿相搏

宜兴王某，血虚生风，风湿相搏，流窜指节，指曲发麻，两腿皮肤乌云斑点显著，胀痛作痒，久为历节风之证。治宜养血祛风，利湿通络。

全当归二钱　大白芍一钱五分　晚蚕砂（包）五钱　汉防己一钱五分　大胡麻二钱　金毛脊二钱　西秦艽一钱五分　川独活一钱　川续断二钱　虎胫骨一钱　川牛膝二钱　净红花八分　陈广皮一钱　甜冬术一钱五分　广木香五分　丝瓜络四钱　红枣五枚　槐枝一尺

【赏析】

《血证论》云："痹痛，身体不仁，四肢疼痛，今名痛风，古曰痹证。虚人感受外风，客于脉分则为血痹……失血家血脉既虚，往往感受外风，发为痹痛，或游走不定，或滞着一处……如血虚火旺之人，风中兼火，外见痹证……瘀血窜走四肢，亦发疼痛，证似血痹。惟瘀血之痛，多如锥刺，脉不浮，不拘急。又有周痹脚气，痰湿走注者，皆系杂证。"血虚生风，风邪为百病之长，易与湿邪相合，流窜指节，阻滞经络，筋肉得不到濡养，则见指曲发麻；风邪善行数变，易行而无定处，风湿之邪阻碍气血运行，故见两腿皮肤乌云斑点显著，胀痛作痒，治则上宜养血祛风，利湿通络。本方中当归、白芍补血和营，配伍红花活血通络；蚕砂、秦艽、丝瓜络、防己、槐枝祛湿通络；金毛脊、独活、川续断、大胡麻、虎胫骨、川牛膝补肾健骨强筋；陈皮、甜冬术、广木香燥湿化痰；大枣补益脾胃之气，调和诸药。

案 8　血不养筋兼湿热内蕴

金沙江某，荣血久亏，肝阳偏胜，胃火炽甚，牙龈作痛，口干作燥，以致风湿热流窜指节，两手足不仁，麻木作痛，屈而难伸。治宜养血舒筋，清利湿热。

白归身二钱　大白芍（桂枝二分煎汁炒）一钱五分　细生地三钱　赤茯苓二钱　生白术一钱五分　陈广皮一钱　净红花八分　广木香五分　甜瓜子四钱　西秦艽一钱五分

川独活一钱　　川牛膝二钱　　陈橘核三钱　　杭菊花二钱　　红枣四枚　　桑枝二尺　　甘蔗二两

【赏析】

本案因血不养筋，湿热内蕴所致。营血亏虚，无以濡养筋肉，胃火炽盛，水谷精微转运发生障碍，热灼津液，故见牙龈作痛，口干作燥。风湿热三邪相合，流窜指节，气血运行不畅，则两手足不仁，麻木作痛，屈而难伸，治则宜养血舒筋，清利湿热。用药上应配伍使用祛湿化痰之药，正如清代医家喻嘉言在《医门法律·中风门》中曰："风寒湿三痹之邪，每借人胸中之痰相援。故治痹方中，多兼用治痰之药"。本方当归、白芍补血活血调营；细生地、赤茯苓、生白术、陈皮、菊花、木香、甜瓜子滋阴燥湿化痰；秦艽、独活、牛膝、桑枝祛风除湿、舒经通络；大枣、甘蔗和中润燥。

案9　肝木乘脾兼湿邪阻滞

姚家桥赵某，肝木乘脾，胸腹作胀，积湿流窜节络，两腿及踝际难于行步。治宜和荣舒筋，兼之分利。

全当归二钱　　连皮苓三钱　　生苡仁四钱　　陈广皮一钱　　焦白茅术各一钱五分　　川厚朴一钱　　甜瓜子三钱　　金毛脊二钱　　川独活一钱　　西秦艽一钱　　川牛膝二钱　　大腹皮二钱　　车前子三钱　　连壳蔻一钱五分　　广木香五分　　荠饼四钱　　桑枝二尺

【赏析】

本案为肝木乘脾兼湿邪阻滞之痹案，属湿痹（着痹）。肝藏血而主筋，支配肢体运动，气血濡养于筋脉，方能运动如常。脾为后天之本，主运化水谷精微，脾气旺盛，则运化如常。肝失疏泄，肝木乘脾，脾虚则运化水液失司，水液不化，停滞于内，聚而成湿，湿邪流窜阻滞于经络，气血不能畅通，筋脉失于荣养，则两腿及踝际难于行步，治当和营舒筋，分利湿邪。肝失疏泄，经气郁滞，肝木乘脾，脾失运化，故见胸腹作胀，故又当抑木扶土。

本案方药乃费伯雄所创"立极汤"、"温经养荣汤"、"扶抑归化汤"加减。立极汤乃费氏为湿痹自创之主方，"着痹者，病在肌肉当补土燥湿，立极汤主之"，"湿气胜者为着痹，去湿必先崇土"。方以苍术、茯苓、白术、苡仁扶土祛湿，大腹皮、车前以助茯苓行水祛湿，当归和营养肝血，牛膝通利血脉又可达下；独活、秦艽、桑枝、甜瓜子搜风通络，取自"温经养荣汤"。厚朴、木香、白蔻仁、陈皮，理气化浊，取自"扶抑归化汤"，配伍金毛狗脊、桑枝舒利筋节。

案10　寒湿闭阻

靖江蔡某，本属先后天不足，自幼寒湿流筋，屡年复发，今乃发之尤甚。半身重着，不能平睡，不易速瘳。治宜平补和荣，温通舒筋。

全当归二钱　大白芍（酒炒）一钱　生地（红花六分拌炒）三钱　西党参三钱　甜冬术（土炒）一钱五分　赤茯苓二钱　川续断二钱　怀牛膝二钱　甜瓜子三钱　金毛脊二钱　西秦艽一钱五分　晚蚕砂三钱　鹿角霜一钱五分　陈广皮一钱　广木香五分　红枣六枚　金橘饼三钱　干地龙两条

【赏析】

本案为脾肾不足兼寒湿闭阻之痹证。肾为先天之本，脾为后天之本，脾肾两虚，故言先后天不足。脾气虚则运化失司，津液内停，化生内湿。肾阳虚则不能温养，易感寒湿。寒湿内蕴，流滞于筋脉而致使筋脉不通。湿为阴邪，其性重着，湿邪阻滞经络关节，阳气不得布达；寒邪凝滞，寒湿阻滞经脉，致气血运行不畅，不通则痛，遂见半身重着而不能平睡。先后天不足，自幼感受寒湿，邪气久羁，因虚致实，虚实夹杂，故不易速愈。

费伯雄言：痛痹者，营卫受寒，不通而痛，宜调养气血，温通经络，龙火汤主之。着痹者，病在肌肉当补土燥湿，立极汤主之。本方以费伯雄自创方"龙火汤"合"立极汤"加减，鹿角霜温肾助阳，党参、白术、茯苓补气健脾，当归、白芍、红枣养血，生地经红花拌炒则具有通补之性，怀牛膝强筋骨而通利血脉，金毛狗脊、秦艽祛风湿而利筋节，地龙、甜瓜子祛风通络，川续断、蚕砂祛寒湿，木香调气。先后天不足，于参、术、苓之上更加金橘饼以顾胃，以冀脾胃健而以后天滋养先天，此举甚妙！

案11　营血不足兼湿浊内蕴

丹徒杨某，血不养筋，肝营亦亏，手指麻木，屈而不伸，肝木克脾，肚腹膨胀。治宜养血舒筋，兼化湿浊。

全当归二钱　大丹参二钱　陈广皮一钱　金毛脊二钱　怀牛膝二钱　川牛膝二钱　广木香五分　西秦艽一钱五分　丝瓜络三钱　焦茅术一钱　川厚朴一钱　大腹皮二钱　净红花八分　川独活一钱　毕澄茄一钱五分　大砂仁一钱　冬瓜皮三钱　降香六分　钩藤钩三钱

【赏析】

本案因营血不足兼湿浊内蕴所致，属湿痹（着痹）。肝藏血而主筋，营血不足，则肝营亦亏，血行涩滞，筋脉失于濡养，故见手指麻木，屈而不伸；肝体阴而用阳，肝营不足，则肝失疏泄，克于脾土，脾虚则运化失司，津液内停，聚而成湿，阻于中焦，则见肚腹膨胀。治宜养血舒筋，兼化湿浊，并以"抑扶归化汤"抑木扶土。

本方以"当归润燥汤"合"扶抑归化汤"加减而成，方中当归、丹参、红花养肝之营血又兼活血，陈皮、木香、降香利其气，秦艽、金毛狗脊、独活、丝瓜络祛湿通络而舒筋，茅苍术燥湿扶土，大腹皮、冬瓜皮利水而化湿浊，怀牛膝、川牛膝补肝肾而利水湿，厚朴、木香、陈皮理气化浊，取自"扶抑归化汤"，义同"祛寒建中汤"，降香辛温芳香，理气血而化湿浊，以毕澄茄、砂仁运中枢，实乃攻补兼施之正法也。肝营不足，药多温燥，又以钩藤平肝以防风动。此案重在营血不足、肝燥而血行涩滞，故重用养营活血以畅通之。

案12　痰湿内阻兼胃气失和

某，湿痰流窜节络，营卫不能通行，左肩臂酸疼，手指麻木，纳谷无多，动则气急。湿痰阻胃，宣布无权。脉来沉弦而滑，治宜化痰通络，兼以和胃。

薄橘红一钱　制半夏一钱五分　光杏仁三钱　生苡米三钱　海浮石三钱　赤茯苓三

钱　紫苏子二钱　瓜蒌仁三钱　甜瓜子三钱　地肤子三钱　五加皮二钱　生熟谷芽各三

钱　桑枝一尺

【赏析】

本案因痰湿内阻、胃气失和所致。痰湿阻滞，经络不通，经脉气血运行不畅，筋脉失于荣养，故见左侧肩臂酸疼，手指麻木。胃为阳明燥土，主受纳腐熟水谷，脾为太阴湿土，主运化水谷精微，脾胃为后天之本，气血化生之源。"人以胃气为本"，胃气以降为顺，以通为用，痰湿阻胃，则不能受纳，故纳谷欠佳，食少则气血化生无缘，气血亏虚，故动则气急。

方中橘红、杏仁宣肺化痰。制半夏、苏子、瓜蒌仁、甜瓜子降气化痰。海浮石善化老痰。地肤子、五加皮利水湿。桑枝善达经络而通利关节，尤宜于肩臂、关节酸痛麻木者，与本案甚为合拍。茯苓、薏苡仁健脾胃而利水湿。生、熟谷芽和胃利气而健脾开胃，脾为生痰之源，脾胃健则痰无所生而纳谷亦增，此为治本之法。"湿气胜者为着痹，去湿必先崇土"，茯苓、苡仁、生熟谷芽正是此用。诸药合用，标本兼治，则宣降复，痰湿化，脾胃健，经络通。

妇 科

一、月经不调

案1 阴血久虚，肝阳升腾无制，胃失降令

佚名，阴血久虚，肝阳升腾无制，胃失降令。胸腹胀痛，纳谷无多，内热口干，苔腻头眩，月事不调，脉来沉细而弦。治宜养血清肝，兼和胃气。

生白芍一钱五分　左牡蛎四钱　川楝肉一钱五分　川石斛三钱　北沙参三钱　陈广皮一钱　小胡麻二钱　白茯苓三钱　宣木瓜一钱　冬瓜子四钱　冬瓜皮四钱　鸡内金三钱　生熟谷芽各四钱

【赏析】

患者月事不调，当有月经量少，或有经期先后不定。胸腹胀痛，胸者在上，腹者在下，上下胀痛，当属气机升降不利，上下不得通，不通则痛。《五脏别论第十一》：水谷入口，则胃实而肠虚，食下，则肠实而胃虚……故实而不能满。胃失降令，故腹胀而纳谷无多。胃乃人身最大的降机，胃经不降，诸经不得降，肺气不降而胸痛，胆为少阳，主相火，胆火不降，郁而化热则口干，必兼口苦。阴血久虚者，一来胃失和降，生化乏源，二者内热耗血伤阴。阴伤而不制阳，邪阳升腾合前热更伤阴血矣。脉沉细者乃久病阴血虚，弦者内热而邪阳无制。治必截断病势，潜阳救阴，和胃养血。白芍敛降胆经相火。牡蛎咸寒，禀天秋冬金水之气而壮水潜阳，水枯火旺之势可断矣。川楝子清泻实热。石斛、北沙参清热滋胃阴，和降胃气。胡麻补精益阴，色黑入肾，据乙癸同源之理，可养肝血而调经。陈皮流动气机，合内金、谷芽行气消胀，增食以生气血。茯苓、冬瓜皮、冬瓜子、木瓜，利水渗湿，打开水热气结，缘于水道、气道、脉道实乃一道，必同时宣通，则水利而气畅，经血调和。

案 2 营血不足，冲任空虚

某，经后作痛，营血不足，冲任空虚，是以行经之后，不时作痛。宜滋养营血，兼补冲任。

当归二钱 丹参二钱 白芍一钱 熟地三钱 木香五分 砂仁一钱 青皮一钱 乌药一钱五分 茯苓二钱 香附二钱 小胡麻二钱 鹿角霜三钱 枸杞三钱 炒延胡一钱 炙甘草五分 橘饼四钱 红枣三枚

【赏析】

痛经一病，多痛在少腹，此乃至阴之地，脾土主之。月经来潮，太冲脉盛，肝木疏泄乃行经。痛经一病各家众说纷纭，归结到底皆因肝木克土而腹痛。常人木疏土，土载木，是生理而无病。此患者经后作痛，当素体营血不足，因经后血虚，肝血不敛肝阳，肝木失其和缓有序升发之势，横逆中土，故作腹痛。方以当归、丹参、熟地、白芍养血柔肝止痛；木香、香附、青皮、乌药行气祛瘀；冲脉循肾经上行，肝肾同源，故用胡麻、枸杞子补肾益精；鹿角霜血肉有情之品填补冲任；炙甘草、大枣、茯苓补土泄湿；砂仁宣散中宫一切阴邪。缘肝木克土，必由土湿。根据木克土而痛经一条，再深入分析病源，或补土，或平肝，或兼治则痛经一病，无不落笔痛止。

案 3 肝气上升，夹湿痰阻塞胃气

佚名，肝气上升，夹素蕴之湿痰，阻塞胃气，宣布无权，胸腹胀痛，腰腿阴酸，头眩口干，腿足破皮，时有脂水，月事愆期，脉来弦细。治宜调肝、化湿、消痰、和胃。

生白芍一钱五分 北沙参四钱 宣木瓜一钱五分 川石斛三钱 川楝肉一钱五分 左牡蛎四钱 连皮苓四钱 鸡内金二钱 陈广皮一钱 地肤子三钱 冬瓜子皮各三钱 川草薢三钱 小胡麻二钱 生熟谷芽各四钱

二诊：肝当冲脉，冲任隶于阳明。营血久虚，肝阳上灼胃阴，冲任失司，月事愆期，腹胸胀痛，纳谷不易消化，呕吐头眩，脉来弦细。养血、清肝，颇为合度。宜宗前法，更进一筹。

陈广皮一钱　制半夏一钱五分　鸡内金三钱　炒竹茹一钱　女贞子三钱　川楝肉一钱半　宣木瓜一钱五分　北沙参四钱　金香附一钱五分　小胡麻二钱　生白芍一钱五分　左牡蛎四钱　吉林人参须一钱　生谷芽四钱　熟谷芽四钱　红枣五枚

【赏析】

据案中所述，患者素来为痰湿内蕴之体质，由于肝气上升，痰湿随气上逆，克伐胃土，气机阻滞，故而出现胸腹胀痛。然考察肝气上升之原由，实是肝肾不足所致，故症可见腰腿阴酸，头眩口干。因素来痰湿较重，其性下趋，故症见腿足破皮，时有脂水。肝肾不足，痰湿阻胃，冲任受损，故月事不能按时而下，出现月事愆期。脉细说明气血不足；弦为肝之脉，又主气滞。参合其病机，治疗采用调肝、化湿、消痰、和胃之大法。方中用沙参、川石斛、小胡麻补益肝肾；用生白芍、宣木瓜之酸味以柔肝、泻肝；用川楝子之辛以疏泄肝木，正如金元医家张元素所言治肝"以辛补之，酸泻之"。清代名医叶天士称牡蛎为"介类潜阳之品"，故其具有平肝潜阳的作用。茯苓为健脾祛湿之品，配上陈皮理气化湿，鸡内金、生熟谷芽消导和胃，地肤子、草薢、冬瓜子利水祛湿，共奏消痰化湿和胃之功。二诊，病人服前次方药后，症状未有明显改善，考虑到病人"营血久虚，肝阳上灼胃阴，冲任失司"的病机，治疗当加重养血清肝之力，故在一诊方药的基础上去掉了地肤子、草薢、冬瓜子利水祛湿之药，以防伤阴血，加入女贞子以增补益肝肾之力，人参、大枣培土以生木；炒竹茹清肝和胃，配合制半夏化痰开结；香附理气调肝兼活血。初诊方药经过如此调整后，更加切合病机，故而"更进一筹"。

案4　营血久虚，肝阳上亢，销灼胃阴

佚名，营血久虚，肝阳上亢，销灼胃阴。胃失降令，胸脘不舒，内热口干，甚则头眩。居经不行，已三阅月，脉来沉弦而滑。治宜养血清肝，兼和胃气。

北沙参五钱　生甘草五分　云茯苓三钱　女贞子三钱　陈皮白五分　冬瓜子四钱 川贝母三钱　川石斛三钱　大麦冬二钱　钩藤钩一钱五分　生谷芽四钱　熟谷芽四钱

二诊，肝阳升腾之势渐平，胃气下降。内热口干，较前已减。惟呛咳头眩，卧难着右。居经不行，已三阅月。肺阴久虚，清肃无权。脉弦略退，细数未改。宜宗前法进治。

北沙参三钱　生白芍一钱五分　生甘草一钱五分　白茯苓四钱　生淮药三钱　黑料豆三钱　生杜仲三钱　川贝母三钱　川石斛三钱　陈皮白三钱　冬瓜子四钱　生谷芽四钱　炒谷芽四钱　莲子十粒

【赏析】

据本案所描述，其病机为"营血久虚，肝阳上亢，销灼胃阴，胃失降令"，可以推测引起肝阳上亢的原因是营血久虚，可能之前患者病了很长时间。肝属木，胃属土，生理情况下，肝木能疏泄，有助于脾的运化、胃的和降，病理情况下，肝气太盛容易克伐脾胃，进而影响其功能。肝体阴而用阳，由于肝木失养，肝阳上亢，肝热"销灼胃阴"，故见内热口干，甚则头眩。由于胃失通降，气机阻滞，故见胸脘不舒。营血久虚，肝胃失和，冲任受损，故见居经不行，已三阅月。脉沉主里，弦为肝之脉，又主气郁，滑脉主痰湿。因此，参合其病机，治疗宜养血清肝，兼和胃气。方中用北沙参、女贞子、川石斛、大麦冬、钩藤、生甘草以养血清肝，陈皮白、云茯苓、冬瓜子、生谷芽、熟谷芽、川贝母和胃化痰祛湿。二诊，如案中所述"肝阳升腾之势渐平，胃气下降"，病人"内热口干，较前已减"，说明初诊养血清肝见效，但此次病人症见"惟呛咳头眩，卧难着右"，何故？《内经》有言：肝气从左升，肺气从右降。故可推测其病机为"肺阴久虚，清肃无权"，肺金不能制约肝木，反被其侮，故见呛咳头眩。"居经不行，已三阅月"之症未减，说明营血亏虚之状态未改善。从脉象来看，"脉弦略退，细数未改"提示肝血并未补足，故肝热难清。二诊治疗以养肝血为主，配合清肺补肺。故在初诊方药的基础上去掉女贞子、钩藤、生甘草清肝之药，加生白芍柔肝泻肝，黑豆、生杜仲补肝肾兼平肝，山药平补肝脾肾，配合莲子补脾土以生肺金，原方中沙参、川贝润肺清肺，其他药物和胃除湿。

案 5　肝郁化火，销烁肺胃阴液

佚名，居经不行，已三阅月，呛咳内热，口渴引饮，饮食少进。肝郁化火，销烁肺胃阴液，肺失清肃之权，胃少冲和之气。脉来弦细而软，入夜神迷谵语，干血痨症已成。姑拟育阴制阳。

北沙参三钱　川贝母三钱　南楂炭三钱　女贞子三钱　大麦冬三钱　炙内金三钱　南沙参四钱　甜杏仁三钱　生甘草五分　川石斛四钱　鲜竹茹一钱五分　生白芍一钱五分　左牡蛎四钱　瓜蒌皮四钱　天花粉三钱　藕节一枚

二诊，阴血久虚，肝阳升腾无制，销烁肺阴。金受火刑，清肃无权，呛咳内热，口干头眩，卧难着右。居经不行，已三阅月，脉来细弦而数，势已入损。治宜养血清肝，兼肃肺气。

冬青子三钱　生白芍一钱五分　甜杏仁三钱　生甘草五分　甜川贝三钱　瓜蒌皮三钱　左牡蛎四钱　川石斛三钱　北沙参四钱　冬瓜子四钱

【赏析】

据案中所述，其病机为"肝郁化火，销烁肺胃阴液，肺失清肃之权，胃少冲和之气"，可以看出病机关键在肝郁化火。肝火上扰心神，故见入夜神迷谵语。肝火上侮肺金，肺阴损伤，肺失清肃，故见呛咳。肝火犯胃，损伤胃阴，故见口渴引饮，饮食少进。阴虚则内热，脉来弦细而软，提示肝血不足。居经不行，已三阅月，提示营血亏虚，冲任受损。由于病变累及肝、肺、胃多个脏腑，营血亏损严重，故干血痨症已成。治疗采用"育阴制阳"之大法。方用北沙参、大麦冬、川石斛、南沙参以养肺胃之阴；瓜蒌皮、川贝母、天花粉、生甘草清肺化痰生津养阴；鲜竹茹清胃热，藕节、女贞子清肝热；生白芍柔肝泻肝，与甘草配合"酸甘化阴"；牡蛎咸寒，既能滋阴，又能平肝潜阳；南楂炭、炙内金消食和胃，以复气血生化之源。二诊，病人见"脉来细弦而数""呛咳内热，口干头眩，卧难着右"，提示肝热犯肺，又见"居经不行，已三阅月"，说明"阴血久虚"，故推测其病机为"肝阳升腾无制，销烁肺阴。金受火刑，清肃无权"，故治疗以"养血清肝"为主，兼肃肺气。二诊方药中，用川石斛、北沙参、冬青子养肝清肝；生白芍柔肝泻肝，配伍生甘草"酸甘化阴"；左牡蛎咸寒滋阴潜阳平肝；甜杏仁、甜川贝、瓜蒌皮、冬瓜子化痰止咳，清肃肺气。

案6　气液皆虚，阴血不注冲任，肝阳上灼肺阴

南京黄君仲贤之室，患呛咳气喘，内热汗多，时常咯血，精神萎顿，四肢软弱无力，行动需人扶持。居经不行，已经半载，予诊其脉细弱。此气液皆虚，阴血不注冲任，肝阳上灼肺阴，气失清肃，渐成干血痨症。治必培阴养气液，兼清肝益肺。月事能通，方有转机。

吉林参须五分　西洋参一钱五分　女贞子三钱　生杜仲三钱　蛤蚧尾三分　白芍一钱半　川贝三钱　天花粉三钱　川石斛三钱　广皮白五分　毛燕（绢包煎汤）三钱

连服十剂，经血即行。再照方加大生地二钱、麦冬三钱。咳嗽止而饮食增，内热清而精神振。不过月余全安。

【赏析】

从整体上看，患者呛咳气喘，此风木妄动，风火相扇之象。"阳加于阴为之汗"，此为阳明邪火迫津外泄，邪热伤及肺络而咳血。精神萎顿，四肢无力，乃壮火食气，气阴耗伤而疲乏无力，此症当下午更甚。闭经半年，脉细弱，热伤精血，冲任空虚故经闭，脉当有数象。阴中有阳，则水不下寒，阳中有阴，则火不妄动。今肝风内动，风火相扇，水不制阳成为主要矛盾。故当滋水涵木。人参微寒，主补五脏，今气阴两伤，西洋参较诸参更偏凉，用之最宜。白芍敛风木，敛相火，其味酸，合人参有酸甘化阴之效。蛤蚧尾入肺肾经，敛血止咳，擅治喘嗽。蛤蚧如何能止血？本血行脉中，因气逆而渗出脉外，蛤蚧潜阳气入肾，故不止血而可血止。再以川贝花粉、石斛之属，清热滋阴，总以清降为法治之。或曰：世皆谓生地寒凉败胃，二诊加生地而饮食增何也？张志聪以地黄为土之专精，患者阴液匮乏，邪热郁于中土，生地以渗灌之力将热裹夹到坎宫，则胃气和降，肾水自足，故饮食增，咳喘止，经血以期而至。

案7 肝气上升，克脾犯胃，积湿生痰

佚名，肝气上升，克脾犯胃，土受木制，运化无权，积湿生痰，阻塞气机。胸胁作痛，受寒咳嗽，湿痰凝结已著，脉来细弦。居经不行，已历四载。治宜养血、润肝、扶土、化痰。

北沙参四钱 大白芍一钱五分 川楝子一钱五分 瓜蒌皮三钱 川石斛三钱 薄橘红八分 冬青子三钱 白茯苓三钱 甜杏仁三钱 左牡蛎四钱 冬瓜子四钱 生谷芽四钱

【赏析】

据案中所述，此病证发生之原由在于肝气升发太过。肝木太旺，必然会影响到和它有密切联系的脾胃，影响其运化功能，进而产生痰湿，阻塞气机。肝气太盛还会夹痰湿上侮肺金，肺失清肃，络脉不利，故见胸胁作痛。受寒即引起咳嗽，这是由于肺卫不固，痰湿内伏。脉弦细说明肝血不足。故治疗"宜养血、润肝、扶土、化痰"。方中用北沙参、川石斛养肝血；白芍养阴柔肝；左牡蛎滋阴潜阳平肝；冬青子清肝；川楝子疏肝理气；白茯苓、薄橘红、生谷芽祛湿和胃；甜杏仁、冬瓜子、瓜蒌皮清肺化痰，肃降肺气。

案8 阴血不能下注冲任，随肝阳升逆

佚名，阴血不能下注冲任，随肝阳升逆之势而上溢。屡次咯血，色带紫黑，心悸头眩，天癸不调，血结成瘀，已可概见。脉来虚细而弦。治宜清肝通经，兼祛瘀生新法。

乌贼骨二钱 茜草根二钱 侧柏叶二钱 茺蔚子二钱 大丹参二钱 怀牛膝二钱 牡丹皮二钱 大白芍一钱五分 云茯苓二钱 柏子仁三钱 冬瓜子二钱 天花粉三钱 生甘草三分 藕二两

【赏析】

据案中所述，所患病证的病机为营血亏虚，肝阳升逆。因肝气升逆，血随气

上，故见咯血。血虚必然导致气虚，气虚无力推动血行，故产生瘀血，因此咯血色带紫黑。因为血虚血瘀，冲任受损，故月水不能按时而来。肝阳上扰清空，故见头眩；上扰心神，故见心悸。脉来虚细而弦，提示肝血亏虚。治疗采用清肝通经，兼祛瘀生新之法，方中用怀牛膝、大白芍、柏子仁养肝平肝；天花粉、生甘草、藕、牡丹皮清肝凉血；云茯苓、冬瓜子祛湿化痰；乌贼骨、茜草根、侧柏叶、茺蔚子、大丹参止血活血，化瘀生新。

案9 天癸从未通行，积瘀成胀

丹徒姚某，天癸从未通行，积瘀成胀，上则喘咳，甚则咯血。清燥两难，治宜培土生金。

南北沙参各三钱 紫丹参三钱 怀牛膝二钱 桃仁泥一钱 杏仁泥三钱 延胡索八分 茺蔚子二钱 金香附一钱五分 夜合花二钱 甜川贝二钱 桑白皮二钱 大腹皮二钱 广皮白一钱 冬瓜子三钱 生白术一钱五分 藕节三枚 降香八分 生苡仁六钱

【赏析】

据案中所述，患者"天癸从未通行"，提示先天肾精不足，后天脾胃不能健运，气血衰少，因虚致瘀阻，血瘀势必会加重气机阻滞，进而影响机体各脏腑的功能活动。此案所述证候病位重点在上焦肺，因肺气不畅故见胸满胀痛，宣肃失职发为喘咳，甚则肺络受损出现咯血。从后面所用的方药可以推测，临床表现中还可见痰湿为患，以及肺热证候。总而观之，此阴阳双损，虚实夹杂之证候，欲清肺热除痰湿，恐伤气血，故"清燥两难"，治疗上只能采用和解之法，以清肺化痰湿法治其实，以培土生金法补其虚。方中用杏仁、甜川贝、桑白皮、大腹皮、生苡仁、冬瓜子、夜合花清肺热、除痰湿、肃肺气；广皮白、生白术健运脾土以生肺金；南北沙参、怀牛膝、藕节以补肝肾、养阴凉血；紫丹参、桃仁、延胡索、香附、降香益气活血；茺蔚子一味既能清热解毒除湿，还能理气活血。

二、崩 漏

案 1　肝阳上灼胃阴，冲任失司，带脉失约

佚名，阴血久虚，肝阳上灼胃阴，冲任失司，带脉约束无权。血崩成块，带下甚多，心悸内热，头眩眼花，肢节酸痛，腿足浮肿，脉来沉细而弦。治宜养血、清肝，兼和胃气。

临时服方：

吉林参须八分　西洋参一钱五分　大麦冬三钱　阿胶珠一钱　生甘草五分　川石斛二钱　陈广皮五分　黑料豆三钱　大生地三钱　生杜仲三钱　龙眼肉五枚

常服方：

吉林参须八分　西洋参一钱　大麦冬三钱　阿胶珠一钱　女贞子三钱　旱莲草一钱　剪芡实三钱　怀山药三钱　川石斛三钱　陈广皮一钱　生甘草五分　燕窝根一钱五分　大生地四钱　生杜仲三钱　川黄柏五分　生熟谷麦芽各四钱　银杏肉十粒

【赏析】

据案中描述，此病证发生的原由在"阴血久虚"。肝体阴用阳，肝血不足，肝阳升浮，上扰清窍，故见头眩眼花。肝主筋，筋脉失养，肾主骨，肝肾同源，肝血不足必会导致肾精不充，故见肢节酸痛。肝热灼伤胃阴，当见饥不欲食。阴虚则生内热。肝热上扰心神，故见心悸。肾精不足，不能化气行水，故见腿足浮肿。脉来沉细而弦，提示肝肾不足。因此，治疗上宜养血、清肝，兼和胃气。此人肝肾亏损严重，当立即补养固护，恐防疾病发生变化。是故临时方中吉林参须、西洋参、大麦冬、阿胶珠、川石斛、黑料豆、生杜仲、龙眼肉大补营血，补益肝肾，用大生地、生甘草清肝热，加一味陈广皮理气化湿和胃，与大剂滋阴养血药为伍，使其补而不滞。然有形之血终究难以猝生，需要长期调养方才有效。故常服方中，以临时方为基础，加入女贞子、旱莲草清肝热，补益肝肾；以血肉有情之品燕窝

根填补肾精；银杏肉止咳平喘；山药、芡实、生熟麦芽补脾和胃；黄柏清内热。

案 2 肝脾不和

佚名，妇人腹痛，败血不止。宜疏补健运。

党参三钱 茯苓二钱 冬术（炒）一钱 炙生地三钱 当归三钱 杜仲三钱 续断二钱
丹参二钱 香附一钱五分 乌药一钱五 分川朴一钱五分 橘饼两枚

【赏析】

从案中所描述的主症、治疗方法以及所用方药来看，其病机当是肝脾不和。由于脾虚不能统摄血液，故见崩漏；肝木乘虚克伐脾土，故见腹痛。气血虚衰多兼见血瘀，故案中言"败血不止"。治疗以疏肝健脾为大法，配伍理气活血。方中党参、茯苓、冬术、橘饼健脾化湿，炙生地、当归、杜仲、续断补血养肝，丹参、香附、乌药、川朴理气活血。

三、带 下

案 肝阳上灼胃阴，冲任失司，带脉失约

佚名，肝当冲脉。冲任隶于阳明，肝阳上灼胃阴，冲任失司，带脉约束无权，月事淋漓，白带时下，乳胀内热，头眩口干，腹痛作恶，纳谷无多，屡发喉痹，红肿作痛。脉来细弦而数。治宜养血清肝，兼益胃阴。

生白芍一钱五分　女贞子三钱　川楝肉一钱五分　生甘草五分　莲子（去心）十粒　西洋参一钱　京玄参一钱　鲜生地四钱　白茯苓三钱　川石斛三钱　冬瓜子四钱　生谷芽四钱　鲜竹茹一钱　广皮白五分

【赏析】

据案中所述，其病机关键在于肝阳上升，结合其治疗方法以及用药来看，推测应当是肝血不足所致。足厥阴肝经与冲脉相对，又有络脉相联系。冲脉为气血之海，任脉主一身之阴，二脉皆隶属于足阳明胃，因此肝阳上升灼伤胃阴，必然会损伤冲任二脉，而冲任失司会导致带脉约束无权，是故月事淋漓不尽，热迫血妄行也。肝经循喉咙，上会巅顶，肝阳上亢，则屡发喉痹，红肿作痛头眩；肝经循行过乳房，故见乳胀内热。肝阳上灼胃阴，木克土则腹痛作恶，纳谷不多。脾不化湿，带脉失约，故见白带时下。参合病机，治疗以"养血清肝，兼益胃阴"，方中用生白芍、京玄参、鲜生地、女贞子、生甘草养血清肝，川楝肉条畅肝气，川石斛、西洋参补益胃阴，生谷芽和胃消食，鲜竹茹清胃热，广皮白、白茯苓、莲子、冬瓜子健脾化湿。

四、胎 前

案1 阳明痰热蕴结，痰火交煽，伤及胎元

广东郑宝舟之夫人，怀孕七月，发热有汗不解，已经三候。咳嗽咯血，口渴引饮，舌苔黄腻，右乳生痈，块大如盘，外科敷以药，痛不可忍。自觉胎气下迫，儿足将近产门，有下坠之势。急延余诊，脉来浮、洪、弦、滑。此邪热为痰所遏抑，无从外泄，势必深入，耗气灼营，致生外痈。阳明痰热蕴结已著，痰火交煽，伤及胎元，胎必下坠。夫胎元全赖母气安和，豁痰清热，以泄外邪，治母病正以保胎，舍此别无良法。

川石斛三钱　天花粉三钱　银花三钱　连翘一钱五分　生石膏八钱　生甘草五分　薄荷叶一钱　牛蒡子一钱五分　冬桑叶一钱　南沙参四钱　川贝母二钱　鲜竹沥四两　鲜芦根四两

二诊，连进二剂，汗出热退，咳嗽、咯血已止，乳痈痛减块消，胎气亦安。惟口干苔黄，溲赤便结。邪热外解，而痰火未清，销烁津液，宣布无权。照前方去牛蒡、薄荷，加甘蔗四两。接服两剂，乳痈结块全消，渴止苔退，溲清便通。照前方去石膏、桑叶、银花、连翘、竹沥、芦根，加麦冬三钱、广皮五分。连服三剂而全愈。

【赏析】

据案中所述，妇人怀孕七月，身有发热，汗出，但热不因为得汗减轻，说明热不在表。再结合伴随兼症"咳嗽咯血，口渴引饮"提示热结在里，如果舌苔黄燥，应当清泻通里，以彻其热。但是"舌苔黄腻"，说明有痰湿结聚。邪热为痰所遏抑，不能外泄，必然会向里深入，耗气灼营，所以发为"右乳生痈，块大如盘"，此为外科乳痈之疾。母病必然会累及胎儿，内蕴"痰火交煽，伤及胎元，胎必下坠"，因此患者自觉"胎气下迫，儿足将近产门，有下坠之势"。治疗的关键在于

"治母病正以保胎"，以豁痰清热为主，使内结之邪热外泄，气机郁结散开，血气得以流通。方中用生石膏、生甘草、鲜芦根、南沙参、川石斛、天花粉清热养阴。银花、连翘、薄荷叶、牛蒡子、冬桑叶清透邪热，使其从表而解。川贝母、鲜竹沥清热化痰。二诊，病人见"汗出热退，咳嗽、咯血已止，乳痈痛减块消，胎气亦安"，说明初诊方药见效，切合病机。邪热虽得汗外解，而内结痰火未清，津液耗伤，故见口干苔黄，溲赤便结。因此，后面的治疗方药去掉了清透邪热的牛蒡、薄荷、石膏、桑叶、银花、连翘、竹沥、芦根，加甘蔗、麦冬养阴增液，佐以广皮理气化湿，使补而不滞。

案2　胃中气液皆虚，砥柱无权

江西王鹤龄之媳，怀孕八月，食入作吐，内热口干，脉来弦细。胃中气液皆虚，砥柱无权。

别直参一钱五分　北沙参四钱　麦冬三钱　石斛三钱　甘草五分　陈皮五分　川贝母二钱　龙眼肉三枚

六剂而安。

【赏析】

据案中所述，此病证的病机关键在于胃气阴耗伤。阴虚生内热，故见口干，脉弦细。胃气虚，受纳失职，故见食入作吐。参合病机，治疗当益胃气养胃阴，气虚必然会生痰湿，阴虚生内热，所以还要配合理气除湿、清热化痰。方中用别直参、北沙参、麦冬、石斛、甘草、龙眼肉补益胃之气阴，清胃热。川贝母、陈皮理气除湿和胃，清热化痰。

案3　肝血不足，脾虚不运，湿热下注

裴某，拟安胎方。

全当归二钱　抚川芎八分　金香附二钱　紫丹参二钱　大白芍一钱　广艾绒二钱
焦白术一钱五分　广陈皮一钱　广木香五分　川续断二钱　南杜仲二钱　淡黄芩一钱

荞饼四钱　苎麻根一两

【赏析】

从所用方药推测，胎动不安的病机为肝血不足，脾虚不运，湿热下注，损伤冲任，气血失和。方中全当归、抚川芎、金香附、紫丹参、大白芍补血养肝，理气活血。川续断、南杜仲补益肝肾以固胎元。焦白术、广陈皮、广木香健脾祛湿理气。淡黄芩、荞饼、苎麻根清热凉血安胎。黄芩和白术配伍为清湿热安胎的要药。广艾绒一味意在温暖胞宫，止血安胎。

五、临 产

案 气血两虚

安徽刘锡之之夫人，难产腹痛一昼夜，人颇不支，延余诊之，脉来沉细。此气血皆虚，不能传送。

黄芪二两　党参八钱　甘草一钱　熟地二两　当归六钱　大白芍三钱　川芎一钱五分　生龟板一两　枸杞子六钱　菟丝子六钱　川贝母六钱　白蔻壳一钱五分　白茯苓六钱　车前子三钱

煎服一剂，顺流而下，母子俱安。

【赏析】

此气血两虚所致难产。气虚推运无力，胎儿不下故见腹痛。气血不足，故见产妇体力不支。气虚无力鼓动血脉，血虚脉体不充盈，故见脉来沉细。参合病机，治疗以补气养血安胎为大法。方中黄芪、党参、甘草、白茯苓、熟地、当归、大白芍、川芎诸药合用补气养血，生龟板滋阴潜阳，枸杞子、菟丝子补肝肾，川贝母化痰清热、肃降肺气，白蔻壳理气安胎，车前子利水除湿。

六、产　后

案1　阴虚燥热

江西曹瑞卿之夫人，分娩三日，即发热咳呛，脘痛口干，医用温散不效，改用补阴清热，热退半日，复热如前。因产后血虚，得补非不暂安，而邪热未能外泄，故热势复炽。医更用补阴益气而热更壮，有汗不解，口渴引饮。延余诊之，脉浮、弦、滑、数。此邪热伤津，生津泄邪，其热自退。

川石斛三钱　天花粉三钱　生甘草五分　黑山栀一钱五分　淡豆豉三钱　甜杏仁三钱　冬瓜子四钱　鲜芦根二两

连服二剂，热退、渴止而瘥。

【赏析】

此案中所述病证的病机为阴虚燥热。妇人生产过程中耗伤气血，产后营血不足，内生燥热。肺金燥热，清肃失职，故见口干、咳呛。阴虚生内热，故见发热。胃中燥热损伤阴液，络脉失养，故见胃痛。医者不察，误认为外感邪热，用温散不效，反伤阴血，后改用补阴清热，热虽暂时得以退下，但是燥热未清除，所以热势又起，复热如前。前医见此状，断为气阴两虚，不料"更用补阴益气而热更壮"，虽有汗热不解，口渴引饮说明气热不在表而在里。切其脉，脉浮、弦、滑、数说明燥热充斥表里，伤津耗液。治疗以生津泄邪为大法。方中黑山栀、淡豆豉清透邪热，鲜芦根、川石斛清胃养阴，甜杏仁、冬瓜子、天花粉、生甘草清热生津、肃降肺气。

案2　气血亏虚，感受风寒

杨某，产后受风寒，头晕、腹痛不止，转发寒热。急宜桃仁承气汤加减。

全当归二钱　紫丹参二钱　延胡索八分　桃仁泥一钱　黑荆芥一钱五分　炮姜炭二钱　金香附二钱　陈广皮一钱　制半夏一钱五分　青蒿炭一钱　薄荷炭一钱五分　广木香四分　台乌药一钱　细青皮一钱五分　象贝母二钱　佛手五分　降香五分

【赏析】

妇人产后气血亏虚，易受风寒，患者见头晕、腹痛，转发寒热等症，从处方上看，已不是太阳表证，非汗法所宜，而应该从太阳蓄血证来考虑，故用桃仁承气汤加减。但是，方中没有用桂枝以解表，有没有大黄、芒硝、甘草清泻里热，而只保留了桃仁，配合全当归、紫丹参、延胡索、广木香、台乌药、细青皮、佛手、降香、金香附理气活血化瘀止痛，陈广皮、制半夏、象贝母化痰除湿，黑荆芥、青蒿炭、薄荷炭焦黑入血分以清血热，炮姜炭既能温暖中焦，又有助于活血化瘀。

七、女子杂症

案1 湿热伤肝，气滞血凝

镇江崔芍轩之室得一奇症。左少腹作痛，即有物坠出阴户之外，其形如茄，脓血淋漓，痛不可忍，经三日脓血流尽，而后缩入。月余再发，苦不胜言。遍访名医诊视，无一人识其病者。就治于予，诊得左关脉来牢结，是湿热伤肝，气滞血凝而成，如男子癀疝之类。清泄肝经湿热，调气机而化瘀浊，此患可除。

土瓜根五钱　川楝子三钱　山楂子三钱　陈橘核三钱　细青皮一钱　郁金一钱五分　黑山栀一钱五分　枸橘李三钱　京赤芍一钱五分

服三十剂，恙即霍然。

【赏析】

从案中描述的病状来看，所患病证当为子宫脱垂，中医称为阴挺。其病机为肝经湿热下注，损伤胞宫，气滞血瘀。故症见"左少腹作痛，即有物坠出阴户之外，其形如茄，脓血淋漓，痛不可忍，经三日脓血流尽，而后缩入。"此证容易反复发作，病人常常苦不胜言。治疗关键在于"清泄肝经湿热"，条畅气血。方中土瓜根、黑山栀、郁金、京赤芍清泄肝经湿热，川楝子、山楂子、陈橘核、细青皮、枸橘李理气活血。

案2 房劳过度，精气凝结

陈自明之室，分娩甫讫，即有骨针一支，刺出阴户之外，约长五寸，其色洁白，其光晶莹，以手摸之，痛不可忍，咸以为奇。用黑料豆四两浓煎与服，约一时许，针即脱落，长有一尺二寸，病即霍然，此盖受孕后房劳过度，精气凝结而成。豆为肾谷，料豆益肾，令肾气敷布，其针自落耳。

【赏析】

　　此病证得之于妇人受孕后房劳太过，导致肾气耗伤，精气凝结不散，故出现"分娩甫讫，即有骨针一支，刺出阴户之外，约长五寸，其色洁白，其光晶莹，以手摸之，痛不可忍"。治疗的关键在于温补肾气，肾气充足则凝结之精气自然散开。黑豆色黑入肾，豆为肾谷，能补益肾气，因此见效。

附录：费绳甫生平及学术思想

一、生平经历

孟河，一个位于中国江南的千年古镇，也是孟河医派的发源地，在中国医学史上有着重要的地位。孟河的名中医主要有费、丁、马、巢、法、沙氏等祖传名医。明末清初，名医费尚有为避战乱迁至孟河行医，此后，逐渐有内科费氏、医伤科的法氏兄弟、外科沙氏，以及巢氏、丁氏、马氏等名医迁至孟河行医。于是孟河名医云集，形成了孟河医派。自此以后，孟河镇名医辈出，声名远著，享誉大江南北。

《清史稿》中记载"清末江南诸医以伯雄为著"，这里所说的伯雄就是费氏。费氏原籍江西，后迁居镇江，曾为明末朝臣，入清后不愿为官，隐迹从医。至费氏四世费尚有，因躲避战乱，迁居孟河，秉承家业。由此，开创了孟河费氏医学流派。费尚有穷究医理，擅长内科杂病辨治，久之便以医术闻名于世，并且代代有传人。例如其第八世费国祚（1730～1800 年），德才兼备，被称为"精医"，是第一个被载入地方志的费氏名医；费国祚之子费文纪（1760～1834 年）、孙费伯雄均继承家学，成为费氏医派的代表。其中第十世费伯雄，以擅治疑难杂证而著称。

费伯雄（1800～1879 年）以"归醇纠偏，平淡中出神奇"而盛名于晚清，登门求治者不可胜数。作为孟河医派的领袖，费伯雄曾经先后两次奉朝廷的征召，前往北京，为当朝皇帝和皇太后治病。费伯雄擅长治疗的疾病之一就是虚劳，而当时满清皇帝似乎患了同样的疾病。于是费伯雄从孟河港口过江，经过苏北运河到达京城，而后治好了道光皇帝的失音证和慈禧太后的肺痈，荣耀地回到了孟河镇，继续他名士兼名医的生活，精研医术、著书立说。过了几年，中国南方遭遇内乱,太平军占领南京、常州、苏州等地,孟河镇当时也属于战乱地带,于是名医费伯雄不得不和江南的一些名门望族一同,逃到江北躲避战乱。而他之前已经写成的医学著作《医醇》二十四卷,文稿和版刻均毁于战火,这一年是咸丰六十年。后来,在江北泰兴的五里玙,费伯雄坚持病弱之身,用了三年的时间,重新写作《医醇》,取名为《医醇剩义》,书成时已经是同治二年了。费伯雄活到八十岁,在孟河镇由门人们举办的八十寿宴上,他向众人作了永别性的致辞后,于该年秋天平静逝世。他在江南的医学声望,由他的孙子费绳甫继承。

费绳甫(1850—1914年),名承祖,原籍江苏孟河,系一代名医费伯雄之长孙、御医马培之之甥,为费氏世家第十二代传人。孟河费氏一门,至其业医已有九世。费绳甫幼时即继承祖训,十分好学,阅读了无数的医经典籍。传闻费绳甫夜间读书时常常效仿孙敬的"悬梁之举"——以发辫系于榻柱,以制倦瞌。青年时与其祖伯雄、其父晼滋同时悬壶乡里,声誉日隆,渐臻跨灶。在壮年时迁至上海,在沪上被推举为同道中之首,程门雪先生还称赞他为"近代一大宗"。

费公一生忙于诊病,无暇著述,仅于诊余之暇口授经验,由学生记述。因此其遗留下来的只有抄本《临证便览》《危大奇急四证治验》《脉法原粹》《妇科要略》等。费绳甫有三子,保初(子良)、保纯(子敬)和保铨(子权),均承家学而演岐黄。除此之外,还授业侄子费保彦(子彬)、女婿徐相仁,以及南京孙揆臣、汉口杨恭甫、上海薛逸山、顾渭川和孟河丁松溪等等。

二、学术思想

"孟河医派"对于外感热病的认识,宗《伤寒论》之六经辨证,但是又不拘泥于伤寒方;对于温病论治,以卫气营血理论作为基本,但又不墨守四时之温病。他们善于打破常规,综合应用伤寒六经辨证以及温病卫气营血辩证的医理精要,将伤寒和温病融为一体,突破了伤寒与温病分立的格局,创立了寒温融合的辨证体系。

在"孟河医派"中,以费氏家族擅长治疗内科病证。其中费绳甫的学术思想兼取李东垣和朱丹溪两家,更加值得人们学习。费公认为李东垣的"补阳"、朱丹溪的"补阴"是治疗疾病的两大法则，然而李东垣偏废阴面，朱丹溪在治疗时也多有顾及阳分。因此费公汲取两家治疗之长，宗其法则而不拘泥于其方药。比如在诊治虚劳病时，既遵从了丹溪"阳常有余，阴常不足"之论说，但又尽量避免使用苦寒之品，以免伤其阳气也。再者，治疗脾胃虚弱者，则会宗李东垣之学说，着重脾胃而采用培土生金之法。但是除了宗气下陷者以外，一般不使用升提之品，燥烈之品更属于禁忌，恐其伤阴。如此看来，两者兼筹并顾，相得益彰。费绳甫认为，李东垣虽重于脾胃，但是偏于阳。近代吴澄《不居集》中的补脾阴法，实际上在李东垣的基础上做了很好的补充。朱丹溪之补阴，尤其偏重于补肾阴，且多用苦寒滋腻之品，实则多有弊端。而费绳甫则主张脾虚补脾、肾虚补肾，与此同时还需要调和胃气；若胃气不和，只补肾阴，会导致气机凝滞；温补脾阳的同时容易损伤胃阴，会导致食欲减退，水谷精微无从化生，则虚证何由能复。根据《黄帝内经》中的记载："胃为水谷之海，五脏六腑之大源"。又有："有胃气则生，无胃气则死"。可见人体一身之气血均由胃中水谷化生而来，因此不论哪一脏虚并与胃相关的，必须从胃来论治。如若胃气有权，则五脏之虚损均可以恢复到正常。其治疗原则为："胃阴虚者，当养胃阴；胃气与胃阴皆虚者，当养胃阴而兼养胃气"。这种方法在临床运用时每多应手，费公生平治疗虚证之特色也在于此。正是由于他继承了李朱两家及吴澄、费伯雄的学术主张，在虚劳方面以清润平稳为主，故能取得良好疗效，且独树一帜。再者，费绳甫还研究了《伤寒论》，法宗刘河间，认为"伤寒六经传变，皆为热证，以阴阳分表里，而不能以阴阳辨寒热"；还以传经热邪和直中寒邪来解释《伤寒论》三阴经的热证和寒证，在临床诊治用药方面也辨证论治，疗效显著。除此以外，费公在论治温病方面，强调辨证求因、治法灵变，师古不泥。比如对于邪热入营的论治，就有其独特的见解，且对其分类更为详细，有邪热入肺经营分、胃经营分、肝经营分和膀胱经营分之别，丰富和发展了吴鞠通、王孟英、叶天士等温病学家的理论。

对于用药之道，费绳甫首贵切病，认为切病有四要。费公曾曰："诊断有四要，一曰明辨见证，二曰探讨病源，三曰省察气候，四曰考核体质。盖见证有表里、气血、虚实、寒热之分；病源有六淫、七情、痰、食、劳、逸之异；气候有南北高卑寒暑燥湿之别；体质有阴阳、强弱、老少、勇怯之殊，情况各有不同。必须诊断确实，而后随机应变，则轻重缓急大小先后之法，因之而定。"费公在论治的原则方面，主要在于辨清补泻寒温。他提到："病有宜补而以泻为补之道；有宜泻而以补为泻之道。有宜寒剂者，以热药为响导之兵；有宜热剂者，以寒剂为类从之引。病在上者治其下，病在下者治其上。病同而药异，病异而药同，其义至微，非心细如发者不能辨。药与病合，虽一药可以瘳疾，盖功专而效速。若不识病源，不辨病症，药品数多，攻补杂施，寒温乱投，失其专力，则病未有不加者，欲求有功，难矣。假令一药可以中病，他味相制，功力不著，作用不显。药有当用则用，抵当、承气，不嫌其猛；附、桂、理中，不嫌其温；参、芪不嫌其补；知、柏不嫌其寒。病有外假热而内真寒，有内真热而外假寒；有至虚而有盛候之假实，有大实而有羸状之假虚；非胆大心细者不能辨证用药。用药如用兵，稍误则成败生死系之。故治疗不辨寒热，不察虚实，孟浪将事，鲜有不偾事者。专于攻伐者，执邪退则正安之成见，邪气未退则正气更虚；专于滋补者，执正盛则邪退之成见，正气未复，而邪气愈炽矣。"故古人说"药贵当病，法当应变，得其当，乌头可以活命，不得其当，人参足以杀人"。孙真人也谓"随时增减，物无定方"。因此，费绳甫在用药方面，主张要切中病机。重病用重药而重不偾事，轻病用轻药而轻不离题。轻病虽不可用重药，但是如果病重药轻，则会姑息养奸，贻误病情；重病则须用重剂，同时也需慎重行事，达到"遣有节之师而收制胜之功"的效果。由于费公辨证精细，且不拘泥于成法，用药切中病机，因此在治疗疑难杂证时多得心应手，平生也以善治危、大、奇、急诸证而闻名。

孟河医派除了费氏家族以外，还有马、丁、巢等家族，而这四个家族的带头人，分别是费伯雄、马培之、丁甘仁和巢崇山（巢渭芳），以下顺带介绍一下这四位的学术思想。

首先，孟河医家马培之，他在治病时讲究眼力和药力，提到："看病辨证，全凭眼力；而内服外敷，又有药力。其中，讲究眼力实际上就是要深入地剖析病情，做到辨证准确，才能抓住疾病的症结所在；而讲究药力也就是要注重药物的性能、专长、炮制、配伍等等，以便更好地发挥药物的疗效。马培之在辨证时主张将天时、方土、年运、禀赋、性情以及嗜好等因素考虑进去，还要细审病是在气在血、入经入络，还是属脏属腑。而其处方用药则细究"何药为君，何药为佐。君以何药而能中病，佐以何药能达病之理。或炒或煅，或姜制或酒浸，或蜜炙或生切，或熟用或生熟并用，孰升孰降，孰补孰泻，孰为攻伐，孰为调和，孰宜辛凉，孰宜甘苦，孰宜咸寒酸淡。若者养营，若者和卫，若者入于经络，若者通乎脏腑，若者治乎三焦"皆要"几费经营"。若与费绳甫相比，费公的醇正缓和说可以反映孟河医派论理立法上的慎重和灵活，而马培之的这段论述则略见孟河医派用药的绵密和平正。

当然，马培之除了在治疗内科上颇有见地，在治疗外科病证时也同样游刃有余。马培之的祖父马省三，在识别外证预后时十分注重脉象的变化和整体情况。他曾经提到："大症腐脱新生于最易变动，如脉来时大时小，为元气不续；饮食如常两倍，为胃火熏灼，后必有变。此两端伏于隐微，非细心不见也，待至变时则不及矣。"马培之则上乘祖训，极力主张外科应当明脉理。他提到："疮疡之生，六淫伤于外，七情扰于中，气血阻滞经脉，隧道为之壅塞，无论恶候危症，还是疥癣小患，无一不由内而达于外，故痈疽可以内散，破溃之后亦以内收。"他还认为当时世人皆轻视外科，其实外科难于内科，除了在诊断、刀法上需要得到真传之外，还需要有深厚的内科基础。在临床用药上非精熟《灵》、《素》不可，按脉辨证，平章阴阳，无以应手辄效。因此，孟河马氏以脉理精湛以及娴熟的刀法而闻名。

此外，另一位孟河医家丁甘仁也是对中医事业发展颇有影响的。他在继承孟河医派学术思想的基础上，破除门户之见，多方拜师，虚心请教，互相交流，博采众长，并结合自己的临床经验，形成了独特的"丁氏学派"，尤其在外感热病、喉痧的治疗上颇有自己的特色。

丁氏在治疗外感热病时，深受叶天士、陆九芝等人寒温融合学说的影响，因此他在治疗外感热病时主张寒温融合。他提到，在熟读《素问·热论》之后，必须深刻理解《伤寒论》，熟悉历来的温病学说。他在熟悉和掌握了温病学说和《伤寒论》的辨证方法之后，认为在临床运用中应该将这两种学说联系起来，而不是绝对对立开来，因此他提倡要将这两种学说融会贯通，随宜应用。丁氏在寒温融合思想的指导之下，对外感热病的研究，宗《伤寒论》而不拘泥于此，宗温病学说而不拘于四时温病。尝谓"读古人书，自己要有见识，从前人的批判中，通过自己的思考，来加以辨别。并通过临床实习，接触实际病例，方能心领神会，达到运用自如。"在治疗外感方面，他不以经方和时方划分界限，辨证论治中采取伤寒辨六经于温病辨营卫气血及其主治方药的综合运用。丁甘仁受业师汪莲石的影响，在临证时十分重视《伤寒论》，将《伤寒论》之六经病和《金匮要略》之杂病作为辨证施治的主要依据，临证处方以六经辨证为纲。凡是遇到杂证，首先要规定六经，然后进行施治。他认为把握六经分治准则是分析病情、辨证用药的关键。

在治疗外科病证时，丁甘仁则是注重整体观，将内科理论与外科理论有机的结合起来（即是内服外治相结合）。在治疗原则上，对于外科重症当溃脓之后善用健脾和胃、益气托毒、助阳托毒等方法，使得正气充足而能托毒外出，同时还配合各种外用膏药以提高疗效。在咽喉病证方面，丁氏尤其擅长治疗烂喉痧。他曾经提到"临证二十余年，于此症略有心得，诊治烂喉痧不下一万多次"。临床上以温病卫气营血作为辨证纲领，治疗原则"以畅汗为第一要义"，而治疗方法可以大致分为初、中、末三个期。

另外，关于其用药，丁氏则崇尚缓和归醇、纠错正偏的学术风格，认为"和缓"乃先贤遗风。正如曹颖甫在《丁甘仁医案》中所提到的："闻古之善医者，曰和曰缓，和则无猛峻之剂，缓则无急切之功。凡所以免人疑畏而坚人信心者，于是乎在，此和缓之所以名，即和缓之所以为术乎！先生之言如此，可以知所尚矣。每当延医，规定六经纲要，辄思求合于古，故其医案，胸痹用瓜蒌薤白；水气用麻黄附子甘草；血证见黑色，则用附子理中；寒湿下利，则用桃花汤；湿热则用白头翁汤；阳明腑气不实，则用白虎汤；胃家实，则用调胃承气；于黄疸，则用栀子柏皮；阴黄则用附子，虽剂量过轻，于重症间有不应，甚或连进五六剂，才得小效，然此即先生之道与术，所以免人疑畏者也。"

在处方用药上，丁氏最擅运用"轻可去实"之法，根据事实证明，在使用重剂而不见效、药量无可再加又无法可施的时候，改用轻剂，或有转机之望。丁氏在临证时（不论治疗外感还是内伤疾病）即喜用轻灵之药，往往能够起到去实的目的。例如麻黄、薄荷、苏叶、桑叶等轻扬宣散之类，属于表药之轻灵。轻者，辛散宣透，能够去皮毛之实邪。《素问·至真要大论》中载道："治有缓急，方有大小"、"治有轻重，适其至所为故也。"药味少或多而量小者为"小方"，小方即可为"轻剂"。辛散药味辛气薄，质轻而浮，能够解表透邪、开腠发汗，历来多用于外感六淫、邪在肺卫之证。丁氏则将其推广到温病的各个阶段，不仅仅能够用于解表，更取其透邪、泄毒，投药灵活，为后世用药提供了借鉴。

最后，再来介绍一下巢氏名医——巢崇山。巢崇山，名峻，晚号卧猿老人，为孟河医派早年赴沪发展的主要代表人物之一。秦伯未氏在《清代名医医案精华》中称他"家学渊源，学验两深"。巢氏于同治、光绪年间行医于上海，擅内外科，尤其以外科为精，能够以刀针手法治疗肠痈，且多应验如神。巢氏平生诊务繁忙，因此其著述甚少，仅撰有《千金珍秘》一卷、《玉壶仙馆医案》一卷，部分医案被收入《清代名医医案精华》。

说到巢氏的学术思想，不得不提到《内经》。巢崇山治学以《内经》为宗，熟谙其中的内容，在分析病情时常常会引用经文。如案云："经云：一阴一阳结为喉痹，二阳结则为关格矣；曲运神机，内伤于心，务夺志节，内伤于肾"等等。在临床中，巢氏则十分注重调理脾胃，养护胃阴；推崇并且善于运用喻嘉言学说指导临床实践，在后者认为"人生胃中津液，即自然天沾之气"，还提到"制肝莫如清金，宁心急须和胃"的理论。即"液生津回，气平火泄，然枢机已坏，不化不生，纵有良工，其何能济？"由此可以看出脾胃的重要性。

此外，巢氏精通药性，例如他在治疗某患者虚损案中，证属阴火乘阳，龙雷交亢，肺烁胃热，故将用药原则定为："质厚以填阴，归其虚火也；镇慑以降逆，纳其虚气也；更益清养肺燥，以平热燥焉"。他认为："夫凡审证用药，凭脉处方，似此衔接相连，想亦不过尔尔。"巢氏还主张用药要掌握好进退之道，曾曰："夫用药之道，一如用兵。假令有事于巴蜀，而不修栈道，则峻岖之路，奚利我行？惟我行既利，然后进可以长驱制敌，退可以保守汉中。鄙人立方主意，亦犹是也。"

三、临证经验

费绳甫在治疗外感热病时，强调辨证求因。例如其辛温解表法不同于张仲景麻黄汤、桂枝汤之方；辛凉解表法虽与吴鞠通之辈相类似，但是也有变异。至于外感风寒而内有湿蕴者，症见恶寒发热、无汗头痛、泄泻痞满，为沪地外感病初起症状之特征，治疗时除了辛温解表外，必会兼以燥湿，用荆芥、防风之辈，乃是荆防败毒散与平胃散两方合用之意。在暑月之际，由于贪凉喜冷而感受寒邪，又兼夹湿邪伤表之证，在沪地亦为常见。而费公在治疗时除了用防风、羌活解表外，还会合用香薷饮，以消暑祛湿。此方立意，在沪上暑月之际，常常被其他的医家沿袭使用，临床效果甚佳。至于湿热之证或泄湿以透热，方用飞滑石、赤茯苓、冬瓜子、川通草、淡豆豉、鲜竹叶、大腹皮、光杏仁、冬桑叶和藿香梗；或渗湿而清热，在使用渗湿药物的同时，加入薄荷、栀子等药以增强其清热之力；或以燥湿清热之法，方用加减苍术白虎汤。这三种方法治疗湿热，既有渗湿和燥湿之差，又有透热和清热之异，加减应用，不拘于常法。对于温病邪入包络，病情危笃，费公则强调辨证求因，要认真区分是肺经邪热熏蒸包络，还是湿热熏蒸包络，或者阳明散漫热邪上蒸包络，或者阳明邪滞结实上蒸包络又有热入膀胱血分，与血相结，上扰包络等。他对于邪热入营的用药，也颇有新法。例如邪热入肺经营分，则会出现鼻衄、便血，宜用犀角地黄汤加白茅根；邪热入胃经营分，或吐血，宜用犀角地黄汤加童便；或发斑，宜用白虎汤加犀角、升麻、大青叶；邪热入肝经营分，与热相结，神志昼轻夜重，胁下锥痛，宜用吴又可三甲散，主要由龟甲、鳖甲、穿山甲、牡蛎、蝉蜕、僵蚕、䗪虫、当归、白芍和甘草组成；如热入血室，妇人经水不及期而至，男子便血者，犀角地黄汤加茅根、白薇；邪热入膀胱营分，与血相结，其人如狂，少腹满痛，大便色黑，小便自利，宜用桃核承气汤。由此不难看出，费绳甫在治疗外感热病时，既采取了前人之长处，又有他自己的独到之处，且其辨证精祥，推症求因，循因施治，丝丝入扣。

对于内科杂病证治，费绳甫的临证特点是虚实兼备、脏腑兼顾，擅长治疗疑难杂症。例如在治疗阴血亏虚肝阳上亢之证时，症见眩晕、耳鸣、男子遗精、呛咳、烘热，费绳甫则会施以西洋参、大生地、女贞子、生白芍、石斛、牡丹皮、天花粉、生龟板、冬瓜子、生谷芽、毛燕、牡蛎等。其中生地、女贞子、白芍、石斛、天花粉、龟板、毛燕等大队阴柔滋润生津之品，加用西洋参，以补气配养阴，一阴一阳，且其补气而味甘凉，既可以避免药性过温，又舍知母、黄柏等苦寒之味，从而使得阴血渐旺而肝阳自平。再如治疗头眩之证，症见头眩、内热、口渴、神疲倦怠、脉来弦细，认为此为脾肾久虚，中无砥柱之权，下少生发之气，肝阳上升，又夹素蕴之湿痰，耗气伤阴，流灌失职。治宜脾肾并补，清肝化痰，脾肾肝三脏兼顾，虚实并举。